自己愛性人格／
解離性障害／
躁うつ病の拡散

精神医学における症例記述の復権のために

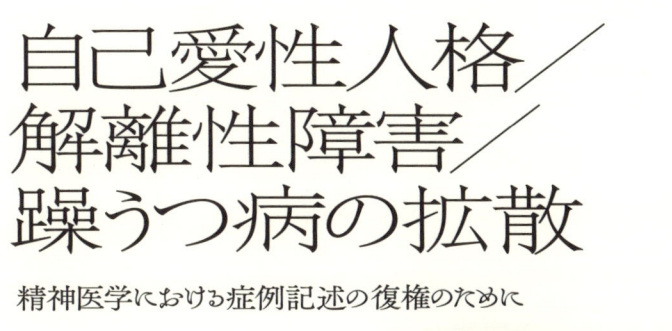

鈴木茂：著
生田孝：編集

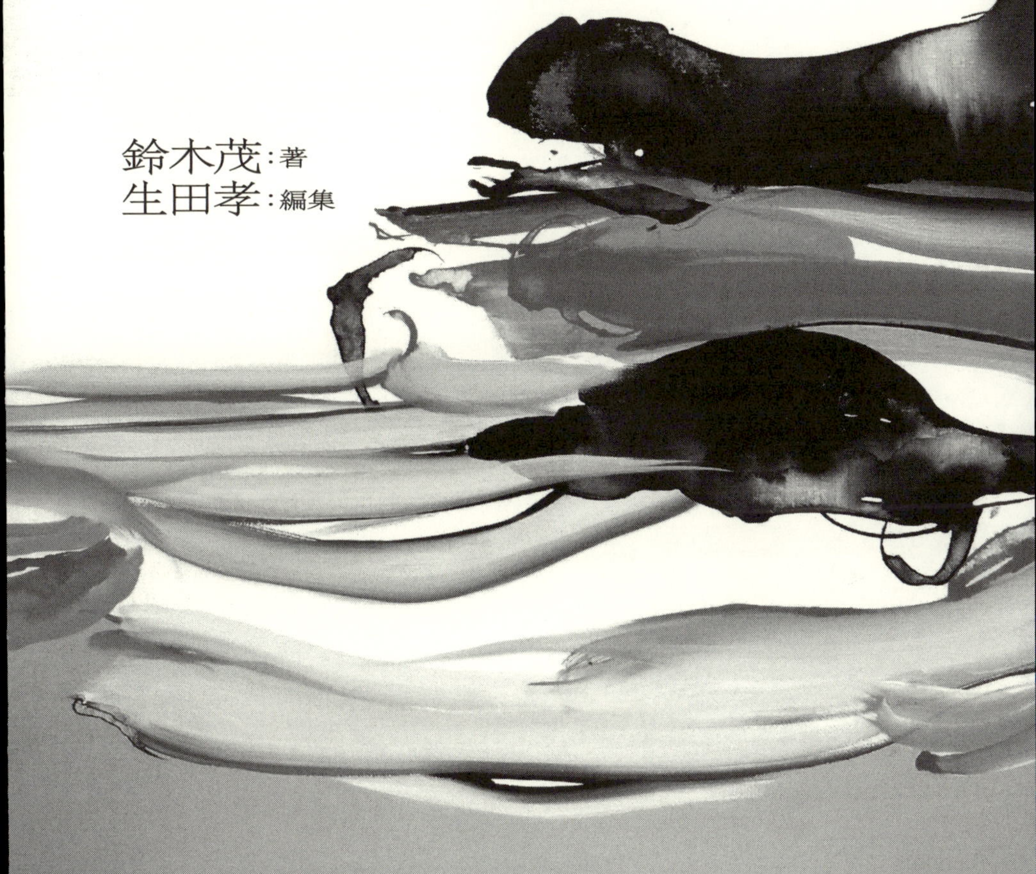

金剛出版

序　言
鈴木茂君の霊前に
木村　敏

　本書の著者である鈴木茂氏は，2013年（平成25年）7月18日，急性心不全のために精神病理学者・精神療法家としての彼の人生からも，数年来の宿痾となって彼を苦しめ続けていたパーキンソン病からも解放されて，帰らぬ人となった。彼は生前すでに二冊の書き下ろしの著書と二冊の論文集を出版しているが，彼自身がその「第三論文集」として出版を予定していた多数の論文が遺されていて，これを故人に兄事していた生田孝氏が編集出版することになったのが本書である。以下，よそ行きの文言は一切廃止して，故人のことを生前同様に君づけで呼ばせていただく。
　鈴木君が東北大学の医学部を卒業して精神科医になったのは，1973年（昭和48年）である。それはあたかも，5年前の1968年にパリ五月革命を発端として始まった反体制運動が，日本でも東大や京大を中心として過激な学生運動を巻き起こしていた時代の最中のことだった。精神医学でいうと，やはりその当時，精神障害者の差別や抑圧に反対する反精神医学思想が声高に叫ばれ始めていた。また同じくそのころ過熱気味になっていた向精神薬の開発競争が，大学精神科の研究至上主義を煽り，反精神医学思想を拠り所としてそれを糾弾する若手精神科医たちの実力行使を招いて，それまで大学の体制を支えてきた医局講座制はほとんど崩壊しはじめていた。そのような激動の真っ最中の1974年に名古屋市立大学の教授になった私の許には，大学の垣根を無視した若手医師が全国各地から集まってきた。鈴木君もその一人だったのである。
　鈴木君が名古屋市大に入局した1975年には，もう一人の大物がわれわれの仲間に加わった。私が助教授として東大分院から招いた中井久夫氏である。中井氏は5年後の1980年に神戸大学の教授に就任して名古屋を離れるまでの間，さまざまな面で私と苦労を分けあって，世に言う「名市大の黄金時代」を作り出してくれたのだが，精神科医療の面では「残念ながら」と言うべきか，私とは「大人どうし」の，個人対個人の付き合いしかできなかった。ところが鈴木君は，私の診察にも中井君の診察にも同席し，診察が終わったあとの昼食にも加わって，中井君と私という二人の，臨床家としての特徴をつぶさに比較観察するという，他人が聞けば羨ま

しがるだろうような経験をもったらしい。

　この話が詳しく述べられているのは，私の還暦に捧げられた鈴木君の最初の論文集『境界例vs.分裂病』(金剛出版，1991)の序論である。彼は学生時代から，私の書いたものを綿密に読んで，それが彼の進路を決定したらしい。実をいうと私自身も，学生時代に村上仁先生の訳されたミンコフスキーの『精神分裂病』や村上先生ご自身の『精神分裂病の心理』を読んで精神医学を志し，村上先生の許に入局してからも今日まで，あちこち寄り道はしながらも，基本的には分裂病(統合失調症)の精神病理学一筋に過ごしてきた研究者である。鈴木君の場合は，そこが微妙に違う。それはこの第一論文集の題名『境界例vs.分裂病』にも現れているのではないか。これは読み方によっては「鈴木茂vs.木村敏」とも読める。つまり鈴木君にとって分裂病は，彼自身の精神病理学を統括する窮極の，最終的な審級とはならなかったのである。

　しかし鈴木君はその後も，私の書いたものを——もちろん私の分裂病論も含めて——実に丹念に読んでくれた。私が自らの70歳を記して出版した『木村敏著作集』全8巻(弘文堂，2001)を実質的に編集し，その第2，6，8巻にすぐれた「解説」を書いてくれたのは，鈴木君である。これはすべて，彼の第二論文集『人格の臨床精神病理学』(金剛出版，2003)に収録されている。その他に，「臨床精神病理」誌の2009年3号に載った，私をかこむ鈴木君と京大の深尾憲二朗君との座談会記録を読むと，これはすでに鈴木君のパーキンソン病が発症し始めていた時期のことなのだが，彼がいかに丹念かつ綿密に私の思索を追ってくれていたかがよくわかって，私としてはただ脱帽するほかない。

　最後にもう一度，鈴木君自身の仕事に話を戻そう。ここにまとめられた彼の「第三論文集」は，『自己愛性人格／解離性障害／躁うつ病の拡散——精神医学における症例記述の復権のために』と題されている。これは，編者の「追悼文」によれば，鈴木君自身が出版を予定していた本論文集の書名として書き遺していたものらしい。「絶筆」として本書第15章に収録された論文「私の仕事は，境界例の〈精神病理学〉と言えるのだろうか」を読むと，そこには鈴木君自身が「症例記述の復権」に向けた熱い思いが述べられている。「私の境界例論は，客観的に確立した成果という体裁をとって語られてはおらず，むしろ臨床の現場に新たに出現してきた現象に対する私個人の主観的な解釈の実践であった。[中略]私の文章は，境界例患者の特徴を静態的に叙述したものではなくて，彼らとの関わりを行為遂行的に表現したものにほかならない」(297頁)。このような「行為遂行的」な表現を伝達するには，精神科医と患者との相互主観的な交わりを具体的症例に則して記述する以外に方法はないのではないか。そしてこれこそ精神病理学の真骨頂である，と私には思われるのだが。

目次

序言——鈴木茂君の霊前に ────────────────── 木村 敏 iii

I
解離機制や外傷記憶がパーソナリティ特性と化した症例

1. 解離をどう理解しどう治療するか ───────────── 5
2. 解離現象・解離性障害への懐疑 ────────────── 11
3. 青年期の外傷的記憶を想起する
   境界例成人に対する形式操作的アプローチ ───────── 17
4. PTSD概念の整理・再検討 ─────────────── 40

II
発達過程・病の体験・環境との関わりから形成される
特異なパーソナリティの症例

5. 子どもの強迫症状と統合失調症 ────────────── 65
6. 人格からみた病の意味 ─────────────── 83
7. パーソナリティ概念の生活史的・環境的基礎 ──────── 98
8. セキュリティ・システムとしての家族 ─────────── 105

III
パーソナリティに問題のある（躁）うつ病の症例

9. 職場に見られるパーソナリティ障害① ―――― 119
   躁うつ病に関連したパーソナリティ障害について
10. 職場に見られるパーソナリティ障害② ―――― 163
    境界性・自己愛性パーソナリティと解離性障害について

IV
精神医学の若干の概念

11. 精神病理学的に内因をどうとらえるか ―――― 217
12. 臨床的方法としてみた記述と了解概念 ―――― 230
    Karl Jaspers批判
13. 幻覚の記述現象学 ―――― 255
14. 境界性パーソナリティ障害などのパーソナリティ障害 ―――― 268
    時代による精神疾患の病像変化

V
絶筆と追悼

15. 精神病理学は精神療法に寄与しうるか？ ―――― 283
    境界例との関わりを通して
16. 追悼・鈴木茂先生 ――――生田 孝 297

あとがき ――――生田 孝 305
初出一覧 ―――― 308

自己愛性人格／解離性障害／
躁うつ病の拡散
精神医学における症例記述の復権のために

I

解離機制や外傷記憶がパーソナリティ特性と化した症例

1. 解離をどう理解しどう治療するか

I 解離に関するPutnamの病態仮説と，それに基づく患者本人に対する治療

 「解離」症状には健忘・遁走・交代人格といった様態の違いがあると同時に，放置しても自然に消えていく程度のものから人格形成の根底に関わるものまで，ケースによって病理性の深さに違いがある[5,7]。治療を論じるにあたって重視すべきなのは後者であって，深い病理性を背景にもった解離症状への直接の治療は，おそらく一般の精神科医の手に余る作業だろう。冒頭から筆者がこのような悲観論を表明する理由は，患者本人に変化を促す治療者側の積極的な働きかけが，ときに患者に能力以上の要求を課することになり，かえって解離行動の助長や交代人格の固定化といった不都合な結果を招くことがあり得るからである。患者本人に対する治療の原則として，筆者はPutnam[2]が示したような，あまり能動的ではない，控えめなアプローチに共感する。彼は，若年者の解離に関する包括的なモノグラフのなかで，患者本人に対してはその自然回復力と発達能力に期待する一方で，治療者に対しては「無反応という治療姿勢の重要性」（p.387）を説いている。治療者はむしろ「石頭」となって「確固として限界を設定し，境界を管理する姿勢をとること」，「治療者の大部分の時間は，ただ忍耐し持ちこたえることに費やされ」，「保護者と治療者とは，若者の自己モニター的・評価的メタ認知的能力に影響力を行使する方が，自己統御や感情調節に変化を起こさせようと直接働きかけるよりも，成功率が高い」（p.368, 397, 387）というのである。［括弧内は邦訳書における頁数を示している］

 Putnamのこの治療姿勢は，解離に関する彼の病態仮説に基づいている。彼は，解離の臨床に活用できるモデルを求めて，「離散的行動状態モデル」に到達する（p.431）。「外傷を負った児童への治療作業の主要目的は，自己統御の獲得を援助することにあり，自己統御の主要構成要素は自己をモニターするメタ認知的機能であ

る」(p.384)。ここでメタ認知的統合機能とは、「ある状態なり文脈において獲得した知識を他の状態と文脈に適用する一般化のこと」[6]で、「児童期の心的外傷患者の多くに見られる自己と行動の統合の大幅な挫折の裏には、複数の行動状態と文脈にまたがる情報統合という課題の遂行に対する阻害がある」(p.208)。このような病態仮説をもとに、Putnam は「治療者の認知的・感情的・行動的な恒常性は、それ自体が重要なメタ認知的介入であり、その目的は児童側に一貫性と連続性を創りだすことにある」(p.387) として、「無反応という治療姿勢の重要性」を説くに到るのである。

解離性の同一性変化を別の名前で呼んで離散的交代人格状態のように扱ったり、その児童から離れた別個の存在と治療者が考えていることを示唆するような形の、公然とした対決をしないこと、「自己と行動の解離性分割に対しては陰伏的に治療作業を行うこと、すなわち自己モニター/統合能力を中心に置くことが、児童の治療には効果的なのだ」(p.382) と Putnam は強調する。「顕在的意識化による治療は、児童に対しては一般に反生産的である。児童とかなりの数の青年を相手にする治療作業の多くは、非言語的な形となる。有効な介入とは、その刻印をあからさまには残さないものであり、治療者は陰伏的で無意識的な領域での治療作業で満足しなければならない」(p.353) というのである。

Putnam は「万人に通用し、そのまま適用すればよい治療モデルを、簡単な段階論の形で提供してほしい」という聴衆からの圧力に対して、講演で、「治療の実際がそんな形で進むことはめったにない」と答える (p.340)。「(本書に) 単純・決定的な治療処方がいっさい書いていないことに一部の人はがっかりなさるだろう」が、「しかし、私の考えを権威的・断定的な形で提出することは人を誤るものだろう」、「治療実践には愚者でも間違わない容易な方法がある、と思い込ませるとなれば、もう有害発言である」と釘をさす。「それぞれの人間にはそれぞれの違いがあり、その生活の諸事情を認識し、敏感に感知しつつ、個別的に作業しなければならない」、「患者の個別的問題を定式化し、患者のその人特有の状況を考慮した治療的介入法を案出する責任はすべて治療者にある」。ここに見られるのは、nomothetisch (法則定立的) ではなく idiographisch (個別記述的) なアプローチを重視するという心構えであって、治療を積極的に語ることばに乏しい木村の治療観に相通じるものがある[9]。

II　周囲の人々に対するアプローチ

　解離性障害の患者，特に若年例の治療に際しては，患者を囲む人々に対する治療者のアプローチが患者本人に対するそれに劣らないほどの重要性をもっている[1]。そして，周囲の人々に対しては，患者本人に対する場合とは逆に，治療者は積極的に働きかけて，意識による変化を促さなければならない。周囲の人々への指導に関して，個別例のもつ違いを超えてある程度の一般原則や大まかなルールを示すことができる。柴山[3]は，解離性障害の女性自験例をあげて，患者に付き添う男性に治療への協力を仰ぐことの意義を指摘した（p.27）。Putnamもまた，「時間の多くの割合を，家族や教師や治療者やケースワーカーなどとの話し合いに使って，解離とはどういうものか，児童に日々押しつけられる要求やストレスがどのようにその引き金となるかを理解してもらうのが重要である」，「治療的努力の焦点は，支持的な家庭あるいは養護の場を創り出すことにある」，「外部の影響，特に家族環境が強く転帰を左右する」（p.345, 383, 396）と繰り返し強調し，解離性児童に対して保護者がなすべき援助を具体的に書き出してもいる（p.209）。

III　防衛機制としての解離の有益性

　現代社会は，薬物やビジュアル機器やヴァーチャル・リアリティの技術などを駆使して意識を変容させ，人を解離状態に導くような刺激に満ちている[2,4]。マスメディアによる現実の歪曲は日常茶飯事で，もはや誰もとりたてて意識したりはしない。解離は今日，虐待やPTSDなどの被害者体験，犯罪，リストカットやゲームに没頭するときの意識状態，BPDやNPDといった対人依存的なパーソナリティなどとの関連で論じられることが増えたが，解離という現象自体は，そういった現代的事象とは独立に昔から存在していて，心理学的にも生物学的にも有効な機能を発揮してきたのである[5]。解離現象の心理学的な機能とは，苦痛を伴う体験に対して意識を無関心ないし多幸的に傾かせることによって，本人を著しい苦痛から解放する点にある。また生物学的に見るならば，解離が精神疾患の発病を含むさまざまな危機的状況への直面から有機体を救出する機能を果たしてきたことに疑いの余地はない。そういった有益性を考慮するなら，たとえ対人的・対社会的な側面でときに患者の適応に支障をきたす結果を招くとしても，解離による行動は許容されて然るべき防衛機制ではないだろうか。それが重大な犯罪や生命の危機に繋がる可能性

は，巷で言われるほど大きなものではない。端的にいって筆者は，「（医者が）解離を治療する」というよりも，「解離が患者（の発達過程）を助け，ときに治療的に機能する」という側面を重視したい。筆者は本稿で，「交代人格を伴った全生活史健忘」の若年自験例に対する「陰伏的な治療作業」と「無反応的な待ちの姿勢」，および患者を囲む人々に対する積極的な指導について詳細な例示を試みた。患者は8カ月後に記憶を回復し，10年後の現在，良好な転帰を示している[7]。本症例から見て取れることは，解離が若年者の人格発達の過程で果たす陰伏的で保護的な機能の重要性であろう。

IV 症例G男（初診時14歳）

（「10. 職場に見られるパーソナリティ障害②」の【症例12】G男（pp.198-207）と同一症例であり，そちらの方がやや詳しく記載されているので重複を避けるために，そちらを参照（以下同様））

V まとめ

初診時14歳のG男は，正義感が強く負けず嫌いな一方で，要領がよく地道にコツコツ努力することを嫌うという両面性をもった中学生だった。解離性障害の発症の背景にあった状況は，生活委員長に指名されたことで厳しい先生の期待に応えて規範的な役割を果たそうとする自分と，悪友とつるんで喫煙などしてみたいワルの自分とを両立させるという困難な課題への持続的な直面であった。記憶の喪失に先立つ数カ月間に，G男のそれまでの自己像を揺るがすような出来事がいくつも起こっている。ストレス状況が続くなかで，G男は父親から喫煙を強く叱責されて気を失い，全生活史健忘を発症するに至った。筆者の外来に通院していた8カ月間の彼は，抜け殻のようにボンヤリとした印象の子どもで，しゃべり方も年齢より幼かった。ところが，初診から8カ月たった時点で，友達のC君との対話がきっかけになって，忘却していた親友D君の存在と当日の行動が思い出され，それと同時にすべての記憶が一挙に回復した。ここで再生したのは通常の言語的意味記憶に先立って，いわば身体をも巻き込んだ情動記憶やエピソード記憶の，共感覚をともなう想起のようなものだった[6]。記憶の回復以上に筆者を驚嘆させたことは，それまでの弱々しい男の子が，野太い声を発して強い視線で大人を圧倒する「一人前の

青年」に一気に変身していたことだった。これは，筆者が初診時以来の8カ月間馴染んでいたG男が実は主人格ではなくて，子どもの交代人格のようなものだったことを示唆している。そのような視点から，この症例をDIDとみなすことも可能だろう。おそらく発病前の「本物の」G男は，この8カ月間の「子ども人格」よりもむしろ，記憶回復後の「大人びた人格」に近かった，あるいはその形成途上にあったのではないだろうか。子どもが青年に脱皮する過程には，乗り越えなければならない壁がある。自己像の不安定なこの時期に，持続的なストレス状況への直面から解離性の健忘や交代人格が出現すると同時に，その克服が「青年としての自己像の形成」に寄与したように思われる。筆者はむろん発病前のG男を知らないが，G男は単に8カ月前の彼に戻ったのではなく，一皮剥けて，より一人前の青年に発達・脱皮したのではあるまいか。身体の成長は連続的だが，精神はむしろ不連続に，画期的な体験をきっかけに突如成長したり変容したりするものだろう。記憶再生後のG男の人格には，この8カ月間に体験した人間としての苦労や努力が取り込まれているように思われた。

　治癒の過程で特筆すべきことは，両親の辛抱強い努力と，学校や地域社会の協力による適切な環境作りが果たした役割の大きさであろう。

　われわれはそれを症例提示の随所に読み取ることができる。主治医の役割は，彼らの努力を支持し，半歩先を読むような形の指導を与えることにすぎなかった。

　記憶回復の直接のきっかけになった出来事は，ある日偶然に出会った友達のC君と対話したことだった。回復を受け入れる準備が整った時期に，（「本丸の」）D君と直接会うのではなくて），当日一緒に行動したC君から間接的に，学校での出来事と絡めて，サシでじっくりと説明を受けたことがよかったのかもしれない。しかし，もしもあの日C君と出会わなかったなら，また出くわしたとしても呼び止めてもらえなかったなら，記憶の回復はいったいどうなっていたのだろう。それはおそらく誰にも答えることのできない問いであり，「運」としかいいようのない種類の出来事に属するのだろう。われわれにできることはせいぜい，そういう僥倖が生じ得るような環境を常に準備しながら，患者の自然回復力と発達能力を信じてひたすら陰伏的な治療作業に専念することである。われわれはその過程で，患者が自己との関係と周囲との関係においてもはや解離を必要としないような精神を身につけ，その結果，時満ちてある日，記憶の回復が堰を切ったようにおのずから起こってくることをひたすら待つことしかできないのではあるまいか。たとえ記憶の回復が起こらなかったとしても，このような治療関係を通じて患者のなかに育ち潜在するようになった体験の核は，彼のその後の人生に陰伏的な形で指針を提供し続けることになるだろう。

個人情報保護法による患者のプライバシーへの配慮などを理由に,今日では詳細な症例報告が行われなくなった。それとともに患者の精神病理に対する深い理解ときめ細かな治療的介入に関する識見が,精神科医たちの間から失われつつある[9]。その点を憂慮して,本稿では「解離の理解と治療」をテーマとするにあたり,一症例の経過とそのときどきの逐次的介入に関する詳細な面接記録をあえて提示することにした[6-8]。

文献

[1] 武藤誠司,村上伸治,中野善行ほか:全生活史健忘をきたした男子高校生の2症例——その自己像と回復過程.精神科治療学7:735-742, 1992.
[2] Putnam FW : Dissociation in children and adolescents——A developmental perspective. Guilford, New York, London, 1997(中井久夫訳:解離——若年期における病理と治療.みすず書房, 2001)
[3] 柴山雅俊:解離性障害.ちくま新書,筑摩書房,2007.
[4] 鈴木茂:時代による精神疾患の病像変化——境界性人格障害などの人格障害.精神医学47:157-164, 2005. [本書 第14章]
[5] 鈴木茂:解離現象・解離性障害への懐疑.こころの科学136:77-85, 2007. [本書 第2章]
[6] 鈴木茂:青年期の外傷的記憶を想起する境界例成人に対する形式操作的アプローチ.臨床精神病理28:159-174, 2007. [本書 第3章]
[7] 鈴木茂:職場に見られるパーソナリティ障害②——境界性・自己愛性パーソナリティと解離性障害について.第57回産業医研修会レポート13:4-34, サンユー会,2007. [本書 第10章]
[8] 鈴木茂:パーソナリティ概念の生活史的・環境的基礎.精神科治療学23:679-683, 2008.
　　[本書 第7章]
[9] 鈴木茂,深尾憲二朗:日本の精神病理学・回顧と展望13 木村敏先生をお訪ねして.臨床精神病理30:233-263, 2009.

2. 解離現象・解離性障害への懐疑

はじめに

　この論文のタイトルは編集部から与えられたものだが，それはどのようなことを含意しているのだろうか。
　精神科臨床には解離性の健忘（生活史健忘）や遁走（フーグ）といった病態が確実に存在していて，解離という概念が患者の診断と治療に資することは間違いない。けれども，解離性同一性障害（DID）の場合はどうだろうか。一過性の症状としてなら，精神科医の多くが「交代人格」の出現を認めることにやぶさかではないだろう。しかし，DIDを疾患として認定するとなると話は別で，周囲環境との関係を無視した一過性の断片的な言動パターンまでを一つのパーソナリティ（personality）と呼ぶような無理を犯すのでなければ，複数の人格をもつ人間の存在を主張することは難しいだろう。
　懐疑は，いわゆる「多重人格」を一過性の症状以上の独立した疾患として扱うことに向けられている。それは学問的な妥当性に乏しいばかりか，治療者がその状態の維持に手を貸すことによって治療をかえって困難なものにしかねない。
　要するに，ここでいう「懐疑」[3]とは，①一般にもっとも重度の解離性障害とみなされている多重人格ないしDIDを診断名として認めない立場を意味するのだが，タイトルがDIDに限定されていないところを見ると，②解離現象一般がもつヒステリー性の「うさんくささ」もまた懐疑の対象に含まれているのかもしれない。
　それでも解離という現象が臨床的に存在し，患者の苦痛を和らげるのに有効な働きをしていること自体にはおよそ疑問の余地がなく，それを倫理的な視点から論難することはお門違いだ，と私は思う。懐疑論とはむしろ，③解離性障害が多重人格や犯罪や責任能力の問題，また因果論的に幼児虐待やPTSDなどと短絡的に結びつけられる傾向に対する反動ではないだろうか[8]。
　次のような症例の与える印象が，それを物語っているように思われる。

I 症　例

1. 症例A子
　（「10. 職場に見られるパーソナリティ障害②」の【症例6】A子（pp.184-186）参照）

　次にA子が来院したのは2年半後，頭痛の訴えによる神経内科への受診だった。初診後ほどなく美容学校を中退して実家に戻り，1年前に結婚したが，離婚の危機にあるということで精神科に紹介されてきた。その際の問診によれば，健忘や解離症状は初診時以降まったく出現していなかった。

　次に，別の意識状態が突発して，みずから名前を名乗ったケースをみておこう。

2. 症例B子
　（「10. 職場に見られるパーソナリティ障害②」の【症例10】E子（pp.190-191）参照）

　いずれにしても，A子やB子に認められる最大の特徴は，いわゆるヒステリー性格に類した人格発達の未熟さであろう。
　それでは，次の二症例にみられた「別の人格状態の突発」は，どう考えるべきだろうか。

3. 症例C子
　（「10. 職場に見られるパーソナリティ障害②」の【症例8】C子（pp.188-189）参照）

4. 症例D子
　（「10. 職場に見られるパーソナリティ障害②」の【症例9】D子（pp.189-190）参照）

5. 症例E子
　（「10. 職場に見られるパーソナリティ障害②」の【症例7】B子（pp.186-188）参照）

解離現象を長い年月にわたって繰り返す患者はみられるけれども，そのほとんどが毎回「数日以内に解離から覚めて，元来の意識や人格状態に復帰する」ケースであって，交代人格が何カ月間も出ずっぱりの解離性同一性障害を，私は経験したことがない。
　交代人格の長期的持続がみられるのはむしろ全生活史健忘や統合失調症であって，そこでは「発病前の人格への完全な復帰」というよりも元来の人格に何らかの変化が加わった形での復帰が多いように思われる。
　たとえば全生活史健忘をきたした14歳の男子症例は，8カ月後に記憶が一挙に回復すると同時に，通院時の子どものような人格が青年の人格へと一変した。また中学生の頃から対人的なストレスのかかる場を解離性の意識障害によって切り抜けてきた27歳の女性症例では，就職や恋愛や見合い話のプレッシャーをきっかけに統合失調症の過程が発動し，解離性の遁走と健忘を反復する経過のなかで陰性症状が後遺症として顕在化してきた。それによって人格の発達が停止して，発病前よりも退行した形の人格に変化し固定化したことによって陽性症状は消失し，自閉的ながら穏やかな日々を送るようになったのである。いずれの症例でも最近の10年間，解離症状は認められていない[10]。

II　パーソナリティ障害概念の変遷

　ここで視点を変えて，パーソナリティ障害概念の核心の歴史的な変遷をみるなら，わが国における自己愛的・対人依存症的な病態は「境界例→自己愛性パーソナリティ障害（NPD）→解離の普遍化」という順序で社会に広まった，と考えられる[9]。
　周囲の人々に激しく依存することによってしか自己を保てないような人々は，1970年代までは境界例という名前を与えられていたが[7]，この概念は，共同体とその外部を画する境界線（borderline）を引くことがいまだ可能で，中心と辺縁を二分できた時代の産物である。
　1980年代の後半以降，世界全体のボーダーレス化に伴ってそのような二項対立思考が不可能になるとともに，（対人依存的な）パーソナリティ障害の核が境界例からNPDへ移ってきた。境界性パーソナリティ障害（BPD）と今日呼ばれている病態は，おそらく独立したパーソナリティ障害ではなくて，あらゆる種類のパーソナリティ障害患者が依存対象を失うときに陥る症状群であろう。さらに下って90年代には自己愛幻想を維持するために必要な周囲からの安定した支えも得にくい時代社会になって，人々はもはや「自己」探しや「同一性」への固執を断念し，「解

離」に活路を見出すようになってきた。

　21世紀は,「同一性」指向や「自己統合」指向の崩壊によって,そのつど目前の状況に合わせた「複数の部分的自己」の並立と「健忘」が当たり前になった「解離の普遍化」の時代であるが,DIDの出現はそれに先駆する90年代の一時期の流行現象だった,と考えられる。

　それは,「同一性」指向や「自己」性指向を残したままの「差異性」指向や「別の(本当の)私」指向によって形成されたもので,「解離」が一般化する時代を開く先駆者としての役割を果たした後に,21世紀に入るや衰退していったのであろう。

　社会がその構成員に人格的同一性を強く要求しなくなり,誰もが手軽に解離機制を用いる社会になったとき,解離性同一性障害はことさら「障害」として立ち現れなくなってくる。19世紀末から隆盛を誇った多重人格の症例報告が1920年頃を境に劇的に減少し,それが再登場するのは1970年代を待たなければならない,とPutnamは書いているが[5],多重人格への関心はつねに短期間の流行現象であって,われわれは1990年代の日本社会で19世紀末のフランスやアメリカと同じ一過性の現象に立ち会ったのかもしれない。

III　解離性障害を論じる際の注意点

　解離現象の心理学的な機能は,苦痛をともなう体験に対して意識を無関心ないし多幸的に傾かせることによって,本人を著しい苦痛から解放する点にある。「病的」とされる解離にしても,その多くが個人的・目的論的レベルでは有効に機能し,心理的苦痛を弱める働きをしているので,生物学的に見れば正常レベルの解離と大差はない。正常と病的との相違は,その解離による行動が対人的・対社会的に許容される範囲内にあるか否か,また不適応を増大させる結果につながるか否か,という点にあるにすぎない。

　そこで一般に解離性障害を論じる際に注意すべき点を列挙しておくと,

　　①解離性障害は,個別のエピソードが過剰に強い印象を与えてしまうので,一時の強烈な印象に惑わされないために,長期の経過をみたり多くの症例を比較したりして概観し,あえて平準化する必要がある。
　　②解離現象の出現は状況依存的であって,独力ではなかなか維持しがたい現象だから,実際にそれがみられるのは数年間に限られ,わずか1回から数回のエピソードにすぎないケースが少なくない。梅末が述べているように[11],

症状変遷は解離性障害の特徴の一つであって,「特定不能の解離性障害」(DDNOS) こそ残遺カテゴリーであるどころか解離性障害の核となる亜型なのだから, あまり神経質に取り上げさえしなければ, 多くの問題は時間の経過とともにおのずと解消へ向かうのである。環境の劣悪や人格の著しい未発達がない限り, また解離を支持してくれる人たちが周囲にいない限り, 解離現象自体に関する予後は意外に良好である。

③ことに「多重人格」などは, 境界例以上に引用の連鎖やマスメディア情報のなかで再帰的に増幅された, バブル部分の大きい文化結合症候群だから, 自分の症例観察に基づいた議論をすべきであって, 内外の文献や理論の正しさを頭から前提にした演繹的な議論は当初は避けたほうがよい。

④解離という現象の本質が健忘や自動症にあるのに対して, 解離性同一性障害 (DID) の本質は解離にあるのではなく, 複数の物語にみずから別々の名前を与え, 自分ひとりの手で「名前による同一性」を確保しようとする点にある。しかし名前とは, そもそも他者から付与され, 他者たちの間で流通することによって初めて成立するものだから, これはもともと (周囲の支持なしには) 無理な試みなのである。

　DIDが長続きするためには, 遁走のような形で発病前とは異なった他者環境のなかに生活の場を移さなければならず, 発病前と同じ生活環境に戻ったのでは, 解離性健忘が新しい安定した「人格的同一性」を育む可能性はほとんどないだろう。DIDでは「部分的 (＝不完全性) 解離性同一性障害」のほうが類型としての普遍性をもっているのであって,「完全な」DIDはむしろ特殊な例外と考えられる。それは, 解離性障害一般のなかで残遺カテゴリーとされるDDNOSのほうが, 実は健忘や遁走といった類型よりも解離性障害の核をなしているのと同断である。

⑤治療的および記述精神病理学的に注目すべきことは, 健忘や別の意識や別の人格の出現に対して患者本人が取る態度の取り方である。それは, 概括していうなら「無関心な態度」だが, 詳細にみるとさまざまな違いがみえてきて, 個々の患者の精神病理に関する理解と治療法の選択に役立つだろう。

おわりに

　解離という現象はこのように, 今日さまざまな局面に顔を出して, 厳しい現代社会を生きる人々に社会適応のためのそれなりの手段と過酷な環境からの心理的な逃

げ道を提供している。

　しかし，自己愛的な幻想が1990年代以降の日本社会で許容されにくくなったように，解離を受け入れないような時代社会が今後いつやってこないとも限らない。そのとき日本人は，果たして次にどのような術策を開拓して社会の荒波に対抗しようとするのだろうか。

文献

［1］Hacking I : Rewrithing the Soul ; Multiple personality and the sciences of memory. Princeton University Press, 1995（北沢格訳：記憶を書きかえる――多重人格と心のメカニズム．p.134, 早川書房，1998）
［2］保崎秀夫，浅井昌弘：記憶の障害．現代精神医学大系3A（精神症状学1），pp.125-165, 中山書店，1978.
［3］中谷陽二：多重人格に関する懐疑論．精神科治療学12：1169-1175, 1997.
［4］Prince M : The Dissociation of A Personality ; The hunt for the real Miss Beauchamp. Longman's Green and Co, 1906（児玉憲典訳：失われた「私」を求めて――症例ミス・ビーチャムの多重人格．学樹書院，1994）
［5］Putnam FW : Diagnosis and Treatment of Multiple Personality Disorder. Guilford Press, 1989（安克昌，中井久夫訳：多重人格性障害――その診断と治療．岩崎学術出版社，2000）
［6］Schreiber FR : Sybil ; The true story of a woman possessed by 16 separate personalities. Henry Regnery, 1973（巻正平訳：失われた私．ハヤカワ文庫，早川書房，1978）
［7］鈴木茂：境界事象と精神医学．岩波書店，1986, ［新版］1999.
［8］鈴木茂：PTSD概念の整理・再検討．熊精協会誌120：122, 2004. 　　　　　　［本書 第4章］
［9］鈴木茂：時代による精神疾患の病像変化――境界性人格障害などの人格障害．精神医学47：157-164, 2005. 　　　　　　　　　　　　　　　　　　　　　　　　　　　　　[本書 第14章]
［10］鈴木茂：職場に見られるパーソナリティ障害②――境界性・自己愛性パーソナリティと解離性障害について．第57回産業医研修会レポート13（1）：434, サンユー会，2007.
　　　　　　　　　　　　　　　　　　　　　　　　　　　　　　　　　　　　　[本書 第10章]
［11］梅末正裕，坂本仁美：解離性同一性障害は究極の解離性障害か？．精神科治療学12：1177-1187, 1997.

3. 青年期の外傷的記憶を想起する境界例成人に対する形式操作的アプローチ

I 演者の行ってきた境界例治療とCBASPの共通性

　本日の発表の趣旨は，抄録に書いたことを，症例との面接経過を通して裏づけることですが，その前に境界例に対する私の治療観について若干述べておきたいと思います。

　境界例患者，特に若いBPD患者に対する私の治療法については，次の二つの論考にまとめられていて，それ以上の知恵は私にはありません。

1) 境界例患者の二定点観測——20年間の変化[13]．なだいなだ編『〈こころ〉の定点観測』pp.119-140，岩波新書，2001．
2) 第102回日本精神神経学会総会シンポジウム「境界性パーソナリティ障害治療のガイドライン作成をめぐって」の指定討論[15]（福岡，2006.5.13）

　1)は2000年の秋に救急部門の看護師を対象に行った講演をもとにしており，2)は厚労省の委託研究によるBPDの治療ガイドラインの作成を目的としています。そうした経緯から，この二つは，誰にでも実践可能な，一般性をもった現実志向的なアプローチを述べたものです。ちなみにBPDの「個人精神療法」に関してはこの研究班によってなかなか優れた日本版治療ガイドライン」がすでに発表されています[7]。

　ところが，演者自身が昔から行ってきた境界例治療には，これらとはかなり違ったアプローチによる部分があります。それは，比較的高水準の成人境界例患者，つまり，a) 怒りの突発と激しい行動化への自制力や，b) 葛藤をある程度認知できる能力や，c) 言語による陳述能力を備えた成人の患者に対するアプローチであって，かつての拙論，3)「成人境界例の記述精神病理学的研究」[12]（1984）は，その種の患者を対象にしたものでした。

マニュアルやガイドラインは，その客観性や一般的妥当性が一応保証されているのに対して，ここでいう私の個人的アプローチは，方法としてあまり意識的ではなく，私自身の性癖を色濃く反映したやり方で，治療の展開を予見しにくいものですから，一般にはあまりお勧めできません。それは一言でいうと，患者の心理や感情に焦点を当てるのではなく，彼らの前操作的思考法に対して形式操作的思考を繰り返し対置させていくやり方で，このことに気がついたのは，最近になって慢性うつ病の精神療法に関するMcCulloughの著書（CBASP）を読んだことによります[6]。

この本のなかでMcCulloughは，慢性うつ病患者の言語パターンや行動が，小児の前操作的思考［つまり表象的，前概念的思考］に関するPiagetの記述と酷似しており[9,10]，慢性うつ病の成人は7歳以前の子どもと同水準の原始的な認知・情動システムを示す，と指摘しています。両者の共通点を挙げますと，①一般化した前論理的な思考をする，②他の人の論理的思考に影響されない，③自己や他者に対する見方が非常に自己中心的である，④対話が独自的に行われる，⑤対人関係で他者に共感する能力を持てない，⑥ストレス下で感情のコントロールが苦手である，などがあります。

前操作的思考とは，たとえば「大切なデートの日に上司から残業を頼まれて，断れなかった」といった日常的出来事に対して，直ちに「私は何をやっても失敗する」「誰からも嫌われている」「自分はどうしようもないバカだから」「よいことは続かないのです」といった自己解釈や因果論的結論に短絡する習癖です。彼らは問題となる状況を一つに絞って焦点づけることができず，個々の問題を全体的なものに拡散してしまいます。情報があるわけでもないのに他人が何を考え，何を感じ，何をしようとしているのかについて推測する「読心術的解釈」や，意識の流れのままに取り留めなく話す「独白的な話し方」もまた前操作的思考の一例で，境界例成人の豊かな言語能力とは，実際には「過度の抽象的一般化」や「読心術的解釈」や「意識の流れのままの独白」といった，McCulloughのいう前操作的思考の勝ったものなのです。

ここで「操作」とは，最近の操作主義とはまったく関係のないPiagetの用語で，分類・系列化・順序づけ・対応づけ・可逆化といった「論理的」行為を意味しています，Piagetによりますと，知能の発達過程は以下の4段階に分かれます[9,10]。

1) 感覚・運動的知能の段階（生後1歳半ないし2歳まで）：反射的な行動の習慣化によって，イメージや言葉の介在なしに，反応的・直接的な行動能力図式が成立する段階。たとえば，熱いものに触れれば手を引っ込めるといった反射的な行動の受肉化のことですね。

2) 表象的知能すなわち前概念的思考の段階（2歳から7歳まで）：「いま・ここ」で知覚される対象や自分の行動をある記号（＝絵や言葉やイメージ）に置換する能力の出現によって，思考が「いま・ここ」の知覚現場から解放され，安定した表象を媒介にした，類推による，直観的・前概念的思考が可能になる段階。境界例患者がもっとも得意とする「思考」様式がこれであることには，皆さま異存のないことと思います。
3) 論理的で具体的な操作段階（7歳から12歳まで）：具体的な事物の助けを借りて，「類」の概念や「部分の全体への包含」といった論理的関係を認識する段階。たとえば「キノコ」という言葉が，目前のキノコ個体にも，昨日見た別の個体にも，「類」としてのキノコ一般にも，マツタケにもナメコにも使用されることを理解し，それらの用法を区別できる能力の獲得。
4) 形式的で演繹的な操作段階（12歳以降）：具体的な対象を離れて，言葉や数式だけで表現された命題を形式的に操作できる論理的能力が発達する段階。

　われわれは通常，患者の考え方や言語使用がわれわれと同じ水準にあると思い込んで疑わず，相手の陳述を自分の水準で解釈しがちですが，境界例患者の思考や認知は，実は大人になっても2）表象的知能＝前概念的思考の段階にとどまっていて，3）―論理的で具体的な操作段階の能力が未発達なままです。たとえば個物と類（一般）概念との混同や，判断における必然性／可能性／現実性の混同などが頻繁に見られて，彼らの日常生活と対人関係を混乱させます。次にその具体例を面接記録の中から二つ抜粋しておきますと，

X.12.28［初診から7カ月後］……中2の娘とともに来院する。
（どうですか？）バタバタしている。年末に毎年，夫の母が泊まりに来て，上げ膳据え膳をしなくてはならないから。私のことを認めてもらってなくて，名前で呼んでくれない。
（何と呼ばれるの？）「ママ」とか「あなた」とかです。
（その呼び方には親しみがないわけ？）お嫁にきたばかりの頃は「Yちゃん」と呼ばれていた。
（その頃はまだ「ママ」になっていなかったからね。ところで今日はどうして娘を連れてきたの？）ちょうど冬休みだし，茂先生に以前「娘のよい子ぶりが心配だ」と言われたから。

［以下は，娘との問答である］
（お母さんがいろんなことを心配して話すことをどう思っている？）母自身がストレスを受けやすい，感じやすい体質なのかと思います。
（お母さんが調子悪そうなとき，あなたはどうするの？）すぐに寝かせてあげるし，悩んでいるときには話を聞いてあげる。
（母と娘が，逆みたいだね）［母娘ともに笑う］（両親の仲は，どう見える？）最近はよくなっている。
（この10年間で，お母さんの調子は上向き？　下向き？　平行線？）だんだんよくなってきているけど，波があって，良いときと悪いときとの差が激しい。
（悪いときはどんなふうになるの？）寝込んだり，塞ぎ込んだり，イライラして落ち着かなかったりする。
（元気がよすぎて，やりすぎてしまうことは？）月に4回くらいある。いきなり元気な日が来て，その日はフル活動ですごく働くのだけど，翌日しか続かない。翌日から必ず一，二日間寝込んでしまい，それから普通に戻る。
（あなたは将来何になりたい？）心療内科医になりたいです。
（「家貧しくして孝子顕わる」ということわざを知っている？）知りません。

　この面接では，「一般概念」を忌避する患者の「個物」信仰がよく出ています。「あなた」とか「ママ」といった代名詞や普通名詞で呼ばれることを嫌い，ファーストネームで呼ばれなければ姑に「自分を認めてもらっていない」と感じる心性，主治医を当初から「茂先生」と呼び続けることなどは，固有名詞に象徴される特別の関係性を求めて，対人の場への「概念」の侵入を拒否しているように見えます。「よい子」という概念の導入によって生じた不安には，顔も名前もある実物の娘（個物）を登場させることによって対抗しようとしたのかもしれません。

X+1.6.9［初診から1年後］

（その後は，どう？）前回先生からお話を頂いて，私の中で混乱がありまして……。私が九州の実家へ行ったのは家族に褒められたくて行ったのだろう，と先生に言われて……。
（私は，そんなことを言った覚えはありませんよ。あなたが「今回の収穫は，命の大切さを反省できたことだ」なんて言い出したから，「新幹線に一人で乗れて，父親の病気も軽くて，よかった」ということで十分ではないか，と言っただけです）でも，私は褒めてもらうために行ったわけではなかった。
（「褒めてもらう」云々は，あなたが言い出したことで，あなたの頭の中だけにあ

る問答ですよ。家族や私の頭の中にはなかった。「褒めてもらえる」か否かは，行動に付随して予測される一つの結果［可能性］にすぎず，よいことをしたっていつも褒めてもらえる［必然性］とは限らないでしょ）でも，父や母は喜んでくれました［現実性］。
（それは一つの［可能な］結果であって，あなただって「必ず褒められる」と考えて，それを目的に帰郷したわけではなかったのでしょ）ええ。
（私がこういう点にこだわるのは個人的な好みの問題であって，私の意見が正しくて，あなたの考え方がよくない，と言っているわけではありません。あなたの意見に同調すればあなたがハッピーな気持ちになることはわかっていますが，好みには対立が付きものです。教訓や指導をもらったり，今の自分のままで他人と共感して喜び合うよりも，自分と違う感じ方にぶつかって自分の幅を広げることの方が治療的だろう，と私は思うけど）それはわかりますが，そういうことで先生にご迷惑をおかけしてしまって……［曖昧な一般化と読心術的解釈］。
（迷惑なんてとんでもない。あなたの考え方や感じ方は独特で興味深いし，毎回必ず何か問題を持ってきますから，私はあなたとの面接を結構楽しんでいるのですよ）でも，それでは治療になっているのかどうか，わからない。
（あなたがそう思うのはもっともだけど，面接が苦痛だったり不愉快だったりしなければ，それで十分なのじゃないかなあ）はあ。

　私の発言がやや長く説教調になってしまっていてうまくないのですが，患者はここで「帰郷→褒められる」という因果性を蓋然的な事象とみなす視点にまったく立ち得ず，常にそうなるはずの必然的な真理が現実化したもののようにみなしています。つまり，判断における可能性／必然性／現実性の区別［＝判断の「様相」面における三種類のカテゴリーの区別］[3]が十分についていません。
　成人境界例患者は，面接のたびに奇妙な対人関係や情動的な関係を持ち込むので驚かされますが，彼らの感受性にはマニュアル化された対処法では対応できないような，統合失調症とは違う種類の奇異な魅力があります。こちらがそれに反応すると，面接の場は「二人の患者」間の対話ないし衝突の様相を呈してきますが，それを面接の妙味とみなして，そうなることを敢えて避けようとしない態度をとってみます。
　そうしますと，患者に対する私自身の反応も一種の「症例」として提示される形になります。皆さまは，患者と主治医という二つの症例間の対話の進行を，外部的・第三者的な視聴者ないし批評家の視点から，ドラマか掛け合い漫才のように観賞し，ときには反面教師として役立てることもできるでしょう。かりに私の陳述に

患者のそれと異なる点があるとすれば，それは患者の陳述が前操作的思考を反映しているのに対して，私自身は形式操作的な思考を心がけているという点だけでしょう。「比較的高水準の成人境界例患者」とは，私にとってこのような「好事家的アプローチ」ができる「好みの患者」ということになります。患者の自由意志による通院ですから，病状をさほど悪化させるものではないかぎり，このようなアプローチも許されるのではないかと私は思っています。

II 面接記録とその解釈

　前置きはこのくらいにして，症例提示に入ります。患者とのやり取りをなるべく逐語的に提示し，議論したい箇所でそのつど立ち止まって，論点を明確にしていきたいと思います。なお，面接は基本的に笠原先生がおっしゃるところの「一般外来における15分程度の面接」[4]であり，当日の夕方，忘れないうちにカルテに補足を加えた記録に基づいています。

　症例KYは初診時43歳の女性で，X年5月25日の早朝，自宅で掃除中に転倒しピアノに頭をぶつけて震えていたところに来宅した宅配業者が救急車を呼んで，私の勤務する病院に搬送されてきました。救急外来で神経学的な異常は認められなかったのですが，全身の硬直と震え，失声状態が続いたため，精神科に紹介されました。夫とは本人の希望により別居中だそうで，中学2年の一人娘と二人暮しで，化粧品販売の仕事をしていると言います。

　研修医が夫（医療機器会社勤務）から聴取した話によりますと，①10年以上前から離婚話があって，夫は半年前に家を出て，週末だけ帰ってくる，②九州に住む実母が認知症になってきたのを心配して，週末によく帰省している，③X−2年5月から通院していたS心療内科の女医とトラブルがあって，今年5月からAメンタルクリニックに転医した。薬が変わり，心理カウンセリングを受けて不安が少なくなってきた矢先に，今回の不安発作に襲われて再び家事が困難になってしまったことへの自責感がある，ということでした。

　夫が私に語るには，「週末に帰宅したときには，普通に仲良く話ができる」そうですが，5月22日（日曜）には，信頼していたS医師（女性）に「あなたはもう九州の実家へ帰りなさい，ここに通院する必要はない」と言われたことを夫にしきりに訴えた，ということです。本人が落ち着いてきたのでS医師との確執の件について尋ねますと，「最近S医師に生理痛を訴えたところ，『それなら子宮を取ってしま

え』と言われた」、「夜中にS医院宅の呼び鈴を鳴らしたのもあなたではないか、と疑いをかけられた」ということでした。要するに、前医との間に多分に感情的なトラブルがあったようですが、今はもうA医院（高齢の男性精神科医）に転医したことですし、私への受診はこの日だけで終わったもの、と考えていました。

　ところが、2カ月後の7月22日、本人が一人で来院しました。2カ月前の救急受診をきっかけに、夫はすでに自宅に戻って同居するようになったと言います。

（今日来院したのは？）九州の父親が医院を辞めると言い出した。私はいまAクリニックに通院しているが、そこの奥さんに「あなたは九州に帰って、［私みたいに］父親の医院のマネージャーをやるべきよ」「お父さんがチョンチョンと触るだけで1万円取れるのだから、閉院させるのはもったいない」「夫を明日連れてきなさい。私が説得するから」と強く言われてパニックになった。父母と同居している妹（独身で薬剤師）に電話して「私、家に戻るから」と言ったら、「お姉ちゃん、おかしいよ」と妹に言われた……。
（「自分はどうしたらよいか」と私に相談しているのですか？）ええ。
（S心療内科でもAクリニックでも、ほんらい患者自身が判断すべき領分にまで踏み込んで、どうして帰郷をあなたに勧めるのだろうか？）さあー。
（他の患者からは聴いたことのないそんなおかしな勧めが、あなたの場合2カ所で起こったのは、どうしてなのだろう？）わかりません。
（ここで私があなたに帰郷を示唆するとしたら、3カ所目になりますね）……
（帰郷するかしないかは、あなた自身が決めることだけど、医者でもないあなたが帰郷したところで実家の医院を続けることにどれだけ影響力があると思うの？）父がうつ状態で私に甘えてくるんです。母が7人も子どもを堕したことが私のトラウマなんです。私は思春期に母から「パパが浮気して、ママは7人も子どもを堕させられたのよ」と言われたんです。看護師や事務員に手を出す父を、私は許せなかった。それで医療関係に進むのが嫌だったから、関東の大学の経済学部に入り、そこで夫と知り合って結婚したんです。
（夫の仕事も、医療器械関係だけど……）明日先生の奥さんの所へ行く方がよいでしょうか。
（奥さんはカウンセラーなの？）心理カウンセリングは別の女性心理士に4回受けています。
（おかしな話で私にはよくわからないし、私は今、あなたの行動を指導する立場にないのだから、そのカウンセラーに相談してみたらどうですか。それと、誰に何と言われたかではなくて、自分で考えて決めることが大事でしょう）そうし

てみます。

　私のややしつこい形式的な質問に誘発されてか，唐突に，①「思春期の外傷的記憶」の想起が起こりました。患者のこの発言は同時に，②情動的な過敏性と③前操作的思考様式を表していて，境界例が疑われましたが，この時点での私はまだ彼女を受け持つつもりはありませんでした。

X.8.5

　結局A先生の奥さんの所へは行かず，最後に一度だけカウンセラーに会って終わりにした。その心理士から当院に通院することを勧められたので，今後ここに通院したいという。

　今日はこれから2週間の予定で実家へ行く。父が「頭をしめつけられる」とか，いろいろな症状を出している。うつ状態で，私に甘えてくる。うつはこんなに苦しいものだということを，父にもわからせたい。［父は］昨日は地元の国立病院を受診して，テトラミドとトレドミンを処方された。

（せっかく脱出したのに，何のために実家へ行くの？）親孝行のために毎年2回帰郷している。
（親の側からの要請で？　それともあなた自身の希望で帰るの？）お墓参りも随分してないし，父の兄も亡くなって，M家は父一人だけになってしまったから……。久しぶりに弟や妹にも会えるから。
（母親が認知症なのですか？）アルツハイマーで，アリセプトとルボックスを飲んでいる［要介護1］。
（あなた自身の服薬は？）パキシルを飲むと元気になるので，欲しい。実家へ行くと，すごくプレッシャーがかかるから。最初の発作も実家で起きた。

　本人が持参したS医師記載の外来公費診断書によると，患者は「友人の死をきっかけにX-3年4月より不眠・抑うつ・外出恐怖を生じ，こわくてレジに並べない，雑踏の中に入ると動悸・冷汗が出て顔面蒼白になるという訴えで，X-2年5月から同院に通院している」。診断は，持続性気分障害（F34）と恐怖症性不安障害（F40）で，パキシル，ルボックス，マイスリー，ワイパックスが投与されている。

X.8.26

　一昨日まで20日間，［一人では新幹線に乗れないので］娘と二人で九州へ行って

きた。医院は9月に閉鎖することに決まった。兄弟が集まったが、父は私を一番信頼しているので、私に張り付いて耳元で話をされて、気が狂いそうだった。母はアルツハイマーで、私の娘が食事の世話をしていた。それを見ていたら30年前、私が中学生だった頃の私と母との決定的な事件を思い出した。

　母が「淋しい、淋しい」というので、「私が来てあげているのに、なぜ淋しいと言うのよ！」と私が反論したら、「私はこんなに苦労してきたし、あなたにあれこれいろいろやってあげた」と言うので、私が「14歳の娘に、7人堕ろしたというような母親がどこにいるの！　私はそれに傷ついて、家を出たかったのだ」と言ったら、母はアイスコーヒーを私の顔にぶちまけた。母が立ち去ろうとするので、私は「人殺し！」と言いながら逃げる母親を追いかけ回した。その晩から私は過食に走った。食べることに逃避する。夜中に甘い物をひたすら食べ続けて、午前4時頃に眠る。それで脚に浮腫が出た。指の関節も痛い。以前、抗核抗体が陽性と言われたことがある。30年前のことを母に言ったことで私の中の膿が出てスッキリはしたが、母を傷つけたという後悔がある。弟は親の介護に帰郷する気がないようなので、兄弟喧嘩になった。けれど、弟や妹も、私の娘が一生懸命働いているのを見て考え直してくれて……。

　そこで演者は彼女を膠原病科に紹介し、ざっとこんな経緯で彼女は私の患者になってしまいました。ここで本人が書いた膠原病科の問診票をご覧に入れます。私がまず驚いたのは、左右の余白を1ミリ程度しか残さずに紙を使って記述を詰め込んでいる点で、こういった不自然な書き方はどこか空間認知や心理的距離の問題を反映しているように思われます。内容面を見ると、「あれもある、これもある」とひたすらparadigmaticに症状を羅列して文章としてのまとまりが悪く、筆圧ともども力が籠っているのですが、主張の重点がいずれにあるのか判然としません、あとで具体例が出てきますが、この人の話し方の特徴は、順序立てて話ができず、一度に多くのことを言おうとして混乱したり、話があちこちに飛んで方向性や目標を見失ってしまう点にあります。また薬や医学用語をやたらと知っていることも一つの特徴と言えるでしょう。

X.9.9

　お蔭様で炊事ができるようになって、夫も娘もすごく喜んでくれたけど、やはり外出ができない。他人に関わることが億劫で、買い物も夫や娘に行ってもらう、父がうつと妄想で、「母さんも父さんも精神病みたいだから、姉ちゃんから何か言ってあげて！」と妹から電話がかかってくる。

　私は一人になりたい……。

X.9.21

（関節痛は？）膠原病科では軽い関節リウマチと診断され，鎮痛薬を処方された。それを飲むとラクになる。リウマチとわかってホッとした反面，いま生理が始まって精神的に落ち込むので，「どうしたらラクになれるのか」とか短絡的なことを考えてしまう。先生がいわれたように前向きに考えなきゃいけないのに，しかも来週，家族で夫の友達［一家］と信州の別荘へ行くことになった。不安で嫌なのだけれど，どうしても断れなくて。私がすごいのろまだから，相手からイライラされているのがわかるのがつらくて……。

（相手からのろまだと思われると，何が困るの？）あっ，そうか。「人と合わせなくては」と思ったり，自分をよく見せたいのかな。以前，友だちに「意外とのろまなんだ」と言われたことがあって……。

（夫との同居は続いている？）はい。いま思えば，5月の救急車は不幸中の幸いだった。

（10年以上前に離婚話が出たということだけど，原因は？）夫の父がガンで壮絶な死を迎えていたとき，娘が小さくて［私は］家の中の片付けもできず，夫が帰宅してもご飯を作ってやれず，［夫は］うつ状態になったので，私が受診を勧めたところ「俺を気狂い扱いするのか！」と怒り出して……。

（夫は受診したの？）ええ。行ったところ「ご主人は正常ですよ」とDrに言われた。肉体関係は，もう10年以上ない。

（3年前に具合が悪くなった経緯は？）［十年来の］友達が脳腫瘍［の再発］で亡くなったんです。その友達に何もやってあげられなくて，その骨を拾ったとき，骨が青くなっているのを見てから涙が止まらず，おかしくなってしまった。

（どういう人で，どういう関係だったの？）9歳下の女性で，バイト先の正職員だった。脳腫瘍の手術をしていて顔面神経マヒがあったが，それでも私のうつを気づかってくれて，いつも励ましてくれた。なのに，私は彼女に何もしてやれず，アッという間に亡くなってしまった。その2週間後には，別の友達のご主人が胃ガンで亡くなって，［生前会ったこともない人だが］遺体の顔を見たら，抗がん剤でゲッソリやせている死顔を見たとき，息苦しくなった。夫の父親が［胃ガンで］亡くなったとき，遺体の鼻に詰めた綿を取り替えてあげたとき，死体の血が逆流してきて，カポカポという音と死臭でメマイがした記憶が強烈だったものだから。昨年，夫のお祖母ちゃんの葬式のときも，火葬場の煙を見て，泣いて倒れこんでしまった。舅が借金を抱えていたので，私たち夫婦は相続を放棄した。

「嫌だ，嫌だ」と言いながら，自分から帰郷したり夫の友達の別荘に出かけたりして，葛藤の多い人間関係を避けようとしないこと，また発症の経緯を問われて，親友の死の話から面識のない友達の夫・舅・夫の祖母というお互いに無関係な4人の死が，「壮絶な死」「青くなった骨」「げっそり痩せた死顔」「血がカポカポ逆流する音と死臭」といった，きわめて具象的で感覚性の強いイメージの想起によって重ね合わされ，表象的関連を通して芋づる式に渾然と一体化して，意識の流れのまま独白調に語られている点などが境界例的な体験様式を思わせます。ちなみにこれらの記憶の想起は，「文脈を持たず，前後関係が読み取れない孤立した画像が，視覚以外の複数の様態（modality）にわたって生々しく侵入してくる」という点で，通常の言語性記憶ではなくて外傷性記憶の性質をもっています[13]。

近年の神経機能学的知識に基づく記憶の分類にしたがうと[8]，これは「情動記憶」の勝った「エピソード記憶」と言えるでしょう。そのような記憶を通常の「意味記憶」から分かつ特質を挙げますと[14]，①知覚的現前性をもつがゆえに過去に属し切らず，②激しい恐怖や生々しい身体反応や自律神経症状を引き起こす，という意味で強い現実感があり，③通常の記憶のように，言語的な意味づけの文脈［ないし物語行為］による脚色や変化を受けることなく，そのままの形でいつまでも反復される。ただし，それが生活史の物語という文脈中に取り込まれるときには，そのつどの現在の出来事によって誘発された強い情動による脚色と変容を免れないわけです。

「情動記憶」とは，動物の古典的「条件づけ」に相当する記憶システムであって，扁桃体が中心的役割を担っています。そこで記憶される内容は情動であり，それは感受されるだけで表象化はされません。これはPiagetの思考の発達における「感覚・運動的知能の段階」に相当する記憶のあり方と考えてもよいでしょう。情動記憶に基づく外部刺激の認知と反応行動は迅速かつ単純・粗雑で，生体にとって重要な価値判断と自己保存に必要な自律神経系の活動を含んでいます。

他方，「陳述記憶」は，「情動記憶」の基礎の上に発達したもので，具体的な「エピソード記憶」から抽象的な「意味記憶」に至るまでの広範な内容を含みます，これはヒトが過去の情報を意識的に活用して自覚的な行動をとるために発達させた機構であって，海馬と新皮質が中心的役割を担っています。陳述記憶は表象化が可能で，この記憶システムに基づく認知と行動は遅れを伴うけれども複雑・精緻であり，可変性に富むものです。

「エピソード記憶」とは，多重の層をなす記憶痕跡のうち，出来事を構成する多くの様態の一次的感覚表象を豊富に含んだ記憶痕跡のことであり，「意味記憶」とは，リハーサルによって符号化が繰り返された結果，時間とともに効率的な象徴や

概念として抽出されてきた記憶表象と考えられています。Piagetの思考の発達段階と対応させるなら、「表象的・前概念的知能」を可能にする記憶がエピソード記憶であり、「論理的・操作的知能」を可能にするものが意味記憶ということになるでしょう。

X.10.5
　連休に夫の友達Nさんの信州の別荘に行ったとき眠れず、吐いてパニック発作が起きた。一緒に行ったNさんの妹が統合失調症で、相手をするのが苦痛だとわかっていたが、「家族みなで来てもらわなければ、この旅行は意味がない」と夫がNさんから言われたので、私は逃げられなかった。

（誰のために計画された旅行だったのだろう？）それがわからない。
（行けばN氏の妹に会うことは予想がついた？）そうです。だから、行きたくなかった。
（妹と話をしたくなかったの？）そうです。それと、Nさんは私たちとは穏やかに話すのに、子どもたちが騒ぐと正反対の表情になって大声で怒るんです。ギャップのある恐ろしい目と声で怒って、私はそれがこわくて、最初のパニック発作もその別荘で起こった。
（最初のパニック発作は実家で起こった、と以前聞いたような気がするけど）そうです。同じ15年の春に起こった。友達が亡くなったのもその時期で、それぞれが強烈なんです。
（Nさんの妹への苦手意識は、どんな所から来るの？）私は病気の人と話すと、共感するあまり入り込んでしまうんです。相手の悲しみを分かち合いたいと思って、最初のうちはそれでよかったんですけど、相手がだんだんボーっとしてきたりすると、「私、何か悪いことを言ったのじゃないか」と気になってしまう。彼女が私に心を開いてくれたことがうれしくて、「私も一緒だよ」と言った。私は家族に必要とされなかったから、私を必要としてくれる人がいるとうれしくなって、徹夜で話を聴いてしまう。彼女自体を嫌いではないんです。ただ今回は、私の方に余裕がなかったから……。

　ここで付言しておきますと、患者が「共感しすぎる」と称しているものは「情動的感受性の亢進」であって、「共感能力」ではありません。「両者を混同してはならない」とMcCullough／Piagetは強調しています[6]。現代人は傷つきやすく過敏であると同時に、他人の気持ちに対しては案外鈍感で無神経な行動をとることが少

なくありません。相手に同情を表明することは，場合によっては一人よがりの不遜な行動になりかねないのですが，傷つきやすく過敏な人は自分の感情にばかり関心を向けているので，周囲の事情を認知しようとする意志が十分に働きません。そういう人が悲惨なニュースを見て涙を流していたとしても，その涙を他者に対する共感に基づくものと一概に言うことはできないでしょう。たとえば患者間におけるリストカットの伝染は，必ずしも仲間への「共感」によるものではなくて，前操作的な「情動感受性の亢進」に基づくもの（＝「私も一緒だよ」とKYがいうところの想像的同一視）とみなす視点が必要です。傷の大きさを見せ合うことにより仲間内部のヒエラルキーを決めるような競争関係にいとも簡単に反転し得るのはそのためであって，この区別を欠くことは臨床的な見誤りをもたらします。

　「前操作期の小児も慢性うつ病成人も，他者の行動に起因する情動的な衝撃に対しては非常に敏感であるが，単に敏感な人は他者の情動を理解することができない」「いかにして他者と共感的に関わるかということの学習は，形式操作的に考えることによって可能になる」とMcCulloughは述べています[6]。一般にPiagetの発達理論は，情動面の役割を重視したWallonなどとの対比で，知能面の発達に偏っていると批判されがちですが，McCulloughが依拠している著作のタイトルからも明らかなように[10]，精神発達における情意面の役割を決して軽視していたわけではありません。

　患者の記憶によると，最初のパニック発作が起きたのは，①親友が死んだとき，②実家で，③夫の知人の別荘で，と変化しています。この人にとっての「最初」は一つだけではなく，患者はこの「三点同時性」発言に何ら矛盾を感じていません［「順序づけ」という操作の困難］。これもまた，典型的な前操作的思考と言えるでしょう。これらの記憶は，地誌的空間や客観的日付けをもった通常の「エピソード記憶」や，種々のカテゴリーに関連した一般的「意味記憶」のなかに定位されておらず，表象性の乏しい情動的な身体反応として，面接時点における情動を媒介とした自動的な検索によってアクセス（＝想起）されている点で，「エピソード記憶」というよりもむしろ「情動記憶」の性質が勝っています。

X.10.19

「さっき杖をつきながら診察室に入った男性が，辛そうだったので，見ている私も息苦しくなった。こういうことがたまにある」という。

（あの人はノンビリした人で，別に辛さを抱えてはいませんよ）えっ，そうですか……。待合室で横になっていたものですから……，私なりに「一日一回は外に

出る」という目標を立てて生活している。もともと明るく元気で社交的なので，どうしても元気に見せようとする一方で，「私病気なんだよ」とわかってもらいたい気がある。
(膠原病科のDrには「リウマチの勉強をしています」と言ってますね) ええ。パキシルを朝飲んで，ルボックスを夜にしてます。
(どうして？) パキシルの方がテンションが上がるし，ルボックスは眠くなるから。
(それではパキシルを朝にして，ルボックスは止めてリーマスにしましょう) 先生はお一人でやっておられて，大変そうですね。
(私のことを心配してくれるの？) ［笑って出ていく］

このセッションでは，患者と私の対話が見事にすれ違っている点に興味を覚えます。冒頭で「杖の男性」に関する私の異論に患者が面喰ったために，最後まで噛み合わなかったのかもしれません。「元気に見せようとする一方で『私，病気なんだよ』とわかってもらいたい」という患者の発言は，一定の洞察のようにも聞こえますが，患者はこのテーマを主張するために，決して「辛そう」には見えない他患を「辛そうだ」と強引に認知しつつ，そこに「病気とわかってもらいたい」という自分の欲望の代理表出を見ているわけですから，ここではその他患が幾重にも前操作的に利用されているわけです。最後には主治医にも「大変そう」(=「辛そう」のvariation) という解釈を投げかけていくのですから，情動に根ざした患者の主張の頑固さには驚くべきものがあります。

X.11.2
(どう？) リーマスが1日目から効いて，頭の中の雑音，ザワザワが消えたのでビックリした，それで，リーマスを本で調べた。私は双極性のうつ病なのでしょうか？ 私は感情に波があって，エネルギーの適正な配分ができない。夜遅くまで外回りの仕事をしていてテンションが上がって，人前では多弁になるから，人は私がうつということがわからない。でも，翌日には起き上がれなくなる。
(頭の中のザワザワとは？) いつも頭の中で「××をしなきゃ」とか「こんなことしていて，いいのだろうか」とか思ってしまう。リーマスを飲んだら，そういう余計な物事が頭に浮かばずに済むようになったから，とてもラクになった，疲れない。ふつうの人の生活は，こういうものなのでしょうか。
(この2週間，実家とのやり取りは？) 私の方から電話しなかったです。今のこのいい状態を保ちたいと思って。電話しなければいけないかなという思いもあった

のですが，何かあったら向こうから電話がくるだろうと思って，距離をとった。（それがいいね）ありがとうございます。進歩していきます。

　この段階では，私はすでに双極II型のような双極性障害を疑った処方をしています。双極II型と境界例の親近性については言うまでもありませんが[16]，それについて鑑別診断が必要なのか，あるいは別個の疾患のcomorbidとみなすのか，といった問題設定には，私は興味がありません。境界例の場合でも衝動性や気分の不安定さが勝っているケースでは，気分安定剤を試してみる価値があると思っているだけです。ここで問題になっているのは，相互に独立した疾患の間の鑑別や共存というよりも，類似のものを見るときの視点の相違といったものではないでしょうか[15]。この領域の病態診断にはAkiscalのbipolar spectrum[1]のように情動の量的側面に照準した概念もあれば，KernbergのBPO[5]のように人格構造面に照準した診断も可能なのです。生物学的立場の精神科医は情動面を重視し，心理学的立場の者は人格面をより重視する傾向があるようです。ちなみに，私がかつて成人境界例として報告した女性患者たちは[12]，今日のBPDよりもむしろ双極II型の方に近かったように思われます。

X. 11.30

　3日前から耳鳴りがしている。頭の中を機関車がシュッシュッと鳴るような大きな音が突然起こって，不気味で眠れない。首の左を押すと，その音は中断する。免疫力が落ちてきたのかと思って免疫調整剤を飲んでいるのだけど。さっき耳鼻科を初診したところ「三叉神経が過敏だから，テグレトールを出そうか」と言われた。20歳のときから私は乾癬で，リーマスは乾癬を悪化させると書いてあったから，テグレトールに変更したらどうでしょうか。→リーマスを減量して，テグレトール（100mg）3錠を入れる。

X+1.1.23

　先生にこの話を聞いて欲しい。夫はエンジニアで，新しい医療器械を開発したりしている，私も応援してきた。私と両親との関係を救ってくれたのは主人だし，私の存在を認めてくれたのも主人しかいなかった。でも，娘が3歳頃から夫が私に離婚を申し込んで，私はずっと断り続けてきた。昨日夫から「リストラの対象になっている」と聞いて，「今こそ私が夫を支えるときだ」と思った。リストラの件を私に最初に話してくれたのだし，私にとって意外だった。

(何が意外だったの？）私を排除していたのに，私を必要としていたのか，と感じた。ここに救急車で来て，茂先生に助けてもらって以来，夫は変わった。一昨年の11月，「離婚してもいいから，この家から半年間出て行って欲しい」と，私の方から夫に頼んだ。私も自暴自棄になっていたから……。
（それで何を言いたいの？）それで改めて，主人に対しても私の生きる意味というか，……「子どもにとっての私」以外に，私には生きる意味がなかった。［夫にとって配偶者は］他の誰かでもいいのではないか，とずっと思い続けてきた。私に仕事をして欲しいようなことも，［夫が］少し匂わせていたので，それは私のストレスになっていた。それと話が違うのだけれど，昨日混乱してしまって，すみません，話がまとまらないですけど，私はどうしたらいいでしょうか。頑張りますけど。
（夫の仕事なのだから，転職先は夫自身が決めればいいのではないか）そう思います。
（わからなければ，夫に「わからない」と言えばよいでしょう）はい。奮起して仕事をやることが，自分の治療になるでしょうか？　お金が入ってくるし。
（どんな仕事を考えているの？）それは単発の仕事で繋いで……。いま化粧品の販売は，お客様から要望があったときに取り寄せて自宅へ持っていくだけで，積極的にはやっていない。お客様の家へ行く前日はすごく気分が高まって，行きたくなくなる。行くのがイヤで仕方なくて，伝票もギリギリでないと書けなくなる。
（何がイヤなのだろう？）笑顔で接しなければいけないし，お客にアンテナを立ててファッションのチェックとか好きそうな話題とか，お客様を気持ちよく女王様にさせてあげることがプロとしての私の仕事だから。人から気をもらったりして，私は気にやられてしまうんです。感じるというか，わかってしまう。「ああ，見下されているな」とか，目で語っていることがわかると，反面遣り甲斐も感じるけれど，気が急いて頑張ってしまう。
（次回，夫から話を聞きたいが……）でも私，茂先生のところへ来るのは全然苦じゃないです。
（どうしてだろう？）うーん。本当は先生のことがこわいんですけど。以前の先生たちと違って，私の言ったこととか気持ちとかを覚えていて下さるし……。ここへ来ると，空虚感がないんです。
（薬は今のままでいいかな？）乾癬が治らないので，リーマスを一日に2回にして欲しい。

X+1.2.17

（予約外で今日来たのは？）よくないです［泣き始める］。自殺願望がひどくて、運転しながら「角からトラックが出てきて、ぶつかってくれればいいのに」とか思ってしまう。

（何かあったの？）主人が今週，退職願を出して受理された。社長が「君は片腕だったから，いつ戻ってきてもいいように，机は残しておく」と言った。

（ご主人があなたにそう言ったの？）そうです。娘と私の前で，夫は自分がリストラされたとは思っていなくて，毎日元気でいる。「僕はやっぱり会社に必要な人間だったのだ，と認識できた」と言って，パワフルになっている。そのなかで，私はこんな状態で……。昨日NHKで放送された「女性とうつ」という2時間番組を泣きながら見ていた。「みんな，そうなんだ」と思って。夫もその番組を一緒に見てくれた。そのとき夫に「茂先生が夫に来て欲しいと言っていたよ」と伝えたところ，「えっ？ 何で俺が？」という反応だった。4日前のことで，そのときから自殺願望が出て，家事もできなくなった。それで夫も「これはヤバイな」と思ったのだと思う。それで私と一緒にその番組を見たのだと思う。「私でなきゃいけない必要がわからない」と私が夫に言った。「私がここにいる存在意義がわからない」と言った。泣きながら，思いを伝えた。

（夫はそれにどう答えたの？）何も答えません。夫の回答はいつも「エッ!? いま答えなきゃいけないの？」という。昔の約束を持ち出されるのがイヤなのか……。

（それで，あなたはどうしたの？）それで……，消えてなくなりたい。ひどいじゃないですか。どうすればいいかわからないんです。

（予約外で今日来たのは，夫に会ってもらいたいという督促なのかな）そうかもしれません。

→患者の前で夫の携帯に電話して，2月2日に面接の予約をとる。診察終了時，「デパケンは効いています。でも2錠飲むと，ふらふらする」と，わざわざ付言する。

このエピソードに含まれている成分を分析してみますと，①「リストラされたことを理解できない」夫が元気でいるのを見ていて悲しくなった，②私のその姿を見て，夫は「やばいと思って」一緒にTV番組を見てくれたので，③夫が心的距離を縮めてきたチャンスだと思って「茂先生からの伝言」を伝えたところ，④夫の反応がイマイチなので「昔の約束」を思い出し，⑤「あなたの妻が私でなきゃいけない理由（私の存在意義）がわからない」と言い出して，⑥自殺願望が出てきた，とな

ります。ここには，①自分の判断への盲信，②他人の考えや感情を推測する「読心術」，③親密さを求めての捨身の跳躍，④情動反応によるエピソード記憶の想起，⑤偶然性を認めない，「取替えの利かない私」へのこだわり＝「one of them として一般化された私」の忌避，⑥短絡的な結論，と前操作的思考がセットで出てきています。短い話のなかに実に多くの一人相撲的な反応が連続的に生起していて，その全容をリアルタイムに把握することは困難ですが，ここではエピソード記憶の想起が情動反応を先へ進めるための接着剤として機能しているように見えます。

X+1.2.22

（この前の面接について，夫は何か言っていた？）夫から面接後すぐにメールがあって，「面接は事実確認だけで，前の Dr みたいに説教はされなかったし，嫌な思いはしなかった」と言ってきたので，夫のことを「やさしいな」と思った。
（理系の人で，あなたみたいに感じ過ぎたり深読みしたりしない人のようだね）そうです。
（夫に離婚の意思はないみたいだよ）そうですか。意思の疎通ができていないものですから。
（あなたが「意思の疎通」というのは，相手の考えていることが100％，隅々まで手に取るように自分にわかるということみたいだね）そうですね。
（そうなったら，頭が他人の考えで一杯になってしまって，自分の考えなど持てなくなってしまうだろう）……。
（販売用の化粧品や衣類の山で家の中が荒れ果てていて客も呼べないことを，夫は一番嫌がっていたが）それが離婚を言い出された原因なんです。夫は几帳面できれい好きな人だから。娘のお産後，片付けができなくなった。やれば夫が喜ぶだろうとわかっているのに，片付けることがすごく苦痛で，後に回してしまう。
（倉庫代わりに室内に化粧品を置いておくの？）今言われてわかったんですけど，化粧品の箱を片付けろと言われると，私の仕事をけなされていると感じてしまうのだろうと思う。
（化粧品のダンボールを見える所に置いておくことが，働いている証になるわけ？）そうだと思う。妹の会社はサプリの他に化粧品も扱っていて，夫はその会社の化粧品を使っている。夫が妹の仕事を選んだということは，私のライバル会社を選んだということだ。私はいったい何なのでしょう。だから，そこにあるものを頑固にどかさない。
（そういうことなら，夫が疎ましさを感じるのも無理はないでしょう。予想もつかないところで突然，「私でなきゃいけない必要がわからない」とか「夫に必要と

されなければ自分の存在意義がない」とよく言われるので参ってしまう，と夫が私に語っていたけど，そういう感受性はどこからくるのかね）この診察室にいつもランチボックスがあるのを見ると，私は先生に対する奥様の愛情を感じます。奥様に対する先生の愛情も感じます。
（弁当は，子どもが高校生のときからの惰性で今も作っているのですよ）いえ，そんなことはありません。お弁当を作り続けるのは大変です。愛情がなければできません。
（私が今の妻と結婚したのはたまたま知り合ったからで，彼女と結婚しない人生もあり得た［偶然性］。配偶者が絶対に今の妻でなければいけないというほどの必然性はないし，妻にとって代替不可能な存在意義も私にはありません。今より不幸になるかもしれないけれど，異性が10人いればそのうちの一人や二人とは何とかやっていけるだろうし，妻の方もそう思っていると思う。結婚生活とは，その程度のものではないでしょうか）……。

　このセッションでは，二人の意見は対立しているにもかかわらず，会話としては「噛み合っている」ように思われます，夫婦の現在の結びつきに必然性を要求し続ける患者に対して，私は結びつきの偶然性について事後的に過去形で語ることによって，他者との邂逅と自由な関係という存在の領域を確保しようとしています。患者はそのような「偶然性の位相」を未だ認めるには至りませんが，主治医の最後の台詞は患者にわりと通じたのではないでしょうか。「弁当作りを継続させる」のは，患者が求めるような激しく「取替えの利かない夫婦愛」などではなくて，交換可能性を含んだ自由度のある，もっと平凡な関係性でしょう。患者自身もそのことを半ば洞察したからこそ，少し羨んでいるのかもしません。
　数カ月後の面接では，「娘が受験期なので，食事だけはしっかり摂らせるように栄養を考えて作っている」とか「夫が昼食を食べに帰ってくるので，食事作りに充実感がある」などと述べていました。境界例患者に「洞察」を期待することは困難ですが，模倣行動による取り入れは頻繁に生じ得ます。患者のこういった言動は，子どもの精神発達と環境適応に寄与する模倣行動についてのPiagetの記述を髣髴とさせるものです。
　こんな具合に面接が続いているわけですが，最終的にどうなるのか，何らかのゴールがあるのか，私には見当がつきません。ただ毎回の面接で，「面白い感じ方や考え方をする人だなあ」と思って退屈しないので，「まあ悪くしなければいいや」「ご本人が嫌になったら，通院してこなくなるだろう」と思って，「来る者は拒まず」の気持ちでやっています。指示・指導する立場には立たず，患者の問題はでき

るだけ本人の責任に返していくことに努めているつもりなのですが，それを一貫させることは難しい課題です。

境界例を含む慢性うつ病に対するMcCulloughの治療理論（CBASP）は，「慢性うつ病とは，適応的でない社会的問題解決を続けた結果，自分の行動と外界との間の関連性，つまり自分の行動が外界や他者へ及ぼす効果と環境が自分の行動に及ぼす影響とを認識できないような知覚構造が出来上がった状態なのだから，治療の目標はこの『関連性の理解』（perceived functionality）に患者の注意を向けさせることにある」患者の前操作的世界観が対人関係における因果関係の理解を困難にしているのだから，治療者は特定の対人状況を取り上げて，患者自身の精神病理的な言動が状況の悪化にどのように貢献しているかを明確化し，患者が自分の行動の帰結に気づくように繰り返し練習させる。そうすることで患者が，自分や他者を形式操作的に知覚することを学び，世界に対する前操作的な視点を改善できるようになる」というものです。CBASPを系統的に実践することは私の手に余りますが，その治療理論には共鳴していますので，具体的な出来事をめぐって患者の前操作的思考と世界観に繰り返し揺さぶりをかけるような対応を心がけています。

　冒頭でS医師やA医師夫人から帰郷を強く勧める奇異な発言があったのは，もちろんA医師夫人の側にも想像的同一化が垣間見えますが，おそらく彼女たちからそうした発言を誘い出すような言動が患者の側にあったからなのでしょう。それは自我親和的な言動ですから，本人はそれを意識化することができません。こういった現象は，境界例患者の対人関係でしばしば起こります。McCulloughの治療理論に忠実に従うならば，女性医師や医師夫人の前で行った発言を患者に意識化させ，自らの発言と直後の相手たちの言動との間の「関連性を理解」させることが重要な課題になります。母親の堕胎発言の記憶を想起させるに至った冒頭での私の質問は，意図的ではありませんでしたが，患者にこの「関連性の理解」を要求するものだったのでしょう。

III 「青年期に関する記憶」の想起の問題

　最後に「青年期に関する記憶」の想起の問題を扱っておきましょう。「記憶としての青年期」は，「現在真っ只中の青年期」とどのような関係にあるのでしょうか。

　1)「記憶としての青年期」は，「現在真っ只中の青年期」と同一物の，時をお

いた反復ではあり得ません。
2) 本症例KYは10代や20代を外見上は破綻なく乗り切って，中年になって初めて，発病とともに，14歳頃の体験が「外傷的」記憶として繰り返し想起され，常にそこから再出発しなくてはならないような意識と，感受性や思考の構造が定着してしまったのです。激しく不安定な「疾風怒濤の時期」や「第二反抗期」を，また「自分探し」や「identityの確立」が人生のテーマとなるような時期を「青年期」と呼ぶのなら[2, 11]，彼女の場合の「青年期」は40歳以降の人生にあることになりますが，彼女自身はあくまでも14歳時の体験に「思春期」という言葉を与えることに固執しています。
3) 大人たちが通常口にする「青年期の記憶」は，古典的な「青年期危機説」に対応して，大抵ロマン的に過ぎるものであって，そのような記憶の欺瞞性は，同窓会の折りなどに同一の出来事に関する各人の記憶が大きく違っていることによって露見します。「エピソード記憶」は，過去の一体験の再現ではなくて，その時点から現在に至るまでの諸々の体験の干渉を受けて変質し，想起されるたびに改訂されることで新しい意味を帯びてきた「過去物語の制作」なのです。

そこでKYによる「青年期に関する記憶」の想起を抜き出してみますと，

①7.22, 8.26, 3.6──14歳のとき，「父親の子どもを7人（ないし9人）堕胎させられた」と母親から聞かされた記憶の想起。1年半の間に，これを3回陳述しています。
②3.6──進学塾で成績が最下位なのでバカにされた。特に数学ができなかった。当てられてたまに正解できると，「バカのKYでさえ解けた問題なのに，お前らはまだできないのか」と教師が皆に言った記憶の想起。その直後に①の記憶が連動して出現しています。
③4.17──最近帰郷したとき，自分の今の状態を小学校時代の親友に話したところ，「そんな病気にかかるなんて可哀相だ」と泣かれたのが辛かった。「それ以後4カ月間，彼女から連絡がないことを悪く考えないようにしている」とKYは語っています。ここで患者のいう「悪く考えない」とはどういう意味なのか判然としませんが，前操作的な思考であることに違いはないでしょう。それは，親友との邂逅によって4カ月前に甦った小学生時代の「情動記憶」が現在も軽度に持続していて，患者の思考に影響を及ぼしていることの反映なのかもしれません。

これらのうち①の記憶が，患者にとって「記憶としての青年期」を構成する核になっていることは疑いないところでしょう．それは父母の高齢化による閉院話や私の問診といった現在の環境との接触を通じて想起されたものですが，この記憶に占める現在の契機は過去の契機よりも勝っていて，想起された記憶は現在の感受性や知覚の増幅に利用されている，といった印象すら受けます．

　私はむしろ，特定の出来事［の記憶］の内容が問題なのではなくて，現在の意識に占めるその記憶のフリーラジカル的なあり方，つまり一つのイメージないし潜在的な情動に留まり続けて意味記憶にまで沈殿せず，現在の知覚体験との表象的あるいは情動的な結びつきによって容易に呼び出され，強い情動とともに現前化することが問題なのではないか，と考えます．それを一言でいえば，「前操作的な感受性に基づく認知」ということになるでしょう．だからこそ，体験の内容に焦点を当てた解釈を展開するよりも，過去形の言語形式と偶然性の様相を強調し，CBASPのように現在の具体的な場面を素材にした形式操作的な対話を繰り返すことによって情動記憶やエピソード記憶争を意味記憶に沈殿せしめる作業が，治療として有効なように私には思われるのです．

文献

[1] Akiscal HS : Soft Bipolarity ― A footnote to Kraepelin 100 years later. 臨床精神病理 21：3-11, 2000.
[2] Coleman J and Hebdry L : The Nature of Adolescence（3rd ed）. Routledge, London, 1999.（白井利明ほか訳：青年期の本質．p.17, 29, 31, 38, ミネルヴァ書房，2003）
[3] Kant I : Kritik der reinen Vernunft.（篠田英雄訳：純粋理性批判（上）．岩波文庫，岩波書店，1961）
[4] 笠原嘉：精神病理学と人間研究――学会名に「精神療法」の復活を祝して．臨床精神病理 27：7-13, 2007.
[5] Kernberg O : Borderline Conditions and Pathological Narcissism. Aronson, New York, 1976.
[6] McCullough JP : Treatment for Chronic Depression : Cognitive Behavioral Analysis System of Psychotherapy（CBASP）. Guilford, New York, London, 2000（古川壽亮ほか訳：慢性うつ病の精神療法――CBASPの理論と技法．p.15, 17, 29, 31, 38, 164, 医学書院，2005）
[7] 成田善弘（編）：境界性パーソナリティ障害の精神療法――日本版治療ガイドラインを目指して．金剛出版，2006.
[8] 西川隆，武田雅俊：PTSDにおける認知障害．新世紀の精神科治療6 認知の科学と臨床．pp.140-166, 中山書店，2003.
[9] Piaget J : Le developement mental de l'ienfant Juventus Helvetica, Zurich, 1940（滝沢武久訳：思考の心理学．みすず書房，1968）
[10] Piaget J : Intelligence and Affectivity : Their relationship during child development. Palo Alto, CA : Annual Reviews, 1981（Original work published, 1954）
[11] 白井利明：大人へのなりかた．p.147, 新日本出版社，2003.
[12] 鈴木茂：成人境界例の記述精神病理学的研究 精神経誌 86：67-203, 19854.
[13] 鈴木茂：人格の臨床精神病理学――多重人格・PTSD・境界例・統合失調症．p.58, 237, 金剛

出版,2003.
[14] 鈴木茂:PTSD概念の整理・再検討.熊精協会誌,120:1-22, 2004.　　　　［本書 第4章］
[15] 鈴木茂:シンポジウム「境界性パーソナリティ障害治療のガイドライン作成をめぐって」指定討論,精神経誌109:585-591, 2007.
[16] 内海健:うつ病新時代,双極II型という病.勉誠出版,2006.

4. PTSD概念の整理・再検討

　過分なご紹介を頂きまして有難うございます。また、本日は熊本にお招き下さって、このような講演の機会を与えて頂いたことに感謝しております。
　さて本日の講演のテーマとしてPTSD（心的外傷後ストレス障害）を掲げましたが、そう申しましても、私は神戸の大震災や地下鉄サリン事件の被災者の治療に当たった精神科医たちのように、PTSDの症例に関する臨床経験が豊富なわけではありません。
　私がそもそもこのテーマに関心をもった始まりは、心的外傷の体験を「病気の原因として」みずから持ち出してくる患者さんが最近とみに増えたことにあります。そういう患者さんの訴えに対して、われわれはどのような態度を取ったらよいのか。また、頻度はもっと稀ですけれども、患者さんが治療の場で交代人格を出してきた場合に精神科医はどういう態度をとるべきなのか。そういった問題意識が、PTSDに対する私の関心の始まりでした。
　心的外傷とか多重人格といったテーマは境界例水準の患者で特に問題になりやすい事柄ですから、これは私がこれまで取り組んできた境界例問題を別の角度から吟味することでもあります。「心的外傷があった可能性」を医者の側から示唆するのは論外ですが、患者からこういうテーマを振られたときに取る主治医の態度は、その後の治療経過に大きな影響を与えますので、この問題は実践的にとても重要なものです。
　BPD（境界性パーソナリティ障害）とDID（解離性同一性障害）とPTSDを相互に関連のある事象として括る場合、共通分母をなすのは「親から受けた心的外傷の記憶」を原因視するという点です。それが患者自身の気づきによるものであれ、精神療法家の示唆を取り入れたものであれ、メディアの影響であれ、患者がそう言い出したときに、私はいったいどういうふうに対応したらいいのか、ということが最近の私の懸案でした。

　阪神淡路大震災と地下鉄サリン事件が起こったのが1995年ですが、その頃から

心的外傷とかPTSDといった概念がわが国の精神医学界でも使われはじめるようになりました。神戸の中井久夫先生の表現を借りますと[18]、われわれがこれまで慣れ親しんできた精神医学というのは、統合失調症や躁うつ病や精神神経症を主な対象とする精神医学ですが、それは「内科的精神医学」であるのに対して、今日増えている心的外傷に続発する精神障害は「外科的障害」として、従来の「内科的障害」に匹敵するような未開発の大領域だそうです。実際、PTSDの原因となり得る外傷体験を列挙してみますと、突然の暴力被害・大災害・交通事故・誘拐・児童虐待・肉親の突然死といった、平時には起きない種類の不条理な体験ばかりですが、他方でそのような出来事は今日では誰もがある日突然遭遇する可能性があるものです。テロとか戦闘行為でさえ、日本人が体験することなどあり得ないと思えたのは、今や過去の話です。

PTSDという概念は1980年に刊行されたDSM-IIIで誕生したものですが、心的外傷の問題自体はそれ以前から「外傷神経症」（Oppenheim, 1889）という形で扱われてきました。その歴史を大雑把に振り返ってみますと、外傷になりうる具体的な出来事として19世紀後半からの鉄道事故（railway spine）や、第一次世界大戦中の被弾ショック（shell shock）が挙げられます[34]。この種の恐ろしい出来事を至近距離で体験した人が、自身には大した身体的損傷を認めないにもかかわらず、半身感覚マヒや重篤な抑鬱や精神不隠を残して、なかには翌日死んでしまったというような人もいたそうです。当初は衝撃波とか有毒ガスの影響による脳の器質的な変化が疑われたのですが、剖検などによっても異常所見がみつからないことが重なって、次第に心因説が優勢になっていき、賠償神経症（Rigler, 1879）とか災害神経症（Strümpell, 1895）といった概念が生まれたわけです。

外傷性神経症のいま一つの起源は、フロイトに遡ります。ただし「外傷」というものに対するフロイトの考え方は、単純ではありません。初期のフロイトが『ヒステリーの病因論』（1896）で[3]、ヒステリーの原因を父親的人物からの「性的誘惑」に見出しながら、すぐにそれを実際の出来事ではなくて子どもの側の空想とみなす説に転じたこと[5,6]、またそのことがMiller[15,16]やHerman[9,10]といったフェミニズム精神科医たちの顰蹙を買ったことはよく知られています。

私が重視したいのはむしろ後期の考え方で、『快楽原則の彼岸』（1920）では外傷体験の「反復強迫」性、つまり人間は、かつての外傷的な体験をその後の行為や夢や空想のなかで、不快にもかかわらず繰り返し再体験しようとする欲動をもつことを強調していますし[4]、さらに最晩年の『モーセと一神教』（1938）では、彼は

次のように述べています[7]。

　早期の心的外傷に対する反応を研究すると，その反応が厳密には現実に当人が体験したものには則しておらず，むしろその体験から離れており，系統発生的な出来事の典型に遥かによく似ており，総じて系統発生的な出来事の手本の影響によってのみ解明されうる，という事実にわれわれはいつも驚かされるのである。エディプス・コンプレクスや去勢コンプレクスにおいて神経症の子どもがその両親に対してとる態度は，個人的な事件として正当化されるとは思われない。それは，太古の種族の体験へと結びつけることによって，つまり系統発生的に考察して，はじめて理解されるような反応を無数に表している。──**人間の太古の遺産は，素因だけでなく太古の世代の体験に関する記憶痕跡の内容をも包括しているのだ，と私には思われる**［太字は引用者］。

　こうなると，心的外傷の記憶は，個人の「空想」か「現実の体験」かという二者択一の問題を超えて，個人レベルと集団レベルの二重構造をもつものになってきます。

　DSM-III（1980）になって，実質的にはベトナム戦争の帰還兵が示した症状群をもとにPTSD概念が作られました。しかし，現行のDSM-IVにおいて，外傷となり得る出来事を規定した基準Aには「戦争」の「せ」の字もありません。原因となる外傷体験の具体例は，診断的特徴（Diagnostic Features）の欄には多数羅列されていますが，診断基準の中では明示されておらず，要するに「客観的に死をもたらすほどの出来事に対して主観的に強い恐怖体験」があれば，出来事として何でも外傷になりうる，と考えられているわけです。基準BからDは主要な症状に関する規定であって，Bが外傷性記憶の侵入的な想起・再体験による苦痛，Cが回避症状と精神的マヒ，Dが覚醒の亢進と言われているトリアス症状です。さらにEとして，症状が1カ月以上続いていること，つまり出来事の体験から1カ月は経たなければPTSDとは診断できない，という条件が付けられています。

　外傷となり得るさまざまな出来事間の差異を無視して，一括りにPTSDとしてまとめてしまったわけですが，このやり方に私は疑問を感じています。暴力被害にせよ大災害にせよ戦闘体験にせよ，いずれも後にB，C，Dの症状を発現させる「原因」になり得るという点で症状学的には確かに同一視できるかもしれませんが，治療的観点や社会的視点を導入するときには，異なった扱いが必要になってきます。たとえば中井は，外傷の種類を治療の難易度と結びつけて次のように区別して

います[19]。①天災によるか，人災によるか，②急性・一過性の体験か慢性・持続性の体験か，③発達のいかなる時期に体験したことか，④最近の出来事か，遠い過去の出来事か，⑤外傷後，精神科医療を受けるまで，どれだけの時間がたっているか，⑥急性症状期か慢性症状期か。これらの点を区別して，①人災であり，②慢性・持続性の出来事で，③発達早期の，④より昔の体験で，⑤精神科医療を長く受けずにきて，⑥慢性期の症状を示しているケースほど治療が困難である，と中井は述べています。

　PTSDを引き起こす可能性のある出来事を中井のこの区分にしたがって整理してみますと，a) 大災害は「天災による集団的被害」，b) レイプと，c) 交通事故は「人災による個人的被害」ですが，そういう違いはあっても，a) とb) はともに原因が単純で客観的に明確な，急性・一回性の，純粋に被害的奪体験ですから，医学的にも法的にも扱いやすい。これに対して，c) 交通事故は基準Aを充たさないほど軽微な外傷だったり，常に100％の被害者とは限らないといった難しい要素を含みますし，d) 戦争からの帰還兵ともなれば外傷の詳細と背景が不透明ないし複合的であって，純粋な被害体験とは言えず，むしろ自らの加害行為が外傷になっている場合が多いという点で，他とは違う扱いを要求します。

　さらに，e) 親による虐待「の記憶」を訴える症例群をPTSDに組み込むことから，特別の困難が発生します。いま現在，身体的な損傷を受けて小児科に運ばれてきた子どものなかに親による虐待のケースがあることは間違いありませんが，そういうケースは今後の経過をprospectiveに追跡して，成人後にどうなるかの予後を見届けることができます。実はそういう「関与しながらの長期予後調査」はわが国でもすでに少しは行われていて，たとえば内田は[29]，6歳と5歳のときに長年の父母の虐待から救出され，当時は心身と言語の発達が1歳レベルで停止していた姉弟を20年間追跡調査して，その後の適切な介入と本人たちの努力により今や立派に社会適応しているケースを報告しています。そういうprospectiveな追跡調査とは違って，10年以上も前の記憶，しかも多くは言語的な意味把握を伴わない幼少期の「出来事」を事後的に外傷体験として意味づけることには，意味改変の可能性の問題が避けられません。「遠い過去の記憶が，客観的に実在した事実か否か」という疑問にどう対処するかは難しい問題で，そのまま治療態度の核心に関わってきますから，虐待の記憶はPTSDの諸原因のなかで，とりあえず別枠で取り扱われるべきではないかと思います。

　また一口に虐待と言っても，①性的な虐待か，②身体的な暴力か，③精神的な支配なのか，といった区別が重要です。これに④養育放棄（neglect）も含めて，今日

一律に「児童虐待」と呼ばれていますが，加害者となる親の性質と子どもが受ける傷の度合いは虐待の形式に応じて違ってきますから，治療法や予後を考える上でこれらは区別されるべきでしょう。一般に貧困や精神的未熟や無教育による虐待ほど，援助しやすく予後もよいと思われます。

　中井が挙げた諸要因の他に，予後を占うための重要なポイントは，客観的に特定可能な出来事なのか，それとも患者による自己申告なのかという区別です。戦争に従軍して被弾したとか大震災に遭遇して家族が死んだとかレイプにあって犯人が実際に逮捕されたといった出来事では，その体験が「客観的事実である」可能性と「患者個人の人格水準に関係しない」可能性が高い，と考えられます。逆に言うと，患者からの自己申告は「眉に唾して」聞かなければなりません。初診時から自分をPTSDとかACと名乗るような患者に対しては，私はその概念を使わない旨を明言し，外傷的体験との因果関係に関しては保留する態度をとって，親から受けたと称する体験の詳細を尋ねることにしています。本当に深刻な性的虐待を受けてきた患者は，ふつう自らそのように名乗ったり，初診時から外傷的な体験を雄弁に語ったりはしないものでしょう。要するに，PTSD診断に関する私の態度はきわめて慎重で，限定的にしかこれを使う気はありません。

　PTSD診断には功罪両面があって，これを有効に使用するためには，いま述べたように，①原因となる外傷の種類を区別することと，②人格の「発達水準」に関する区別立てが不可欠，と私は考えています。PTSD患者に対して精神科医がどのような態度を取るべきかは，この二つの要素に決定的に依存していると思われるからです。

　ここで，PTSD診断が有効な症例と有害な症例とを挙げてみましょう。

【症例1】　41歳女性（佐藤の症例）[25]

　コンビニでバイトしていた15歳の一人息子が，侵入してきた強盗の巻き添えとなって殺害された。その後逮捕された犯人は，17歳の少年であった。警察からの連絡を受けて患者が病院に駆けつけたときには,，息子はすでに死亡していた。警察による事情聴取，通夜，葬儀などではあまり涙も見せず，気丈に対応していたが，死別後10日目の朝から寝室に閉じこもって号泣し，呆然として家人の声かけに反応しなくなった。家の中をせわしなく歩き回って，「昨晩，息子が枕元に立っていた」とか「息子が呼んでいるから，側に行かなくては」などと訴えるようになった。「私も死ななくてはいけない」と言い出したため，夫が患者を病院に連れてきた。

「眠ろうとすると，あの子が殺される場面が頭の中にまざまざと浮かぶんです。眠ったら眠ったで事件の夢をみるので，それも怖い」「あの子の声が聞こえるんです。側にいるのが，はっきりわかります」「同世代の子を見るのがつらいから，外に出られないしテレビも見られない」。過剰覚醒・侵入・回避症状の1カ月以上の持続が確認されたので，PTSDと診断。服薬により入眠は改善したが，当初の面接では口数が少なくすぐに涙ぐみ，抑うつ・悲哀的で，家事も手につかなかった。約5カ月後より，生前の長男の話や事件の話を自分から切り出すようになるとともに，「平気な顔をして以前と同じ生活に戻り，テレビで野球を見て歓声をあげている」夫が憎らしかったり，「弁当を作らされることで息子のことを思い出させる」長女に対して怒りがこみ上げ，息子に対する罪悪感を頻繁に訴えた。家族カウンセリングもあって8カ月後より長女や夫への不満は減って，家事も容易にできるようになった。11カ月後より不安・不眠・抑うつが増強して過呼吸発作が加わったが，「記念日反応」との説明で13カ月後には安定し，事件後2年を経た現在では，「コンビニに入れない」「事件のあった場所の近くを通れない」といった回避症状と，「ちょっとしたきっかけで事件当時の気持ちが一気に蘇って，パニックに陥る」侵入症状が残っている。

【症例2】 29歳女性（前田の症例）[14]

会社の寮で調理師として長く働いていたが，スライサーで野菜を切っている仕事中に誤って自分の指を巻き込んでしまい，離断寸前の事故となった。手術を受け，3カ月間のリハビリによって機能は回復し，職場復帰となったが，いざ厨房へ入ろうとすると事故の記憶がまざまざと蘇ってくる。特にスライサーが回るような機械の振動音を聞くと，強い不安に襲われる。そのうち自宅で扇風機や換気扇のような「回るもの」，を見るだけでも事故の状況を想起するようになった。「PTSDおよび大うつ病」と診断した医師が，休職期間の延長に関する理解を職場に求め，リラクゼーションや段階的暴露法によって職場での厨房外の活動はできるようになったが，どうしても厨房に入ることはできなかった。結局，趣味の登山を楽しめた体験がきっかけとなって，「生活を楽しむ自分」を許せるようになり，「厨房の仕事に戻ることにしがみついていたら，自分は駄目になってしまうと思う」と述べて経理の仕事に異動し，治療は1年半で終結した。

症例1や2は急性・一回性のPTSDであって，現代人なら誰にでも起こりうる外傷体験です。注目すべき点として，治癒したと言っても症状が多少とも残っていて，外傷体験以前の状態への完全な復帰でないことや，子どもが殺される場面の視

覚映像というような，実際には知覚していない，つまり「客観的事実の再現ではない記憶」の出現が挙げられます。これらの症例をPTSDと診断し，その経過と治療を心的外傷論の枠内で語ることは確かに有効ですが，他方でそれが可能なのは，患者が境界例的ではなかったという条件のもとにおいてではないでしょうか。こういう治療経過は「小児期の虐待の記憶」を訴えるPTSD患者にはまず期待できない話です。いずれにしても，あらかじめ境界例水準の患者を除外しておかなければ，PTSDや多重人格の概念自体がきわめて疑わしいものになってしまいます。下地先生が共訳なさったYoungの本が[34]，DSM-IIIがPTSDの診断基準を作成するための素材として，加害者性をもつうえ受傷後20年もたっているベトナム帰還兵を用いたことを最悪の選択とみなし，むしろ山火事の消火活動にあたって生命の危機を体験したオーストラリアの消防士たちや北海の油田事故に際して損壊した遺体の処理に従事した警察官グループを対象としたPTSD研究の結果を称揚しています。わが国のPTSD研究も，災害の被災者を主対象とすべきであって，PTSD研究に境界例患者や多重人格患者を紛れ込ませることは本質を曖昧化した一般化に繋がりかねません。

「BPDやDID患者では，小児期の心的外傷の既往が高率に認められる」とする調査報告が少なくありませんが，そういったテーゼを立てること自体がそもそも本末転倒なので，PTSD概念を実効性のあるものにするためには，BPDとDIDとPTSDを安易な三題噺にしたりせず，診断基準にもう一項目「境界例水準ないしパーソナリティ障害の患者ではない」とか「暗示的な治療を受けていない」といった限定条件を付加すべきだ，と私は考えています。

次にPTSD診断の有害性を物語る症例を提示しておきます。これは，平成10年6月に，PTSDを理由にわが国で初めて損害賠償が認められた横浜地裁の事例で，杉田雅彦という弁護士の論文から抜粋したものです[27]。

【症例3】 23歳女性

昭和63年1月，当時18歳の女子高生だった患者は，交際中の被告が運転する車の助手席に乗っていて，口論となり叩き合っているうちに車が分離帯に乗り上げて，腰椎脱臼骨折などの傷害を負った。19歳で結婚したが，事故から4年後の平成3年には夫が死亡。その翌年，父親が行方不明になった頃から，腰痛や不眠を訴えてたびたび錯乱状態を呈するようになった。病院の2階から飛び降りたり，向精神薬を過量服用したり，自傷行為などの逸脱行動を繰り返すようになって，精神科で入院を含む治療を受けていたが，治療過程において「未熟で自己抑制を欠き，依存

心が強い」性格傾向が目立つようになった」。10回の入退院を繰り返して，主治医は彼女を境界性パーソナリティ障害と診断している。

　患者は脊柱の障害に関して6級の後遺障害を，PTSDに関しては7級に該当する「神経系統の機能または精神の後遺障害」を主張し，二つを併合して4級の後遺障害により9千万円余りを請求した。鑑定人となった精神科医が，原告の主張どおり「PTSDによる7級の後遺障害」を認めたために，横浜地裁の判決もその通りに下って5千万円余りが支払われた。

　この事例のPTSD診断と地裁判決には次のような疑問がある，と杉田弁護士はまとめています。①事故の状況と程度からみて，「死の恐怖」をもたらすほどの外傷体験だったとは考えにくい，②PTSDの診断に不可欠とされる主要な症状を十分に充たしていない，③精神障害の発生が事故から約5年も経過していて，遅すぎる，④原告の精神的変調は，5年前の事故によるPTSDとみなすよりも，依存していた夫の死亡，つまり保護的人物の喪失を誘因としていると考えたほうが自然であろう，⑤精神科主治医の診断が，PTSDではなくて境界性パーソナリティ障害である。

　杉田弁護士は，2003年の総合病院精神医学総会でわが国におけるPTSD訴訟の現況を報告していました。その講演のなかで，彼は横浜地裁のこの判決をミス判決だと明言していましたが，いずれにしても，この判決以降，わが国では交通事故に絡んだPTSD事案が増加して，2003年10月時点で38件に上るそうです。PTSDによる賠償を認める判決と認めない判決とが当初は五分五分だったのが，平成14年7月に東京地裁で否定判決が出て以降は，PTSDを認めない判決ばかりだそうです。杉田弁護士は，聴衆の精神科医たちに「どうか安易にPTSDという診断書を書かないで欲しい」と強調していました。外傷的な出来事を体験して1週間もたたないうちにPTSDの診断書が出されているケースも稀でないそうですから，精神科医たちも診断基準をキチンと知らずに流行のファッションとして使っているのかもしれません。民事と違って刑事訴訟の分野では，無言電話をかけたとか車の中で女性の身体に触ったとかいう，PTSDのA基準（生命に関わる危険）を到底充たしていない軽微な犯罪が，PTSDという新奇な衣装をまとうことで傷害罪として訴えられ，実刑判決も出ているそうで，杉田氏が憤慨していました。そういうケースでは今後，診断書を出した医者が被告人から訴えられる可能性もないとはいえないでしょう。

　アメリカの統計調査では，境界例患者の6割から8割に，また解離性同一性障害の患者では9割以上に子どものころ親から被った心的外傷や虐待の既往が認められ

る，と言われています[22, 30]。それどころか，積極論者たちの主張によりますと，「全女性の4人に1人，あるいは3人に1人が，子どもの頃に性的虐待を受けている」とか「それを思い出すことのできる人は半分もいないから，実際には世の女性の半分以上が小児期の性的外傷のサバイバーなのだ」ということです[13]。Hermanは次のように書いています[10]。「これらの研究（引用者注：1975年に国立精神保健研究所に創設されたレイプ・リサーチ・センターにおけるフェミニスト研究員たちによる研究）の結果は，1世紀以前にフロイトがファンタジーだとして斥けた女性の体験が現実であることを確証した。女性および小児に対する性的攻撃はわれわれの文化に広く浸透しており，まさに風土病であることがわかった。もっとも精細な疫学的研究は1980年代初期にダイアナ・ラッセルが主宰して行われた。彼女は社会学者であり，人権運動家でもある。無作為抽出法によって選ばれた女性900人以上に対して，家庭内暴力と性的搾取について深層心理学的な面接が行われた。結果は怖るべきものであった。4人に1人の女性がレイプされていた。3人に1人の女性が小児期に性的虐待を受けていた」。

しかし，一般女性で性的虐待の既往が本当にこれほど高率ならば，この標識はかえってBPDやDIDと関連性をもたないものになってしまうでしょう。交代人格の数が大量になればなるほど多重人格という診断の信憑性が疑われ始めるように，過激な主張が，その過剰さゆえにかえって墓穴を掘ることは，政治的な発言によくみられることです。Hermanの心的外傷論は，もともと戦争や災害の後遺症を素材としたものではなくて，父から娘への近親姦がありふれた事実であるという絶対的な確信に端を発したものであって（彼女の推定によると「その数は何百万にものぼる」そうです）[9]，個々の例を先入観抜きに具体的に調べて事実確認をする必要性を端から認めていないかのようなのです。治療者に中立的な立場を許さず，「犠牲者」と道徳的に連帯するように態度決定を強いるやり方は[10]，「われわれの側につくか，それともテロリストの側につくのか，敵か味方のいずれかであって中間の選択はあり得ない」と諸国民に迫ったブッシュ大統領の素朴な二項対立思考と似ていなくもありません。

わが国では臨床心理士の矢幡洋という人が，2003年8月に『危ない精神分析』という本を著して，セラピストの行う記憶回復療法（Recoverd Memory Therapy）が患者に偽の記憶を植えつけ，80年代後半から90年代のアメリカ社会に「父親狩り」をもたらした，と紹介しています。矢幡はHermanを「狂信家」，著書の"Trauma and recovery（『心的外傷と回復』）"を「トンデモ本」と呼んで激しく断罪し，「外傷性記憶」という概念を「一種のオカルト」と一蹴しています。ややセンセーショ

ナルな書き方をしていますので割り引いて受け取らねばなりませんが，彼の主張はだいたい次のようなものです[32]。

　ある日突然，警官や児童保護局の調査員が尋ねてきて「あなたは性的虐待のかどで娘さんから告発を受けましたので，ご同行願います」などと言われて，父親は突然カフカ的な状況に追いやられる。尋問のなかで過去の自分の言動がまったく思いがけない角度から解釈し直されて，その父親は娘や社会にとって極悪非道の人物とみなされる。繰り返し追求されているうちに本人も次第にそういう気分になってきて罪を認め，有罪判決を受けて職も家族も名誉も失ってしまう。そのような事件が80年代後半のアメリカ社会で続発したそうです。この「父親狩り」は，女性たちが記憶回復療法というセラピーのなかで小児期の虐待の記憶を蘇らせたからで，この種の記憶の真偽をめぐって擁護派（セラピスト側）対懐疑派の激しい論争が15年以上続いた。当初はセラピスト側が圧倒的に優位だったのが，94年頃に勢力が拮抗するに至り，それ以降は父親への告訴を撤回する患者が多く現れてきた。専門家の諸学会や司法も「蘇った記憶だけでは証拠と評価できない」とする公式見解を表明するようになって，今度は逆にセラピスト側が患者や父親から賠償訴訟を起こされ，敗訴するようになった。被害妄想を顕在化させて心理士のライセンスを制限された大家も出たりして，21世紀に入って記憶論争は「ハーマン側の完敗という形で終結した」ということです。

　ところで，この論争で懐疑派側の立役者となったのが認知心理学者のLoftus女史でした。彼女はもともと，目撃者の証言とか容疑者の自白が十分に信用できるものではなくて，事情聴取を繰り返すことによって簡単に変化してしまうことを裁判で証言してきた人ですが，その延長で1992年に「子どもの頃，ショッピングモールで迷子になった」という偽りの記憶が暗示によって成人にも容易に植え付けられることを実験的に証明しました[13]。彼女はその後，セラピーによって「記憶が蘇った」患者の統計的な予後調査を行って，彼女らが記憶回復以前よりもずっと悪い状態にあることを学会で発表し，その調査報告が1997年の学会誌に掲載されるに及んでHerman陣営を完全にノックアウトした，と矢幡は書いています。

　しかし，矢幡が言うように，結局は懐疑派側に軍配が上がったのだとしても，それは多分に政治的な勝利にすぎません。記憶回復療法は，記憶に関してあまりにも単純な考え方に基づくものだったから「偽りの記憶」症例を大量に作り出したにすぎず，現実に幼児虐待を受けていたコアの症例も少数ながらいるに違いありません。蘇った記憶に対して一律に，あるいはall or none的に真偽を判断すること自体が不適切なので，ケースごとに個別に判断する必要があるのです。両陣営とも政治的・感情的に水膨れした部分を抱えていますから，そこを批判することは容易です

が，本当は相手方の良質の部分を批判の対象にしなければ進歩はありません。

なるほどLoftusの叙述は「科学的」という点で好感が持てますが，無意識の存在は科学的に証明されるようなものではなくて，説明概念として前提される現代人の常識に属するようなことですから，彼女の場合，科学への素朴すぎる信念が，議論を深める邪魔をしているように見えます。

問題はPTSD診断の基準Bを構成する「外傷性記憶」と呼ばれる現象の特異な性質にあるのです。DSM-IVではこれを単にre-experienceとかrecurrent and intrusive distressing recollectionsと呼ぶだけで，きちんと考察していないために，想起され再体験される現象が，image, thought, perception, dream, act, feeling, sense, illusion, hallucination, dissociative flashbackのいずれでもあるという，訳のわからないものになっています。ここで「侵入してくる外傷性記憶の性質」について，中井は次のようにまとめています[18,19]。

a) 外傷に関連した光景の，異様に鮮明な静止画像である（直観像に近い？）。
b) 文脈を持たず，その前後関係が画像から読み取れないことが多い（没文脈性・断片性）。
c) 鮮明なのに，言葉によって語ることがむずかしい。
d) 思い出したくなくても意識の中心に現れる（侵入）。思い出そうとすると，すぐに出てくる。
e) 夢においても，変形加工されずにそのまま出てくる。
f) 時間がたっても変化せず（無時間性），同じものが繰り返し現れる（反復出現）。
g) なまなましい感覚があり，そのつど外傷時の恐怖を蘇らせる（元来は警告として有用だった）。
h) 地震の際の振動感覚，レイプの際の皮膚粘膜感覚など，視覚以外のすべての感覚にわたる。
i) 自我感覚に貢献せず，人格の形成に参与せず（非人格性），「メタ私」の心の奥にしまわれる。
j) 時間がたつと間遠になるが，完全に消えることは期待できない。外傷性記憶とは「人格の営みの中で変形され消化されることなく，一種の不変の刻印として永続する，前世からのような記憶であって，恒久的に治癒しないことがありうる」
k) 外傷神経症における幻聴は，実際には聴覚性フラッシュバックで，「何某の

あのときの声が、そのときの抑揚やなまなましさのままで、いま頭の中に聞こえている」のである。統合失調症性の幻覚は消失するが、解離性幻覚は圧力が減り、弱く間遠になるだけで、フラッシュバックは外傷の記憶とともに一生残る。

Jaspersの現象学風に言えば、これはやはり、「他の意識要素へ還元できない根元的・究極的な体験形式としての個別現象」ということになるでしょうが、このような外傷性記憶を通常の記憶から分かつ特質は次のようなものです。①知覚的現前性をもつがゆえに過去に属し切らず、②激しい恐怖や生々しい身体反応を引き起こす、という意味で強い現実感があり、③通常の記憶のように、言語的な文脈ないし物語行為による脚色・変化を受けず、そのままの形でいつまでも反復される（忘却ないし抑圧されないゆえに、経験とならない）。

よくよく考えてみますと、この①②③の性質は、外傷性記憶の想起が「本当に客観的にあった事実の再体験」である証拠にはなっていません。①などはむしろ、それが「過去の記憶の想起」ではなくて、「現在の知覚（ないし幻覚）に類似した」現象ではないか、と推測させます。そもそもフラッシュバックという現象は、LSDや覚醒剤などの幻覚剤中毒によって生じる症状であって、DSM-IVでも「持続性の知覚障害」（292.89）と説明されています。

中井は外傷性記憶のモデルを、通常の「成人型の記憶」とは異なる「3歳以前の幼児型記憶」、あるいは狩猟時代以前、狼の口を危うく逃れたヒトに刻印されたような「系統発生的にヒト以前からある古いタイプの記憶映像」「ジャネのいう記憶以前」、さらには「前世からのような記憶」などにみています[18]。これはフロイトが外傷体験の反復強迫的な（再）出現を、人間にとって不可避な「死の欲動」の表現であり、個人的な事件を離れた「太古の世代が体験した出来事に関する記憶痕跡」とみなしたことと同じようですが、ややミスリーディングな言い方です。というのも、外傷記憶をこのような次元に想定するとき、「歴史的事実ではない語り」が、経験に先立って人間の存在を普遍的に規定している条件として積極的に捉えられてしまうからです。しかし、そのような記憶が実は人類的な普遍性をもたず、特殊文化圏に限定された「制度」ないしは国民国家によって遡及的に作られた民族神話にすぎない可能性もあって、要するに、その存在次元ははっきりしていないのです。

いずれにしても、外傷性記憶には、「個人的・主観的な脚色」とは異なった集団的次元が含まれているから、話が厄介なのです。記憶のこの次元は、近代以前には叙事的な物語の口承文芸として適切に処理されてきた、とBenjaminは言います[2]。近代人は叙事的な記憶を連綿と語り伝えてゆくための形式を失ってしまっ

たために，客観的時間と個人的体験の内部に収まりきらない記憶は，端的に虚偽とみなされるようになった，というわけです。

　ここで，記憶の想起全体に占めるイメージ映像の役割について考えてみたいと思います。中井が外傷性記憶と幼児型記憶のもつ性質の第一に「静止的視覚映像」を挙げるからには，視覚イメージの豊かな人ほど（兆候に過敏で）トラウマ体験をもちやすく，PTSDになりやすいのでしょうか。また，それだけ擬似記憶を作りやすいということもあるのでしょうか。逆に言うと，視覚以外の感覚が優勢な人はトラウマに鈍感なのか，という問題です。私は，視覚映像の出現は記憶の想起にとって本質的な要素ではない，と考えています。

　中井は，つい先日発刊された『徴候・記憶・外傷』のなかで[20]，視覚的にイメージする能力を欠いた人間が存在する，というWalterの面白い研究に言及しています。

　「立方体を思い浮かべて下さい」という指示によって8割の人間は，立方体模写テストに用いるような「骨格だけの透視図」を思い浮かべますが，1割の被験者は色彩と陰影と重量感を帯びた実体としての立方体，たとえばサイコロとか化粧箱のような具体的な物を思い浮かべます。残りの1割は，驚いたことに全然映像が思い浮かばず，「六つの面の正方形より成り，稜は12」などといった数学的・言語的な性質を想起するのだそうです。この1割の人たち同士，つまり感覚映像本位の1割とまったく言語的な記憶よりなる1割とでは，脳波でα波の出現パターンが違うそうですが，ともかく議論がかみ合わないということです。バートランド・ラッセルは自伝に「自分にはイメージが全然湧かず，文章は名文の暗記と模倣によって学んだ」と書いているそうですが，最近では『14歳の哲学』の著者である池田晶子が同様のことを次のように述べています。「『イメージする』ということがどういうことなのか，私はずっと知らなかった。逆から言えば，私は自分がイメージすることができない人間なのだということを，最近になって知ったのである。『思い浮かべる』と言って，視覚像など，見えたことがない。論理的に考える長年の習慣のため，そういう回路が，悲しいかな，脱落してしまったらしいのである」。哲学者や論理学者だけでなく，盲人や弱視者でも，彼らのエピソード記憶は視覚イメージ主導にはなっていないと思われます。ちなみに，私は生まれついての強度の近視ですので，記憶に占める視覚映像の役割はやはり大きいものではありません。

　記憶の構成要素を分析してみますと，①「過去」のイメージ画像が浮かぶこと，②その「想起」に激しい感情の突出や身体的反応のフラッシュバックを伴うこと，③その映像を「○○行為」として言葉によって意味づけること，の三つを取り出す

ことができます[28]。①と②は，過去というよりもむしろ今現在に属する現象ですし，③で語り手が持ち込む言語的な意味づけの文脈は，他者や共同体の承認を得られる場合もあれば，客観的な歴史の改ざんとして否定的に捉えられる場合もあって，その評価は，評価する者が持ち込む文脈に依存しています。

Binswanger流に言えば，①と②は生命機能つまり生物学的な脳機能の問題であるのに対して，③は内的生活史に関わる問題であって，これら三つは本質的に別個のプロセスです。たとえば映画を例に考えてみればわかるように，①静止画像のひとコマひとコマ自体は本来，意味的に無色で中立的なものですが，これに②音楽や登場人物の声を配することが視聴者に情動的・身体的な反応をもたらします。さらに，この聴覚つきの映像が時間のなかで展開するとき，制作者や視聴者が自ら持ち込む文脈によって，③画像のシークエンスに言語的な意味づけが与えられます。つまり，現在ただいま視聴者の心を強く揺さぶっている情動は，①過去を表象する個々の画像自体よりもむしろ，②添えられた音楽や，③視聴者が自ら画像のシークエンスに与えている言語的な解釈によるところが大なのです。

映像イメージと記憶の想起と現在の知覚との三者関係を明らかにする見事な感覚的描写がBenjaminのプルースト論にありましたので，ここに挙げておきましょう[1]。

プルーストは，もろもろの記憶を嗅覚の中に保存する。それはさまざまな嗅覚を記憶することではない。……もちろん，われわれが探求する記憶の大部分は，人間の顔かたちとして眼前に現れてくる。また意志によらずに回想されるイメージの大部分は，一つ一つ孤立した人間の顔かたちである。だからこそ，プルースト文学の最奥の揺らぎに意識的に身を委ねるためには，（人間の顔かたちとしてイメージされる）不随意的な回想の，ある特別な，最深の層へ身を沈めなくてはならない。そこでは思い出すことの諸契機が，もはや個別的ではなく，イメージとしてでなく，**姿も形もなく，網の重さが漁師に捕獲について教えてくれるように，漠然とした重さによって我々にある全体について教えてくれるのだ。嗅覚こそ，失われた時間の大海の中で網を投げる者が感じる重さの感覚なのである**。[太字は引用者]。

つまり，嗅覚や重さの感覚という現在の知覚が，イメージの背後の層にあって，イメージはおろか記憶の全体を支えており，それが回想という形で物語られるというわけです。現在状況の知覚が一次的であって，それが二次的にエピソード記憶を呼び出す（作り出す）という構造になっていて，知覚の意味を記憶が受け持つ。記憶が視覚映像として現れる場合，その映像がもつ意味はしばしばはっきりしませんが，他方で私は，たとえば幼稚園時代にAちゃんからいじめられた体験を確かに

覚えていて，その記憶は必ずしも言語的なものではなく，「漁師が網を引くときに感じる手ごたえ」のように全感覚的でありえるでしょう。それでも，この記憶と視覚映像との結びつきは，やはり恣意的である可能性を免れません。

　知覚と想起との関係を，もう少し立ち入って考えてみましょう。われわれが知覚するのは現在であり，想起するのは過去です。想起体験を「過去の知覚の再現や再生」と考えるのは根本的な誤解であって，実際には想起は（ヒュームが誤ってそう考えたような）弱毒化された知覚ではなくて，知覚とはまったく別種の経験様式なのだ，と大森は主張します[23]。そうだとすれば，知覚的現前性を帯びた外傷性記憶の出現は純粋な「想起」ではないことになります。残る問題は，想起と過去がどのような関係にあるのかということですが，私にとってもっとも説得力があるのはやはり大森の考え方です。世間の常識では，「過去の出来事は，われわれが想起しようとしまいと，そうした主観的な活動から独立して客観的に実在する」のでしょうが，大森はこれに異を唱えて，「過去の実在」を現実には存在し得ないものとみなしました[24]。話が少々難しくなって恐縮ですが，想起体験とは独立に，想起に先行して過去の出来事が客観的に存在し，それなしには想起それ自身があり得ないと［通常，人が］考えることは，知覚（＝現象としての対象）体験とは独立に，知覚に先行して物自体が存在し，それなしには知覚それ自身があり得ないという考え方とパラレルですから，想起から独立に「過去の実在」を想定することは，知覚から独立に「物自体」を想定するのと同程度の説得力しかもちえません。それなのに，物自体の想定に賛同しない人々が「過去の実在」を自明に思っているのは不思議な話です。「過去自体」は，物自体と同様に，時間・空間という感性的な規定と無縁であって，経験的に考えることも想像することもできないはずです。

　物自体が，カントにとってただ思考されるだけの可想的存在であったのと同じく，想起の内容も決して知覚的ではなくて言語的な命題なのです。われわれが想起する過去は，動詞の過去形によって言語的に制作された過去物語であって，過去自体ではない，という点がポイントなのです[28]。

　物自体を否定したカントがカテゴリーに従った表象の結合によって対象を構成することを提案したように，過去自体を否定した人間が想起経験を言語的に編成することで過去の意味を制作しようと試みることは理解できることです。われわれは言葉の公共的な使用によって他人からの公認を受けつつ自分史を制作していき，作られた物語の真偽判定は，時代社会でコンセンサスを得た基準による総合判断に委ねられるほかないのです。要するに，医師は，患者が物語を制作すること自体は承認しなければなりませんが，患者が語る過去物語をあたかも実在した「過去自体」と

みなすことは間違っている、ということです。

動詞の過去形がもつ物語機能については、何人もの論者が言及しています。
Weinrichの時制論では[31]、時制を時間の問題から区別して、発話の態度に関わるものとみなしています。Weinrichによれば、a) 現在完了という時制が〈はなし〉の態度を表すのに対して、b) 過去という時制は〈かたり〉の態度を表します。たとえば、a) There has been a great earthquake here recently. と b) There was a great earthquake here recently. という、同一の事態を述べた二つの文で、前者は「聞き手に現在の生活上の不便を説明し、引き続き余震に注意を促す」といった日常効用にかかわる〈はなし〉の態度で発せられているのに対して、後者は地震をすでに「今の生活に影響しない、過ぎ去ったお話」として、非日常的な様相で語っているのです。動詞の過去形は、〈はなし〉の過去を表現するものではなくて、〈かたり〉におけるある種の現在、つまりimmemorialな（太古の、記憶や記録にない）時間性を表現している、というわけです。

Dummettもまた[21]、記憶の成立が過去時制の使用法の習得と緊密な関係にあることを指摘して、「われわれが過去時制の使い方を習得するのは、いかなる状況があればその時制で表現された言明の主張が正当化されると見なしうるかを学んだからである。そのような状況にはもちろん、われわれが目撃したある事件を思い出す、といった場合が含まれる。過去時制の使い方の訓練の第一歩は、過去時制の言明をそのような記憶の表現として学ぶことである」と述べています。
また、「過去であること」の映像的表現、つまり「雨が降った」とか「犬が吠えた」とかいう過去形の映像はそもそも不可能です。「過去記述や過去形の意味の理解は、ただ過去についての会話の中でのみ学習されるのであって、そこにたまたま浮遊映像があるにせよ、その役割は補助的な挿絵なのである」。これは、数学的概念や論理語に映像が考えられず、学習の中で映像は単に挿絵や図解といった補助手段としてしか働いていないのと同じことだ、と大森は言います[23]。野家はこれを敷衍して[21]「想起の本質的部分は、イメージによって形作られているわけではない。……想起の中核をなすのは思い出を語る言語行為であり、イメージはその補助手段にすぎない。……『思い出』が『歴史』となるためには、単なるイメージにとどまらず、それが『言語化』されること、すなわち『物語行為』による媒介が必要なのである」と明言しています。

こういったレベルの議論に従うなら、幼児期の虐待の記憶は、大災害や戦争体験やレイプ被害の際の外傷記憶と同様の水準で扱うことはできません。その記憶が、

「年代記的に特定可能な客観的事実」としては不確かであり,「他人からの公認と社会のコンセンサスを得た過去の意味の制作」とまでは言えないからです。したがって,それは,もはや親個人に責任を負わせることが難しいものになります。

「外傷性記憶のフラッシュバック」が「通常の記憶の想起」と本質的に異なるものなのか,それとも量的で相対的な違いがあるにすぎないのかは難しい問題で,記憶や過去という概念をどのように考えるかにも関わってきます。フラッシュバックであっても,あまり苦痛を伴わなかったり加工が比較的容易だったりする中間的な存在もありますので,Hacking[8]やLoftus[13]などは「二つの記憶は,特に異なるものではない」とみなしていますが,私はとりあえず両者に現象としての独立性は認めてもよいのではないか,と考えています。ただその場合でも,外傷性記憶という概念を頭から通常の記憶とは異なるものとして前提することには,私も違和感を覚えます。通常の記憶との違いは相対的で量的なものにすぎない可能性もあるのですから,外傷性記憶に関する叙述は,「外傷性記憶というものがあるとすれば,それはかくかくの性質のものである」という体裁をとるべきでしょう。「外傷性」にかぎらず記憶というものはすべて,a) 現在ただいまの感覚を,b) 過去の体験に関係づけるものですが,外傷性記憶の特性は,個人が,c) ある状況に直面するとかなりの確率で,a) 過剰覚醒や精神的マヒや静止的視覚イメージによる苦痛を伴った感覚が,現在ただいま発生して,それが,b) 過去のある時点で体験した感覚と酷似しているかのように本人には感じられる,という構造にあります。a) その感覚が過去の体験の再侵入であり,b) 過去のある出来事が原因であり,c) いま置かれている状況が過去の不快な記憶を呼び起こす刺激状況である,という三点が同時に一挙に構成される点に最大の特性があるわけです。

外傷性記憶の概念を独立させるうえでの問題点をいくつか挙げてみますと,まず,PTSDのトリアスといわれる症状は,記憶の想起と無関係に出現することもできます。

私自身はその種の苦痛を「記憶の再侵入」として体験したことはありませんが,これに酷似した感覚,つまり過剰覚醒と不眠・食不振と精神的マヒに若干の視覚映像が複合した内的苦痛状態を,重要人物との心理的トラブルが未解決の状態で続いているときに体験したことがあります。要するに,過剰覚醒やマヒや苦痛といったPTSD症状は,必ずしも記憶の想起に特異的な関係をもつわけではないのです(そもそもその最初の出現は,定義により記憶とは言えませんし,二度目以降の出現は,c) 現在の状況によって誘発された最初の反応である可能性がつねに残ります)。

第二に,a) 現在ただいまの苦痛の感覚を,b) 過去の不快な体験時に味わった感

覚のコピーとみなすことは，現在から過去へと時間を遡った因果関係の設定です。しかし，それは「結果があったときにのみ見出される原因」であって，「それがあれば常に同様の結果がもたらされる」という本来の意味での因果性ではありませんから，柄谷[11]やYoung[34]が指摘するように，この結びつけにも疑問が残ります。

　第三に，過去のその出来事が「客観的事実」であり，生死に関わる篤重さという点で「共同体的な合意」を得ることができるか否か，という問題があります。「小児期の性的虐待の記憶」を外傷として訴える境界例水準の患者では，この客観的事実性と共同体的な合意の可能性が疑わしくなってきます。

　このような疑問が，PTSD概念に歴史を超えた普遍的な真理性を認めることを難しくしていて，Youngも外傷性記憶を「19世紀以前には存在しなかった，歴史的・人工的対象」(p.200) とか，「科学的推論様式によってでっちあげられたテクノ現象」(p.xvii) などと呼んでいるわけです。

　個人や共同体が記憶に持ち込んだ「文脈としての物語」が客観的事実や年表と矛盾するとき，時間を通じての記憶の意味改変が問題になります。これは，一方で人間の創造／想像的機能としてポジティブに評価される場合もあれば[17]，歴史の改ざんとしてネガティヴに評価される場合もあって[33]，その評価は論ずる人の文脈に依存してきます。

　前に述べたLoftus女史は，『抑圧された記憶の神話』という著作のなかに「事実でない真実」という一章を設けて，「出来事の真実」と「語りの真実」とを区別しました[13]。「出来事の真実」とは「何月何日，これこれのことがあった」という，客観的にはっきりと確認できる，議論の余地のない事実のことであり，「語りの真実」とは「出来事の真実」に主観的な意味づけや感情を付与した過去の記憶の脚色版です。Loftusによると，ある小説家はベトナム戦争に従軍したときの体験記憶を，次のような二つのバージョンで表現しています。

　出来事の真実はこうだ。私はかつて兵士だった。たくさんの死体と遭遇した。現実の顔をもった現実の死体だ。だが私は若く，怖くて注視することができなかった。20年たった今，私は顔のない責任と顔のない悲しみのなかに生きている。

　一方，語りの真実はこうだ。死んだその男は細身の，華奢といってもいいくらいの若者だった。マイキー村近くの赤土の道の真ん中に，彼は横たわっていた。顎は喉に食い込み，片方の目は撃ちぬかれ，もう一方の目は星型の空洞になっていた。私が彼を撃ち殺したのだった。

　いったいこの小説家は，死体の顔を実際に見たのでしょうか。それとも現場では

見ておらず，後年の脚色によって「顎は喉に食い込み，片方の目は撃ちぬかれ，もう一方の目は星型の空洞になっていた」などという描写を作り上げたのでしょうか。ここでLoftusは，「語りの真実」のほうが「出来事の真実」に比べて，①イメージとしてより鮮明かつ詳細で，②感情を伴い現実感がある，という重要な指摘をしています。

つまり，イメージとして鮮やかだとか感情がこもっていて臨場感があるといった性質は，それが実際にあったことの証拠になるどころか，むしろ事後的・主観的な作り物である可能性を高めるというのです。

1997年に，妹尾河童という人（1930年生）が『少年H』という本を出版してミリオンセラーになりました[26]。「記憶だけを頼りに，戦時中の自分の体験を書いた」と自称する本で，妹尾氏の記憶力の素晴らしさと戦時離れした闊達な批判精神に読者は驚かされたのですが，自分が軍国少年だったことにこだわり続けている山中恒氏（1931年生）が考証したところでは，「昭和19年に作られた歌をすでに17年に歌っている」といった歴史的齟齬や史実の誤認に充ちていて，その原因は妹尾氏が自分の記憶力だけでなく，年表を参考にしてそれを誤読したり，年表の記述自体の誤りをそのまま書き写したことによるのだそうです[33]。妹尾氏は山中氏の指摘に対して「そんな重箱の隅をつつくような指摘など問題ではない」と述べて，「書いたことはすべて記憶に基づいており，真実である」という主張を貫いたようです。

『少年H』は，主観的な真実というものがいかに客観的事実を歪曲しながら作られていくかを示した好例です。事態が露見したときの著者の発言や態度もまた典型的なものでしょう。さらに言えば，山中氏の批判に対する一般読者の反応が，無視だったり，感動を与えてくれた物語の価値を毀損されたかのような不快感であったりすることもまた一般的なもので，要するに著者と読者が共謀して「記憶の捏造による事実の歪曲」を隠蔽しようとするのです。実際，『少年H』は鮮やかなイメージを提供して読みやすく面白いから大衆受けしたのですが，他方で山中氏の著作『間違いだらけの少年H』は決して面白い読み物ではありません。「売れる」とは考えられないので，小さな出版社から発行されています。

事実と意味，「出来事の事実」と「語りの真実」は，混ぜ合わせたほうが読み物としては面白くなります。そういうフィクションであることを断った上での著作ならばよいのですが，主観的な「語りの真実」をあくまでも客観的な事実であると主張するとき，虚偽が生じます。記憶というものはもともと不確かなものであり，想起の繰り返しや異なった文脈に置かれることによって事後的に脚色されることが当

たり前なのですから，そもそも自分の記憶の客観性に関して疑いをもたないこと自体が，倫理的に不当なことなのです。

記憶の問題に関するLoftusの結論は，こうです[13]。

患者の心はシンボルや想像力を用いて独自の詩歌を創作しているのに，カウンセラーの方では文字通りの事実を探しているのだとしたら，どうか。カウンセラーは二つの真実を区別できないために，患者の話を信じてしまうことが多い。「語られた真実と歴史的な事実に混同が見られるとき，特に話に一貫性がある場合，私たちは本当に過去と接触したのではなくても，実際にあった出来事に接触したのだと信じてしまいがちです」(スペンス)。だから，カウンセリングは「過去との接触を可能にする」手立てだという考えそのものが再考を要するのかもしれない。患者が語る話やカウンセラーが提示する解釈は，個人の体験を意味づける洞察を与えてくれるという点では重要かもしれないが，「意味」は「事実」と混同されてはならない。カウンセラーは原因論，つまり行動の原因を理解しようとする態度を捨てたほうがよい（グーズ）[太字は引用者]。

事実と意味の混同は心理学的テーゼ一般につきものですから，心理学的テーゼを科学的な妥当性をもった，常に当てはまる決定論的な命題であるかのように主張する行為には弊害が大きいと思います。「虐待の連鎖」のような命題を植えつけられた患者は，被害者意識を肥大化させて，行為に対する自己責任を回避してしまいますから，いよいよ境界例的になってきます。「幼児期のトラウマが原因」なのではなくて，「幼児期のトラウマが原因と信じ込んでしまった」こと，ないしは「信じ込もうとする」ことが原因になって，外傷的な行為を反復し続けるわけで，われわれはその典型例を大衆受けしているさまざまな書物にみることができます。それらは「出来事の事実」と「語りの真実」とをことさら混同させる書き方によって心的外傷論を世間に流布させていく役割を果たしているのです。

他方で，すぐれた芸術家にとって，心的外傷体験は彼に制作活動を促し続ける最大のモチーフになります。そこでは外傷体験がそのままの形で作品化されるのではなくて，独自の表現形式を模索しつつその後の体験と重なり合って，客観的事実への逐一的照合や事実／虚構の二分法がもはや意味を失う地点に達します。芸術家の真の能力と精進は，そこまで到達できるか，それとも「反復強迫」に終わって虚実の二分法の問題圏からいつまでも脱却できないか，という点に表現されるのでしょう。ここではシベリアの収容所体験の記憶を生涯のモチーフに描き続けた画家・香

月泰男[12]と家族から受けた外傷体験を作品化し続ける作家・柳美里を挙げておきます[35, 36]。外傷体験の記憶がその後の人生の展開を有意義ならしめる原動力になる場合があることは，程度の差はあれ，われわれ平凡人の人生にもあてはまることだと思います。

文献

[1] Benjamin W : Zum Bilde Prousts. Literalische Welt, 1929（高木久雄訳：プルーストのイメージについて．ベンヤミン著作集7　文学の危機．27, 晶文社，1969）

[2] Benjamin W : Der Erzähler. Orient und Okzident, 1936（高木久雄訳：物語作者．ベンヤミン著作集7 文学の危機．晶文社，1969）

[3] Freud S : Zur Ätiologie der Hysterie. 1896. Gesammelte werke I, S Fischer Verlag, Frankfurt am Main（懸田克躬訳：ヒステリー病因論．改訂版フロイト選集9．p.357, 364, 日本教文社，1969）

[4] Freud S : Jenseits des Lustprinzips. 1920. Gesammelte Werke XIII, S Fischer Verlag, Frankfurt am Main（小此木啓吾訳：快感原則の彼岸．フロイト著作集6．人文書院，1970）

[5] Freud S : Selbstdarstellung. 1925. Gesammelte Werke XW, S Fischer Verlag, Frankfurt am Main（懸田克躬訳：自己を語る．フロイト著作集4．p.444, 人文書院，1970）

[6] Freud S : Vorlesungen zur Einführung in die Psychoanalyse. 1933. Gesammelte Werke XI, S Fischer Verlag, Frankfurt am Main（懸田克躬，高橋義孝訳：精神分析入門（続）．フロイト著作集1．p.484, 人文書院，1971）

[7] Freud S : Der Mann Moses und die monotheistische Religion. 1939. Gesammelte Werke XVI, S Fischer Verlag, Frankfurt am Main（渡辺哲夫訳：モーセと一神教．p.168, ちくま学芸文庫，筑摩書房，2003）

[8] Hacking I : Rewriting the Soul——Multiple personality and the sciences of memory. Princeton University Press, 1981（北沢格訳：記憶を書きかえる．p.314, 早川書房，1998）

[9] Herman JL : Father-Daughter Incest. Harvard University Press, 1981（斎藤学訳：父－娘近親姦．p.ii, 11, 267, 誠信書房，2000）

[10] Herman JL : Trauma and Recovery. Basic Books, New York, 1992（中井久夫訳：心的外傷と回復．p.41, 208, 278, みすず書房，1996）

[11] 柄谷行人：倫理21．p.43, 平凡社，2000．

[12] 香月泰男：香月泰男画文集——〈私の〉地球．求龍堂，1998．

[13] Loftus E & Ketcham K : The myth of repressed memory. St Martin's Press, 1994（仲真紀子訳：抑圧された記憶の神話．pp.208-21, 137-147, 58, 398, 誠信書房，2000）

[14] 前田正治：職場事故とPTSD．こころの臨床アラカルト21（2）: 221-225, 2002．

[15] Miller A : Am Anfang war Erziehung. Suhrkamp, Frankfurt am Main, 1980（山下公子訳：魂の殺人——親は子どもに何をしたか．p.75, 新曜社，1983）

[16] Miller A : Du sollst nicht merken. 1981（山下公子訳：禁じられた知——精神分析と子どもの真実．p.ii, 31, 新曜社，1985）

[17] 港千尋：記憶——「創造」と「想像」の力．p.171, 185, 193, 講談社，1996．

[18] 中井久夫：アリアドネからの糸．p.156, 129, 227, みすず書房，1997．

[19] 中井久夫，山口直彦：看護のための精神医学．p.209, 医学書院，2001．

[20] 中井久夫：徴候・記憶・外傷．p.67, みすず書房，2004．

[21] 野家啓一：物語の哲学．p.166, 160, 岩波書店，1996．

[22] 岡野憲一郎：外傷性精神障害——心の傷の病理と治療．p.105, 1995．

- [23] 大森荘蔵：時間と自我．p.40, 129, 113，青土社，1992．
- [24] 大森荘蔵：時は流れず．p.7, 45，青土社，1996．
- [25] 佐藤志穂子：殺人被害者遺族の症例．こころの臨床アラカルト21（2）：227-230, 2002．
- [26] 妹尾河童：少年H（上下）．講談社文庫，講談社，1999．
- [27] 杉田雅彦：日本におけるPTSD民事・刑事訴訟．精神神経誌104：1207-1213, 2003．
- [28] 鈴木茂：人格の臨床精神病理学——多重人格・PTSD・境界例・統合失調症．p.58, 237，金剛出版，2003．
- [29] 内田伸子：発達心理学．p.134，岩波書店，1999．
- [30] van der Kolk : The compulsion to repeat the trauma : Re-enactment, revictimization and masochism. Psychiatric Clinicso North America 12：389-441, 1989.
- [31] Weinrich H : Tempus. besprochene und erzählte Welt. Kohlhammer, Stuttgart, 1971（脇坂豊ほか訳：時制論．紀伊國屋書店，1982）
- [32] 矢幡洋：危ない精神分析——マインドハッカーたちの詐術．亜紀書房，2003．
- [33] 山中恒，山中典子：間違いだらけの少年H．辺境社，1999．
- [34] Young A : The Harmony of Illusions. Inventing Post-Traumatic Stress Disorder. Princeton University Press, New Jersey, 1995（中井久夫ほか訳：PTSDの医療人類学．p.xiii, 3, 60, 191, 193，みすず書房，2001）
- [35] 柳美里：水辺のゆりかご．角川書店，1997．
- [36] 柳美里：命．小学館，2000．

（第3回熊本臨床精神医学フォーラムでの講演）2004.4.16

II

発達過程・病の体験・
環境との関わりから形成される
特異なパーソナリティの症例

5. 子どもの強迫症状と統合失調症

はじめに

　ここに提示するのは，1年半にわたる治療（の第一ラウンド）が終了した，強迫症状を主徴とする児童症例である。最近1年半の接触は，本人からの年賀状と，母親から寄せられる報告の手紙に限られており，それらによれば，状態は一応の安定をみているようである。しかし，この症例が成人に達するまでには，母子分離をはじめとする幾重もの難関が控えており，その壁に突き当たって病的体験を再燃させる可能性が決して少なくない，と主治医は考えている。いわば，治療の第二ラウンドがここ数年以内にはじまる予感がある。
　それにもかかわらず，この症例の診断はもとより，精神病理についての理解さえも，主治医には十分にできていない。主治医は，精神科医として15年の臨床経験をもつ者であるが，児童症例は苦手としてこれまで避けてきたために，児童精神医学については研修医程度の技量と知識しか持ち合わせていないのである。治療の第一ラウンドを何とか全うできたのは，ひとえにこの患者の言語能力と陽性感情とが主治医の未熟を補ってくれたからであろう。これまでの治療経過をここで振り返って，仲間の精神科医，とりわけ児童精神科医の批判を仰ぎ，来たるべき第二ラウンドへの備えとすることが，カンファランスに提出した狙いである。

I 症例（K子　初診時11歳）

1. 現病歴

　1986年3月（＝10歳のとき），グリコ（84年3月），森永（同年9月）事件をきっかけに（？），「毒が入っている」と言って学校給食や市販の食品を拒食するようになり，登校拒否傾向が生じたということで，筆者が勤務する総合病院の小児科を2

回だけ受診している。

　翌年2月，給食が食べられない，白い粉のついた食物は「青酸カリだ」と言って食べない，手作りの料理だけを（時には母親に毒味をさせてから）食べる，という食事の問題，「空気中にも毒（有害物質）がある」と言って，マスクとレインコートで厚く防御しないと外出できない，「目の前に突然女性の白い顔や蛇が見える」，「何か始めようとすると，それを止めるような指示が頭のなかに浮かんだり，クモがヤレヤレと囁いたりする」ので，「呼吸が止まるとかクモに祟られて殺されるとか，何かこわいことが起こりそうで不安」という訴えをもって，10カ月ぶりに小児科を再診した。

　小児科医は，これに対して，「生育環境と患児の性格が現在の状況を作り出していると考えられ，母子分離により患児と母親のそれぞれが状況を考えなおす機会を与えること，病院という環境下で規律正しい生活を送らせ，食物に対する恐怖心を除くように努め，病院から登校させる目的で」（小児科カルテから抜粋）3月7日に入院とした。

　精神科が紹介を受けたのは3月23日である。4月以降，小6として病院からバス通学を開始した。朝，むずがることもあったが，看護師に送り出され，登校が順調になったところで5月23日に退院。結果的に，1学期は初めて皆勤した。しかし，前記の症状は，その強さに浮動はあるものの，ほぼ一貫して持続している。

　通知表は，体育が悪い以外は3と4。趣味は読書，漫画描き，菓子作りと小1から始めた裁縫。動物好きで，犬を飼い，1988年2月から乗馬を始めた。将来は動物園の飼育係になりたいという。

　1988年4月，中学に進むと同時に初経。5月18日，中学生活がほぼ軌道に乗ったと思われる時点で主治医の方から定期的通院の中止を提案する。

　2カ月後，強迫行為の増強を訴えて再び来院し，その2週間後には離人症・幻視・作為体験・号泣発作・自責感から頭を打ちつける等の激しい行為が一過性に突

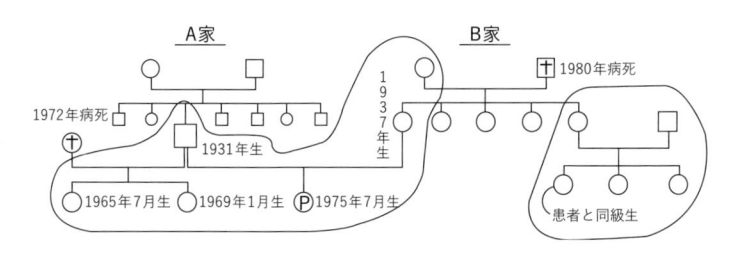

図1　家族図

発した。このシュープは数日のうちにおさまって，それ以降は来院していない。1988年9月と12月の母親からの手紙によれば，強迫症状は続いており，独語や一人笑いが見られるものの，楽しそうに通学している，ということである。

2. 家族歴・生育歴

　家族構成は複雑なので，図示しておく。父親（A姓）は，前妻の娘二人を連れて，1974年5月に母親と見合い結婚し，母親の実家（B姓）に入ってきた。家族はすべてA姓を名乗っているが，戸籍上はK子のみB姓になっている。

　B家は広い敷地をもち，そのなかに母屋と4世帯が住むアパートと母親の末妹一家が住む家とがあって，K子の父親と二人の姉は母屋で，K子と母親と祖母の3人はアパートで生活している。いわば，A家系統の家族とB家系統の家族とが別々に暮らしていて，食事のときだけ母屋の人々がアパートの方へ食べにくるという。

　父親は，小さな貿易会社に勤めており，1974年10月，つまり結婚して5カ月後にタイへ単身赴任した。翌年7月にK子が生まれ，母と3人の娘は1977年10月から2年間タイに渡っている。

　母親は，タイで回虫が原因の（？）下痢に悩まされ，入院・点滴づけの生活だったという。K子自身も高熱を出して入院したり，母の入院中は母のベッドの隣に寝たり，他の日本人家庭に預けられたりして，「タイでは病気に浸って暮らしていた」（母の言）。母親は帰国後も体調がすぐれず，臥褥的であり，内科で自律神経失調症あるいは過敏性大腸炎と言われて，ロラゼパムとトリアゾラムを服用し続けている。現在も掃除と洗濯は通いのお手伝いさんにやってもらっている。K子によれば，母親は，午前10時から正午までと午後2時から4時まで，および夕食後の1日3回「食べた物を消化するために」と言って横になっているということである。

　母親の生育史について，実母（K子の祖母）は以下のように語っている。小学校低学年のときに担任から「この子は保護を必要とする子だ」と言われた。中学生の前半は肺浸潤を疑われたために自宅療養させていたので，ほとんど通学していない。大病院で検査を受けた結果，「結核ではない」，「そんなに寝かせてばかりいたら，身体がダメになる。学校へ出しなさい」，「親子で天秤のように心配し合ってばかりではいけない」と言われたのをきっかけに学校へ行かせたところ，微熱は消失した。受験校に入学し，休まず通学して，関西地方の有名女子大学文学部に現役で合格する。大学3年のときにノイローゼとなって大学病院に入院し，1年遅れで心理学科を卒業した。卒業後は，家にもどそうとする親の方針に抵抗して，自分の意志で近県の総合病院に就職し，37歳で結婚するまでの11年間，情緒障害児や登校拒否児の発達心理検査に関わっていた。祖母が言うには，「私の家系には神経の弱

い人が多い。私も陽気でないし，弟はノイローゼというか，奇人だった。K子の母親も，神経質で融通が利かない。いい加減ができない。婿との仲が悪いのは，どっちもどっちだ」とのことである。

母親自身は，自分の生活史と夫婦関係について次のように語っている。自分の父親は，母親にベッタリと依存して生きてきた頼りにならぬ人だったので，自分は何事につけ母親に相談するか，自分一人で解決してきた。心理学が特に好きというわけではなかったが，病院に勤めた11年間は楽しかった。結婚したのは，親と妹たちに強く見合いを勧められたからだ。夫との見合いがまとまったのは，彼が子連れだったので緊張せずに付き合えたからだろう。男性とだけの見合いは，それ以前に何度か失敗している。

結婚生活が円満だったのは，夫がタイに渡るまでの半年間だけだった。夫は，私の家へ移ってくるとき，古い所帯道具から鍋釜まで全部持ってきた。古い物を捨てようとすると「思い出の品だから」と言って怒る。子どもに着せる衣類や洗濯の仕方までうるさく教えてくれる。自分が神経を使うところに，自分と同じように私にも気を使わせたがる。「10年かけてちゃんとした女房にする」と私の母に宣言したらしい。

夫の単身赴任期間中，手紙のやりとりをしているうちに夫婦仲が決定的に悪くなった。夫があまりに細かいことを書いて命令してくるので，私が拒否するようになったのだ。たとえば「次女の七五三をやりなさい。その際，20万円の××の着物を買うこと，千歳飴は買っても買わなくてもよい，お赤飯は炊くこと，などと20項目も書いてきた」。

夫は，人間のことがわからない，表面的な人だ。気が小さくて上司には絶対服従し，外ではおとなしくニコニコしてやっと受け入れてもらっている。家に帰ると180度転換して，外で服従した分だけ家族に服従してもらわねば気が済まない。前の奥さんとなぐり合いのケンカをしたことは，娘たちや社宅の奥さんから聞いている。子どもへのおみやげも上の二人にしか買ってこなかった。夫は「K子を作るつもりはなかった」と言うから，それでK子に辛くあたるのだろう。

十年来「心臓が悪い」とか「仏滅に飛行機に乗るから，父さんは死ぬぞ」とか言って，死ぬことを馬鹿みたいにこわがる。子どもが指を切っても「死んじゃうぞ！」と叫んだり，「包丁をいじっちゃいかん」「自転車に乗っちゃいかん」なんて娘たちに命令する。人には厳しくて自分に甘い。「父さんは死ぬぞ」というのも，「だから父親をもっと可愛がれ」という意味だろう。上二人の娘を可愛がって味方につけようとするけれど，二人の娘も私の方についてしまう。

タイから帰国すると早速，大正初め以来の土地問題に取り組まねばならなくなっ

た。父が友人と一緒に駅前に買った土地を妹の名義にしていたので、それを父の名義に変更する交渉で、今もまだ続いている。父は交渉ということがまったくできない人なので、アパートの建設や借家人との交渉は全部私がしてきた。父が亡くなった後でおこった相続の問題も、私が処理した。妹たちは、私に土地の分配を求めている。夫婦間のことよりも、他にやらなければならないことがたくさんあって、「こういった問題が解決すれば、私の病気も治っちゃうだろう」という。

　上の記述から推察されるように、母親の話し方は立て板に水で、こちらに口を挟む余裕をほとんど与えない。声は大きく、張りがあって、疲れた表情や弱音などはまったく見せない。もっとも、このように気を張りつめてしゃべった後では、相当に疲れるであろうことは十分に考えられる。

　K子との母子関係については、「母が言うには、私が暢気なんだそうです。K子が父や家政婦に意地悪されても知らないでいる、と言われる。妹にも、姉さんは子どもに対して冷淡だ、ふつうの親なら心配するのに、とか、K子は二人の姉さんたちにも遠慮したり神経を使ったりしている、と言われたが、私は気を使わない方だから気づかなかった。けれども、母や妹のいうことだから、確かなんでしょう」、「K子は小さいときから道化の真似をして姉たちを喜ばせたり、大人たちに的を射たアドバイスをするので、小憎らしいと思われることもあった。泣いたことのない、たくましい子だった」、「K子が電話で先生（主治医）と話すのを聞いていると、随分細かいことを話しているんですねえ。私には、そんな細かいことは話さない。私があまり集中して聞いてないから、時どきK子に、もっとちゃんと聞いて！と注意される」などと言ってはばからない。

　夫に関する話題を別にすれば、概して母親は自分の非をさっさと認めて、他人ごとのように語る。ただし、言葉の上では非を認めても、その態度は謝罪ないし反省の印象を与えないから、教師などはK子の欠席そのものよりも、むしろそれに対する母親の（学校教育をことさら軽視するような）態度に腹を立てている。母親との対話は、知的には通じるし、それなりの客観性もあるのだが、言葉が相手の心の奥までは届かず、しっとりとした相互了解の感覚がはねつけられる趣きがある。母親を慰労したり、その気持ちを汲もうとするような発言は、軽くあしらわれ、話題を変えられてしまう。

II　面接経過

1987.3.23.「病院は楽しい。広いし，家みたいに寒くないし，同じ年齢の女の子が二人いるから遠足みたいでいい。でも，その二人が仲良しなので，ちょっと除け者にされる。〈学校は？〉「行きたくない。何かすごく忙しいから。私はグズグズしているらしくて，班長によく怒られる。"Bさん，ダメじゃないか！""人のことを考えてない！"って言われる。給食でも何でも，皆が一斉に早く済ませられないと，班長が先生にしかられる。一人でも遅れると，班全体のせいにされる。1年のときから，私は遅かった。3年のときにひどくイジメられたので，自殺しようかと思った。今もM君に"Bデス菌"とか"B，くら〜い！"とか言われる。私が人の物に触わると菌がつくんだって」。

〈家は？〉「時代遅れらしい。車もないし，建物は古いし，庭の草はぼうぼうだし。みんなと比べて，私は昔っぽい。"ナウイ"という言葉がわからなかったので，学校で馬鹿にされた。お母さんは，体が弱くて寝ていることが多い。父さんは無口で無愛想な人で，私の話なんか聴いてくれない。自分のことだけ，何回も何回も同じことを言う。死ぬことをすごくこわがる人。食事のときだけ食べに来て，ビールと生キャベツばかり食べて，すぐに母屋へもどってしまう。母さんは父さんのことをよく思っていない。外でペコペコ愛想よくして，家ではえばっている二重人格だと言っている。小さい姉ちゃんが暗いのも，父さんの影響だって」。

〈症状について〉「食物の毒のことでも，何か悪いことが起こりそうということでも，"もしかして"と一度思うと，その考えが頭を離れないで，それが本当のことのように思えてきてしまう。本を読んでいるうちに字がねじれて見えたり，検査しても異常がないのにお腹が痛くなったりするのは，お母さんから受け継いだらしい」。

1987.3.27.「タイでは幼稚園を休んでばかりいた。帰国してからの幼稚園は，毎朝熱を計って，熱があったら休めたんだけど，ないことが多くて，お手伝いさんに連れて行かれた。お腹をこわして寝込んだときから，毒とか死ぬ不安が頭に貼りついてきた」「小2のとき，一度給食が好きになったんだけど，小4の2学期から，グリコ，森永事件で食べられなくなった。自分で悪い状態を作っているような気がする」。

1987.4.7.　昨日から6年生として登校。「（通学のため）バスに乗ると，座席に毒がついていたら困ると思う」，「私の後の席に鳥打ち帽のおじさんが乗っていた。髪の毛を触られたような気がしたので，"あっ，毒をつけたな！"と思った」，「私は青

酸カリ恐怖だから，ツバがたまっても飲み込めないのでゴミ箱に吐き出す。それを見ると，お父さんがすごく怒る。お母さんが"病気なんだから仕方ないじゃないの"と言ったら，父さんが母さんの顔をボンボンなぐって——。思い出すと，今でもゾッとする」。

1987.4.27. 水曜日だけ放課後，家に寄ってから帰院する。水曜以外は，祖母と母とが交互に面会に来てくれる。「家に寄ったらお母さんが寝ていたので，リンゴジュースとお芋の茶巾絞りを作ってあげた」，「家だと，何回か検温して，37度3分あれば学校を休ませてくれる。(熱がなくても) 私が泣いて嫌がると，お母さんが"学校で何かあったんじゃないか"と考えて，休ませてくれる。でも，病院だと，看護師さんにエレベーターに押し込まれちゃう。ダメだとわかっているから，仕方ないから，バスに乗る」。

1987.5.13. 帝銀事件犯人の死亡記事を読んで。
「もし犯人が別にいるのなら，また青酸カリを入れるかもしれない」と言って落ち込む。「病院の炊事場の前を通ったとき，ドアが開いていた。これなら誰かが入ってきて毒を入れるのも簡単だ，と思った」。

1987.5.19. 母親面接。「昨年あたりから，私に顔をくっつけてきたり，まとわりつくようになった。小さいときにはそういうベタベタはまったくなかった。私は，ベタベタが嫌いな方だから，K子が私に甘えてきているんだということが，今までわからなかった」，「皆の批評を総合すると，私は子どもに淡白すぎるらしい。私は喜怒哀楽が，感情として出ないで身体の症状に出るらしい」。一方，K子の方は，面接中も母親の腕をとり，「調子が悪くても，お母さんに会うといっぺんに治ってしまう」と言って，これまでにないほど幸福そうな表情をしている。3人で話し合い，23日に退院と決める。当分は大いに甘えさせるように指示。

1987.5.21. (退院の話を聴いてか) 担任の教師が来院。5年生のときから担任の，若い独身女性である。「病院から通学するようになって，とても明るく元気になった。できれば家に帰らず，病院からの通学を続けてほしい」，「養護教諭から養護学校への転校を勧められているが，どうでしょうか」という。(担任としての不安だ)「登校しなくなること。家にもどったら今後どうなるか心配だ。K子に"お母さんがやらなくてもいいと言ったから"という断わり方をされるのが困る」という。母子関係に好い変化が現れつつあることを説明して，学校側の協力を依頼する。

1987.5.27. 母親とともに来院。「退院後は快調。朝，犬を散歩させてから，遅刻せずに登校している」という。「これまでは学校第一という家庭生活をやってこなかった」と母親も言う。退院前から，母親への甘えをストレートに出せる（母もそれを受容する）ようになっており，「私，考えたことは全部お母さんに話すよ。お母さんに話さないことなんてない」と広言してはばからない。退院後は，母親と一緒の部屋で寝るようになった。「お母さんの腕を引っ張って，枕にしちゃう！」。

1987.6.3. 「父さんは，誰からも好かれてると思っているものだから，私が避けても，いろいろ話しかけてくる。参観日に，私の家だけ父さんが来た。その晩，"来てくれてありがとう，と言いなよ。それが会話というものだ"なんて言う。お父さんは子どもっぽい。お姉ちゃんたちも，そう言ってる。お母さんの方がしっかりしてるから，お母さんに従えばいいんだ」，「お母さんが冗談みたいに笑いながら，"姉さんたちもお父さんになぐられたことがあるから，お前もなぐられるかもしれないよ"という」，「お母さんが言うことは，みんな正しいと思える。お母さんに話せば，何でも安心できる」。

1987.6.10. 「私は存在感が薄い。クラスですぐに忘れられちゃう人が3人くらいいて，私がその一人。人気者はいつも決まっていて，その子のまわりには大勢の人が集まる」「明日の参観日にお母さんが来てくれるから，何かいいことがありそうでうれしい。でも，今晩あたり［母親の］頭が痛くなって，明日は行かれなくなるかもしれない。これまでも，そういうことが多かった」。

1987.7.1. 暑い日なのに，相変らずジャンパーを着用してくる。「夏の薄い布地だから効果があるかどうかはわからないけれど，毒から身を守るために外へ出るときには着ている。これがあれば，きっと悪いことから身を守ってくれるだろうというお守り」「今日のお帰りの会で，先生が選んだ4人の偉い人の中に入った。一人は人知れず掃除をしていた人。一人は——，一人は——。もう一人は，5年生まで欠席や遅刻が多かったのに今は休まずに通っている人，と言われた」とうれしそうに報告する。「でも，人の知らないところでもっといいことをやっていた人がいるかもしれない」。

1987.7.8., 7.15., 7.25., 8.7., 8.24. （小6の夏休み）。部活へ毎日行っている。「休むと，"何故休んだのか"と言われるのがこわいから」。自由研究は"犬の足の運び方"について。暇なときは，テレビの動物番組か読書。N市の大学に通っている長

姉の下宿へ行って3泊してきた。「お姉ちゃんの下宿は濾過器がないので，安心して水を飲めずに困った」。8月半ば，姉二人と越前海岸へ海水浴に行き，「生まれて初めて海に入った」。母親からロールシャッハと知能テストを受けた。「幼稚園のときから毎年恒例になっている」というので，ロ・テストの話を聴いていると，「あっ，薬指に血管が浮き出ている。今までなかったのに。何か悪いことが起きなければいいけど……」と言い出す。

　総じて「今年の夏休みは，思いがけないことをたくさんやった」という。母親からは手紙で，「ベタベタ甘えることが少なくなった」と。

1987.9.2. 「昨日の防災訓練で，父兄が迎えにくるはずの集合場所にお母さんが来なくて，従姉たちと長時間待たされたのでお母さんに腹が立った。朝，ちゃんと約束したのに。従姉たちの手前，恥ずかしかった」。防災訓練を軽視する"知的拒絶"が母親にあったのだろうか。

1987.10.28. 「修学旅行へ行ってきた。家族の付添いなしでヨソに泊ったのは初めて。恐ろしかったけれど楽しかった。帰るときには，もう1泊したいと思った」「家族みんなにあげるクリスマスプレゼントを作るので，そろそろ裁縫をはじめる」。

　〈お父さんにもあげるの？〉「いや，父さんにはあげない」〈父さんに一度会ってみようかと思うんだが〉「やめた方がいいよ。一度聞きかじると，変なふうに曲げて言う人だから。母さんが言ってた。"父さんは母さんを憎んでいるように，K子のことも憎んでいるから気をつけな"って。母屋もアパートも，母さんとおばあさんの家なんだって」。

1987.12.23. 母親面接。「私の体調は年々よくなっている。K子も"お母さんの考えは古い"とか言って，私を結構批判するようになった」。〈夫について〉「K子を作るつもりはなかったと，最近また言っている。結婚当初，"長女にA家を，次女にB家を継がせばいい"と冗談めかして言っていたことが本音だったのだろう。だから，K子は要らない存在になる」。そのあとは，大正初め以来の土地問題に自分がいかに苦慮してきたかについて長々と語り出す。

　1988年に入ってからは2週に1回のあっさりした面接が続き，5月18日にいったん終結した。しかし，7月に入って病的体験が増強する。

1988.7.15. 「今日は耳鼻科へ来たついでにここへ来た」と言って，実にうれしそうな顔をして入ってくる。「この頃の私の三悪は，ツバを吐くこと，独り言，暗いことの三つだ」という。「ツバを飲み込むと，霊を一緒に飲み込んでしまうと思うから，ツバを吐き出す」「一歩足を踏み出すこと，髪をとかすこと，傘をさすこと，何でも自分でやろうとするのに，つい霊に頼み込んでしまう。霊のことを考えたら，はじめからやり直さなければいけない。それで階段を昇ったり降りたり，手足の動きを止めたり，霊のあるポイントを避けてジグザグに歩いたりするから，他の人には変に見えるだろう」，「どこかをつかまれているような感じがする。自分は自分でいたい。他のものに動かされるのは嫌だから，やり直しをする。テストをやっていて，字を何度も消し直したり，腕を振り回してから，もう一度書く。最初の字がうまく自分で書ければ，あとはスラスラいく」，「ポイント（霊のある所）は避けて通る。この病院のポイントは……と……。自宅には，16カ所以上ある。猫の死体を埋めた場所とか石のある所にポイントは多い。なるべく他のことを考えながら，ひょいとよけて通る」。主治医は投薬を提案したが，K子は「自分の意思でやりたいから」と言ってこれを断わった。

1988.8.2. 母親と来院。「ポイントが先週よりも増えた。自分の意思で歩いているように思えなくて，やり直す」という。母親によると，「終業式の日，自分が自分でなくなった。自分が感じられなくなったから，もう一度体育館へもどって歩き直す」と言って帰ってきた。終業式の集団行動のときに，一歩一歩確認しながら歩くことが不可能になったためらしい。"お母さんは無敵だから，触っていると安心だ"と言って，この頃またベタツクようになった。その一方，"それを言ってしまっては（無敵の）効果がなくなるから，言うべきではなかった"と言って悔んでいる」。ここで初めて投薬する。エチゾラム3mg。

1988.8.3. 母子から電話相談。「薬をのんだら悲しくなって大泣きした。ペラペラしゃべれるようにもなった。感情が発散できるから，いいのかもしれない」と言う。母親は，「私が無気味に思うのは，"クモめ！ シーッシーッ，あっち行け！"と（虚空へ向かって）激しく追い払う動作をすること。私がクモの子どもを産んだらどうしよう，とも言う」。

1988.8.4. 母と一緒に来院。母親によれば「服薬させたところ，泣きわめいて，自分の本音をよくしゃべるようになった。泣いたことなどない子が大泣きしたので驚いた。それと，"私はクモの子を産むんです"とか，文章調，です・ます調で私に

話しかけてくることも無気味だ。そうかと思うと，"自分がこの家を守らなければならない"と言い張ったり，"私が悪かった"と言って風呂桶を頭に打ちつけたりするので連れてきた」と言う。K子自身は，すでに落ちついている。「お母さんから切り離されて，姉さんたちが私を施設に送ってしまうのではないか，と考えてしまう」と言う。前回受診時，主治医が母親に「今後は少しずつ姉たちに外へ連れ出してもらって，社会性を身につけさせる方向に導こう」と話したことが，K子に聴かれたか，母親が伝えたかしたらしい。訂正して，謝っておく。

1988.8.9. 二人の姉と来院してもらう。これが最後の面接となった。姉二人からみた家庭像を以下に掲げておく。長姉の話では「お母さんは，キツイところがあるから最初はなじめなかったけれど，K子が生まれてからちょっとカドがとれて，私にとっては付き合いやすくなった。K子は，皆に可愛がられて育った。おとなびた話をするK子が，最近は母にベタベタ甘えているので，変だなと感じていたが，私に対しては変な言動はない。
　（父母の関係について）母の言うことも，ある面では正しいんです。けれども，父はわりと単純な人で，いい面もあると思う。私自身は，父とも母とも悪くない。使い分けている。でも，間に入る人間がいないと心配なので，大学を卒業後は実家に帰ってきた。今後もずっと父母の面倒をみるつもりだ。福祉系の大学と就職を選んだのは，児童相談所で働いている母をみて興味をもったからです。
　父も母も，自分の考え以外を受け容れないという点ではよく似ている。父の冗談が母には嫌味にしか聞こえない。〈たとえば？〉K子がツバを吐くのを父さんが冗談で真似したときに母はひどく怒ったし，父さんが冗談で「自分はもう死ぬぞ」と言ったりすると母はひどく軽蔑する。母は，"父が母に敵意をもっている"というけれど，それはないと思う。父が私たちと出かける時には，母はK子を一緒に行かせない。K子が行くか否かは母が決めてしまう。K子を手離したくないのだろう。
　父が母に暴力をふるったのは，1，2回だけだと思う。その話を母から聴かされたとき，私はワアワアと泣いた。それなのに，母は自分のことじゃないみたいに平然とその話をしたことを覚えている。
　次姉の話では，「K子は，私の前では普通だから，特に変だと思ったことはない。母も，私たちに対しては客観的なのに，K子のこととなると感情的になる。心配しすぎる。父はよく，"母がK子を甘やかしすぎる"，"K子が病気になったのは，オレに関係ない"と言う。私は，両方とも自分の親だと思っている。好きでも嫌いでもない。短大を卒業したら，家にもどるつもりだ」と言う。

最後に，母親の手紙から少し抜粋しておく。

1988.6.27.付　「前略，うっとおしい毎日でございますが……K子は中学へ元気に通うようになり，他の方面にも活躍しはじめました。……ところで，2週間位前から私を批判するようになりまして，喜んでおります。私にオマジナイをさせることがピタリと無くなり，自分でしているとのことです。"ママは案外いい加減だとわかった"のだそうです。ママのようになりたいといつも言っていたのに，"ママのようになると困る"，"だから，体力をつけるために来年はスポーツをするんだ"と申しております……」。

1988.9.27.付　「8月9日の受診以来，次第によくなり，2学期は元気に通学しております。おかげ様で，私も生き返った気がします。……この前突然"お化けはウチの家には入って来れないことにする"と言い出しました。自分で決めた，といったニュアンスで，そう言えば昔，"私は逃げ道を作る名人だ"と言っていたことを思い出しました。
　"私はゲゲゲの鬼太郎と環境が似ている"，"鬼太郎のことを考えると勇気が出る"と言います。……」。

1988.12.13.付　「……私のことを"奥さん"とか"奥方"と呼び，時どき独り言を言ったり一人笑いをしながら家の中をのし歩いております。学校でも出てしまうそうですが，楽しそうに通学しております。変わっているなりに適応してしまっているのでしょうか……」。

III　討　論

A──病的体験あるいは症状の問題から初めましょうか。この患者の場合，幻覚・妄想，強迫症状のどれをとっても定型的ではない。幻視ではなくて表象，妄想ではなくて空想に近いと私は感じている。この子の強迫が，また難しい。ふだんからオマジナイとか縁起かつぎのようなものがあり，1988年7月には激しい強迫行為からパニックに陥っています。一方，面接場所ではふつうの強迫症者のような固苦しさや，熱気とか努力指向などは感じられないんです。
B──強迫が防衛として不完全で，精神病へ破綻する危うさを感じさせる。
A──ええ。この子の強迫は，神経症者のそれよりも，統合失調症者に時折見られ

る強迫行為に似ていると思う。ひどい時の歩き方を見たら，統合失調症者の途絶や常同行為と区別がつかないんじゃないか。それにこの子は，そういう行動を必ずしも無意味で不合理とは思っていない。むしろ自分の助けになると考えている節がある。

　ラングという人が，神経症性の強迫は超自我に許容されない攻撃性や性的欲望に対する防衛だろうけれど，統合失調症者の強迫症状は自己喪失とか人格解体の不安に抗して自己や人格構造を維持しようとする対決の試みなのだと言っているが，この患者はそのことを自分ではっきりと述べていますね。

B——さっき面接テープを聴かせてもらった印象では，話し方が淡々としていて強迫症状に対する困り方が少ない気がする。家族をまきこんでいないし，子どもの強迫症に多いしつけや押しつけにまつわるような母子間葛藤のテーマがはっきり出ていない。神経症レベルではなくて，母子葛藤以前の発達段階が問題になっている症例ではないか。

C——幻視や妄想まがいの奇妙な症状については，どう考えるの？

B——大人ならば精神病以外にありえないような奇妙な訴えを出すこと自体は，子どもの場合は神経症でもあるんです。そういう訴えの大部分は，やがて自然に消えてしまう。子どもの場合はむしろ，一見精神病らしくない方が重いことがある。

A——ふつう強迫症の人は，「私は逃げ道を作る名人だ」なんて口が裂けても言わないでしょ。他人の目には，いくらそう見えていてもね。この子は，自分の方からそれをあっさり認めてしまう。

B——そういう内省力が，防衛としての力を弱くしている。

C——毒を入れられる，というのは被毒妄想ではないんですか？

A——どうもニュアンスが違うんですよね。患者自身が，時には「そんなことないのはわかっているんだけど」と言ってみたり，"食物の中の青酸カリ"が"空気中の菌や有害物質"とか"本や他人の手といった，自分が（に）触れるもの"とかに変わったりする。「母親の料理なら安心だ」というのも，被毒妄想とは逆ですよ。味覚や嗅覚に関する幻覚・妄想は，ふつう家庭内の方に強く現れてくるものですからね。

C——不潔恐怖に近くなってくる。

A——そう。ただ，ここでも自分の方からこだわりを引っ込めちゃうんだ。その時どきに不安を体験していることは確かなんだろうにね。

D——幻聴は？

A——ないと思う。蛇や女性の顔や文字がねじれて見えるというのも，幻視というより表象に近いのではないか。母親の3番目の妹にも，子どもの時から同様の症

状があって，"間脳症"と診断されているそうです。その人は，今は子どもも産んで，ふつうに生活をしている。
D——脳波はどう？
A——小児科の主治医が神経の専門家なんですが，異常はないということです。
E——何かやろうとするとそれを制止されるとか，何ものかに動かされて行為の自己所属感がなくなるというあたりは，統合失調症に近い体験ではないだろうか。
A——ここまでの議論をまとめてみると，ふだん基底に汎不安があって，それを病弱というファサードやまじないやらで防衛してきたわけだが，それが不完全で，性格にまで固まっていない。だから一面で内省力があるのだけれど，他面では無防備になり，自己崩壊から他性の突出といった統合失調症性の体験に陥る危険がある。1988年8月のパニックはその一つというわけだね。その時点で強迫行為が強まったのは，人格解体に対決する自己治癒的な機制だったと。
F——基底にある汎不安というのは？
A——周囲の世界全体に対して，不信というほどではないにしても，自然な一体感をもてないというのかな。自分には直接関係のない社会的な出来事で自分の全存在を震憾させられる，といったことが起こりやすいのは，中学生前後の年頃ではないのか。10年くらい前に大阪で猟銃をもって銀行に立てこもった犯人が人質を射殺した事件があったとき，その報道に接しただけで家族や級友とのこれまでの関係に突然異和感が生じてしまい，そのことに困惑して受診してきた女子中学生を経験した。本人を取りまく環境自体には特別な問題が見つからないので，結局これは個人的な問題というよりも，この年代に特有のものではないかと思ったことがある。青年期も後半になれば，もう知性化して，社会的事件としてとらえるから，それほど自分が震憾させられることはなくなるんだろう。物静かな文学少女だったが，環境との間に自然な折り合いをとりもどすまでに1年近く通院したよ。
F——母親との間のbasic trustが欠けている？
A——母親との関係が大問題のケースですよね。この母親個人をどういう人格と考えたらよいのか。男まさりの気性で，子どもと密着するのが苦手な母親なので，K子を大人扱いしてきた。K子に大人びた面があるとか，泣かない。甘えない。辛抱強いといった側面は，母子関係と関連していると思います。母親のこの養育姿勢は，一言で言えばエネルギー備給の節約で，この人の家族環境や身体状況を考えるとある程度やむを得ないところがある。ところが，その母子関係が，今回の入院をきっかけに急速に親密化した。これはお互いにとてもよいことではなかったか。

ただ，この子にこれまで人間に対する信頼感が欠けていたかというと，そうとも言えないと思う。たとえば，医者や看護師たちには最初から素直で頼りにしている。長姉が言うように，皆に可愛がられて育ったという面もあるのではないか。ところが，家や病院から一歩外へ出ると，そこは有毒物質に充ちた不安な空間ということになる。

D——父親がかなり強迫的な人じゃないの？　七五三の20箇条とか死の強迫観念とか。

A——父親は，家族のなかで私が会っていない唯一の人物なんです。父親に関する情報は，ほとんど母親とK子から得たもので，K子の陳述は母親の受け売りだし，母親の意見には主観的な歪みが入っているでしょうから，本当のところはわかりません。長女の評価あたりが，おそらく公平なのでしょう。「死ぬのを恐れて同じことを何回も言う」なんてところでは，K子と父親は結構似ているんです。この母子は，その辺を否認している。とにかく，父親は妻を手なずけようとして完全に失敗した。夫に対する母親の蔑視は相当なものです。

E——母親は女系家族の長女で，社会的に男性と張り合って生きようとしている。自分の夫や父親はもちろん，学校の先生もdevaluateされているらしい。お医者さんは大丈夫なの？

A——バンコク以来，医者にはひどい目に合っているはずなのにね。そのわりに風当たりが強くないのは，この母子がsomatization（身体化）を，生きる上での主要なファサードとしているためでしょうか。母親が選んだ勤め先も病院だったし。そう言えば，医者とか福祉関係者とか，弱者を救済する職業の家庭に強迫症患者が出やすい，と松本雅彦氏が書いていたっけ。

E——それにしても，自分の娘に毎年心理テストをやる母親というのは何なのだろう。

A——将来そのことを娘に問題にされたら，どう答えるつもりなのかね。恐ろしいことだね。

F——子どもが自分をどう見ているのか疑心暗鬼になって，心理を確かめようとしているのか。

A——それは読みすぎでしょう。とにかく，この母親が対話上のテクニックをたくさんもっていることはわかるんだけど，何を目的にこの場でそんなことを言うのかという点が，いつもつかみにくいんだ。テクニックが一人歩きして，自分にとって不利になることでもしゃべりはじめてしまう。

E——その点を母親に突いてみなかったの？

A——しなかったです。いったん問題にしたら，ペラペラしゃべられて一層わからなくなりそうだし，下手に陰性感情をもたれても困る，という気があった。とに

かく母性意識に目覚めたんだから、それを支持した方がよかろうと思って、反発を買いそうなことはほとんど言ってません。私にしては珍しく。ただ、「父さんはお前をなぐるかもしれない」とK子に吹き込んだり、自分がなぐられたことを平然と伝えて継娘を泣かすなんていうやり方は、ほとんど犯罪的ですよねえ。自分の矜持を保つために、娘たちを利用している。でも、それに気づかせることは、この母親には難しいでしょうね。

B——強迫症の子どもの親子関係では、愛情の仮面に隠されて、実は残酷で加虐的な扱いが子どもになされている、とSullivanやAdamsが言っています。それに、親の前で泣いたり怒ったりすることが許されない雰囲気がある。

A——「ママのようになると困る」とか「奥方はいい加減な人だ」とか、母親批判がはじまりかけていますが、これは自然な発達過程でしょう？　母子分離をやり通す力がこの母子にはあるんじゃないだろうか。ただし、父親が母子間に介入してこなければ、の話ですが。

C——患者が父親について姉たち程度の肯定的な評価をするようになったら？

A——K子にとっては母親が自分を欺いてきたことになるし、母親にとっては自分の分身がこともあろうに敵方に寝返ったことになるから、母子関係が非常に悪くなるでしょうね。この母子はそれに耐えられないと思う。だから、30歳くらいになるまでK子は父親を軽蔑し続けていた方がいいんじゃないか。

G——父親も治療の場に引っ張り出すべきではないのか？　K子の授業参観に出席したりしているのだから、呼べば出てくると思うが。

A——そう、父親は結構K子に近づこうとしているみたいなのに、それを母子がかたくなに拒んでいる。まるで継父扱いだけど、この父親はK子の実父なんだよね。穿った見方をすれば、姉たちに対して継母である母親が、K子と父親との関係を強引にそれと同じ形のものにしようとしているかのようだ。根治的な家族療法を試みるとなれば、父親にも来てもらう必要があるでしょうね。でも、この家族の場合、父親を登場させたら治療のレベルというかスタイルが、ガラッと変わると思う。今の私の立場だと、とても一人でそれを処理し切る余裕がないから、中途半端かもしれないけれど、今の治療構造で一応の安定を狙うことが、私にとって、——この母子にとっても、と言いたいところだが——ありがたいんです。もっとも、K子のSchub（急性憎悪）が長びいて入院するような事態になっていたら、父親を呼んだかもしれませんね。

E——治療目標を限定するのは、仕方のないことでしょう。そのためのデメリットがあってもね。

A——母親の悪口をだいぶ言ったから最後にちょっともち上げておくと、継子二人

との関係は立派なものだと思うんです。子どもの側に距離感をもってもらったうえで愛情を示すというのが，この母親にはちょうどいい子どもとの距離なんでしょうか。長女が福祉系の大学と職を選んだのは家庭問題のせいかと思って尋ねたら，「児相で働く母親を見て，福祉に興味をもった」という答が返ってきたので，母親をちょっと見直しました。職業人としては，娘たちの立派なモデルになり得ているわけですから。長女も立派に育って，今やこの家のキーパーソンです。

D――結局，母親はDSM-IIIなんかで言うとどういうパーソナリティ障害になるの？

E――強いて言えば，paranoidの系統だろうね。特に夫に対して。それとQuerlant（好訴者）の傾向も，垣間見える。

A――それよりも一番気になるのは，この子の予後の問題なんです。無事に思春期を乗り切って，社会に出てゆけるのか？　そのために今整えてやるべき条件があるとしたらどんなものがあるのか？　正直言って，最後に強迫行為が強まって，自傷から作為体験まで現れたときには，私の方も不安になったんです。それまではわりと安心して診ていたのに，あんなふうに病的体験が突発して日常行為が妨げられると，「いつかつぶれてAnstalt（精神科病院）暮らしになるんじゃないか」という不安が，子どもの治療経験に乏しいだけに，膨らんでくるんです。

E――1988年8月のSchubを少し考えてみようか。

A――きっかけは，母親に対する私の不用意な発言をK子が聴いたことだと思う。母親も私に賛成したので，これはもう，てっきり自分が捨てられる，施設へもらわれてゆく，と受け取ってしまったんですね。これは妄想というよりも，根本的な不安から出たものでしょう。何しろロールシャッハの話を聴いただけで指の血管が浮き出て見えてくるような敏感な子なんですから。

B――しかし，結果的にはそこで大泣きできたことが，よかったんじゃないか。その後の経過も，それを裏づけている。

A――一度は母親の前で大泣きする必要があったんでしょうね。この子は病気に対して強いのだか弱いのだか，そこがよくわからない。母親や祖母にはある種の楽観というか諦観があって，「ウチの家系には神経の弱い者が多いけれど，皆それで何とかやってきたのだから，この子も何とかなるだろう」と考えている。私にはその考えがもっともだと感じられるときもあるし，いやいやそんな楽観視はとてもできないぞと思うときもある。その辺が，児童精神科医に一番聴きたいところなんです。

B――10歳前後の強迫症の予後は，必ずしも悪くないと言われています。この子の強迫も，人をまきこまないし，強迫を制するのに別の強迫を積み重ねるといった複雑な加工や増殖はなされていませんから，強迫症としての予後は悲観的ではな

いでしょう。けれども，僕は，この子の病気は強迫症より以前の発達段階にあると思うから，そちらの方の予後となると，何とも言えない。突然崩れる可能性もあると思う。
A——統合失調症と断定はできないと思うけれど，仮にそうだとして，今できることは何かなあ。
B——先生にあれだけコンタクトがついているのだから，何かあれば連絡してくるでしょう。
E——現実に問題が起きたとき，それに対処するという形で関わってゆけばよいのではないか。
A——統合失調症であろうとなかろうと，20歳すぎまでうまく通過できれば，それこそこの子の望むような動物の飼育係かなんかでひっそりと生きてゆけそうな気もするんだがね。B家代々の重荷を一人で背負い込む役割から，少しでも解放してあげたいね。

追記

本症例は，2000年2月にカンファランスに提出され，翌3月に本稿が書き上げられた。その後まもなくK子の強迫行為が増強し登校できなくなったために，4月末から治療の第二ラウンドが開始され，現在も続けられている。

文献
［1］アダムス（山田真理子ほか訳：強迫的な子どもたち．星和書店，1984）
［2］Lang H : Zur Frage des Zusammenhangs zwischen Zwang und Schizophrenie. Nervenarzt 52 : 643-648, 1981.
［3］松本雅彦，石坂好樹，田村芳記ほか：青年期強迫神経症の臨床．精神医学 27：1113-1122, 1985.
［4］サリバン（中井久夫ほか訳：精神医学の臨床研究．みすず書房，1983）
［5］鈴木茂：境界事象と精神医学．岩波書店，1986.
［6］若林慎一郎，本城秀次，武井陽一：こどもの強迫神経症．臨床精神医学 16：675-679, 1987.

6. 人格からみた病の意味

はじめに

　人格と病気との関係は，昔からさまざまなレベルで考えられてきた。DSM-III (1980) 以降，病気は第I軸で，人格は第II軸で，と別々に評価し，そのうえで「○○病と××人格の間の相関関係」を統計学的に研究することが一般的になった。しかし，病と人格との関係をそのように，二つの独立した事項間の外的な関係とみなすことは適切ではないだろう。両者が内的で緊密な，双方向的関係にあることは，日常臨床の症例に明らかなことである。すなわち，人格は病の成立にとってその一要因であるのみならず，同じ病気に罹っても，実際に形成される病像は患者の人格や生活史に応じた特徴を帯びるから，適切に対処するためには人格的な側面への配慮が欠かせない（鈴木，2001）[5]。医学的には均しく「せん妄」とか「痴呆」とか診断されても，その患者が幻覚の存在や記憶の錯誤をみずから率直に認めることができるか，それとも過剰な自責の念にかられたり猜疑的曲解や厄介な被害妄想を発展させたりするか否かは，病前の人格が大いに関係してくるのである。

　病気にいかなる意味を与え，どのような態度を取るのかは患者の人格ごとに異なっていて，そのことが免疫系などの生物学的機能を介して病気の経過や予後に少なからぬ影響を与える。他方で，人格の形成には病気の経験が重要な成分として関与する。病者の見地から健康な概念と価値をみる一方で，そこから逆転して豊かな生命の充溢（じゅういつ）と自信の上に立って病的本能（デカダンス）の作業を見下ろすこと，この二つの見方の自在な転換こそ自分が長い修練の結果身に付けたものである，とNietzsche [3] は自負しているが，まったく病気を知らず無菌的に育った人間が，人格的な深みを欠いて，健康なだけの平板な一生を送る，といったこともあり得るのである。

　人格発展と精神病との間の境界設定の難しさは，JaspersやSchneiderの昔から疾病分類学の宿命のように扱われてきた。比較的軽い障害しかひき起こさない体験や行動のある持続的パターンを，慢性病の症状とみなすか人格の現れとみなすかはあ

る程度恣意的な判断であって，（理論的にはともかく臨床的には）あえてどちらかに決定する必要はないとも言える。たとえば確認強迫のような「症状」は，その人の人生の一時期に集中的に現れて医療機関を受診することが少なくないが，それ以外の比較的平穏な時期にみられる軽微な確認「傾向」は人格の表現と解されがちである。また，うつ病の発病後の症状は，病前の体験・行動パターンと同質であるから，メランコリー親和型の人がうつ病に陥る決定的な「瞬間」（Der Augenblick），つまり病を病前状況から分かつ「断絶」（Hiatus）については，Tellenbachの筆をもってしても十分に描出できていない[7]。気分変調症（Akiscal, 1983）[1]のような軽症慢性うつ病は「人格の問題ではないのか」という異論が絶えないし，「境界例は精神病であって，パーソナリティ障害ではないだろう」という見方は今日でも後を絶たないのである。

　ここでは，人格と病が内的に絡み合って発展していくさまを，人格の形成途上にある年代の症例を中心に瞥見してみたい。最初に，著者が最近経験した13歳の症例から紹介しよう。

症　例

【症例1】　K子　中学1年生女子（13歳）
　高齢出産の一人っ子で，父母と三人暮らし。
　4歳から喘息があったが，9歳頃に治ったという。12歳まで指しゃぶりをしていた。X年6月，自宅で勉強中に右腕の震えと腹痛が出現し，右腕がおさまったら左腕に震えが移って，約5分間続いた。7月下旬には短距離走の際に左下肢がガクガクした。8月初旬には買い物中に脚がガクガクして歩けなくなり，しゃがみこんだという。8月8日に腹痛と嘔吐があり，トイレに座ったところ四肢の震えに襲われたために夜間救急を受診した。「ガスの貯留による腹痛だろう」と診断されたが，その後も覚醒時に下肢に振戦様の震えが生じて数分間持続する。8月下旬に当院の小児科を初診して，睡眠時脳波で後頭部にspike & waveと14 & 6c/s positive spikeが認められたためにてんかんと診断され，デパケンR（200mg）2錠の処方が開始された。その後も右腕と右脚の震えを訴えて，失神発作もみられるようになったため，8月末には数日間入院して薬をテグレトールに切り替えたところ，発作は消失して退院となった。しかし，9月に入ると時どき「気持ちが悪い」と訴えてボーッとしていたり，興奮して暴れたり，「犬を殺してやる」と暴言を吐いて，その言動をあとで記憶していない。その後も軽い意識混濁や腹痛が続くために，11月24日

から28日まで再入院した。

　退院の翌日，深夜に過呼吸発作を起こして受診。さらにその翌日には「食べれないのでムカツク」と言って食物をごみ箱に投げ捨てたり，興奮して「ウーッ」となり，父母やタンスに噛みついたかと思うと，何ごともなかったかのようにマンガを読み始め，立ち尽くしている父母に平然と「どうしたの」と尋ねたりする。机上にうつ伏していた患者に対して父親が呼びかけたところ，バッと起きて母親に殴りかかり，興奮して手がつけられないため3度目の入院となり，精神科を紹介された。

　小児科医によると，脳波は発作中の脳波を含めて3回記録しているが，発作の症状と脳波の異常とが対応しておらず，てんかん薬の服用によって症状が悪化したり，入院中は発作が出現しないなどから，心因性疾患の可能性を疑うようになったという。

　筆者との初回面接を，以下に抜粋しておく。

　　（お腹とか頭とか，今は痛くないの？）うん。
　　（ご飯は食べられている？）うん，今日は食べれた。
　　（学区外のB中学に通学しているんだ）そう。
　　（どうしてA中学へ行かなかったの？）6年生のときにクラスがひどく荒れちゃって，女子が4人対16人に割れちゃって，授業崩壊したので，このままA中学へ行くのは何だからって。
　　（B中学で，友達はできた？）うん。今はC小学校出身のグループに入れてもらっている。どこかのグループに入らないと，孤立しちゃうから。
　　（学校に通うのは楽しい？）うん。
　　（塾とか習い事はしてる？）学習塾が週2回と，月2回のプライベートレッスンをやってる。あとは習字が週1回。
　　（それらは，いやじゃない？）うん。愉しい。
　　（お父さんはどんな人？）うーん。うるさいから，最近は逆ギレして怒ったりすることもある。お父さんを見るとムカムカして，「帰ってくるな！」と言うときもある。
　　（口うるさいって，たとえば？）テレビを見ているとき「目を悪くするから，もっと離れて見ろ」とか，電気スタンドの下で書いているとき「手元が暗くなるから気をつけろ」とか言う。時間にもうるさくて，塾の迎えは必ず10分前に来ている。もう少し遅くに来てもらいたい。
　　（あなたの眼が悪くなることを心配しているんだね。視力はいくつなの？）0.1と0.3。

(お母さんも口うるさいの？）心配症で，よくしゃべる。「今日は部活を休みなさい」とか言われたり，「見てきてもいい？」と訊いても「ダメ」と言われたりする。
（あなたの行動をお母さんが決めてしまうわけ？）そこまではないけど，「宿題やったの？」とか「片付けなさい」とか，よく言われる。
（ペットは？）犬が1匹いる。
（どんな犬なの？）クロという名前で，てんかんをもっている。おとといも発作を起こして立てなくなった。自分がわからないような状態になって。
（犬が？）そう。ふだんは吠えたり噛みついたりはしない犬なんだけど，おとといは立てなくなって，それから暴走して。
（あなたも立てなくなったりすることがあるの？）うーん。前に1回あった。
（おととい入院したのはどうして？）ムカムカして気持ち悪かったり，頭痛がしたりした。でも，点滴を打ったら，すごく具合よくなった。
（手足が震えるの？）うん，ある。
（どういう震えなのか，ちょっとやってみせて）えっ，覚えてない。わからない。

　やや子どもっぽいが，とても明るく元気な「良い子」という印象であった。次に母親と面接して，以下のような話を聞くことができた。
　クロはK子が小学1年生のときに飼い始めたやさしい雑種犬で，K子の友達にとても好かれている。K子は当初「弟のようだ」と言っていたが，5年前に突然，クロが全身けいれん発作を起こして以来，クロを全然可愛がらなくなった。クロは動物病院で「てんかん」と言われて薬を服用したが，グッタリしてしまうのですぐに服薬は止めにした。それ以来，年に1,2回けいれん発作を起こしている。
　11月29日は，K子が家に連絡もせずに午後4時近くに帰宅したので，母親が少し怒ったところ，K子は「クロがむかつく」と言って犬を追い回し，押さえ込んだりした。その1時間後にクロが全身の震えを起こし，よろけて立てなくなった。5分くらいで自然に治ったが，今度はそれを見ていた娘が右腕にけいれんを起こしてトイレへ駆け込んだ。
　小学5年の頃から，学校でいやなことがあるとクロに八つ当たりするようになった。「この黒犬！　2,700円の捨て犬じゃないか」とか言って追い回す。そのためクロも，K子が近づくと逃げ出したり，尻尾を下げるようになった。家ではオシャベリで，先生の話はよくするのだけれど，友達の話が出てこないので心配していた。また母親が「これはおいしかった」とか「この鉛筆は書きやすい」とか言うと，あとでK子がしばしば自分の意見のように同じことを言うので，ほんとにそう思った

のか訊きたくなることがよくあると言う。

　仲良しだったYちゃんに，5年生のときにイジワルをされた。彼女の分の宿題をさせられたり，友達をとられたりしたが，「こわいから我慢した」という。三者面談の際に担任から「6年ではYちゃんと別のクラスにする」という約束を得たにもかかわらず，6年でも同じクラスになったため，始業式の日に娘はすごく怒って帰宅した。6年生の11月には，Yちゃんが娘の悪口を皆に言いふらしたこともあってクラスの女子が二派に割れて，K子は少数派の中で「障害物」呼ばわりされた。担任が突発性難聴で出勤できなくなった。K子はそれでも不登校にならず，何とか卒業できた。区域外の中学に進学して小学校の友達から完全に切れて，娘は喜んで登校していた。学年でも塾でも，成績は3番以内だった。それが10月頃から学校で男子のグループにターゲットにされ，持ち物を隠されたり「死ね」と言われたり机を蹴られたりするようになった。帰宅すると，「クソー，黒犬！」と言って涙を流して怒ったり，「学校へ行きたくない」と言うようになったという。

　夫は大手企業に勤めるおとなしい人で，小さい頃から娘をうんと可愛がった。夫が私の意見に従うことを，娘は気に入らないみたいだ。「お母さんは，クロに対して私よりもやさしい」とか「どっちの方が大切なの？」と問われて，「両方」と答えたこともあるという。

　発症の経緯がかなり明らかになったので，筆者は翌日，母親に対して以下のような説明を行った。「てんかん」の要素は，完全に否定されたわけではないが，脳波と発作のタイプとが合致しないことや服薬によってかえって症状が悪化すること，病棟や友達の家では発作が起こらないことなどから，小児科医は「てんかん」の診断に否定的になっている。他方で，精神科的にみると，子どもから大人への過渡期に発生しやすい心因性の病気と解釈できる面もある。症状は最近になって発生してきたものだが，その背景には小学生の頃から形成されてきたK子の体験や行動のパターンが関係しているように思われる。それを修正することは，病気の治療にも今後の人格形成にとっても大切なことだから，当分はそのようなアプローチをご両親に試みて頂きましょう，と述べて，以下の内容を記した紙を母親に手渡した。

①明るくハキハキしていて，知的にはすぐれた子どものようだが，情緒的にやや子どもっぽいような印象を受ける。
②学校でイジメを受けて悲しかったら，家に帰ってその辛さをクロと分かち合うのが通常のペットとの関係なのに，学校でいじめられて腹が立つから，帰宅したら今度は自分がいじめる側に立ってペットをいじめることによりストレスを発散する。こういうペットの利用の仕方を身につけてしまったこと

に，今回の発病の背景的な問題がある。一般に動物に対する虐待の習慣化は，子どもの心の発達に悪影響を及ぼすだろう。

③「悲しみ」や「落ち込み」ではなくて「怒り」で反応しその怒りの自己コントロールができないことは，感情面の未発達を思わせる。いじめられることの辛さは自身の体験からよくわかるはずなのに，「悲しみ」や「辛さ」を十分に味わって成長の糧にすることなく，逆にイジメの対象をみつけて「人にやられたことを別のものに対してやり返す」ことで鬱憤をはらすというやり方は，A）強い暴君の側面を「良い自分」とみなし，B）やさしくてイジメを受ける側面を「悪い自分」とみなすような人格の分裂を促す。

④K子には，A）クロをいじめる暴君の部分と，B）いじめられる点で自分をクロに同一化する部分とがあるのだが，K子は意識的にはAを志向して，Bを解離（忘却）している。クロの属性は，a）おとなしくて誰にでも好かれることと，b）てんかん持ちということだが，K子は意識的にはこれらの属性を嫌っている（一般には「良い性質」とみなされるaが，K子にはイジメを招く「劣悪な性質」と映っているのかもしれない）。

⑤K子が示すさまざまな症状は，以下のように考えると統一的に説明できる。すなわち，ストレスがかかったときに，患児の怒りの矛先はまず自己の身体に向かって腹痛・嘔気といった身体症状を生じ，それで解消できないときには，A）クロ（や父母）に対する攻撃行動となり，それでも収まらないときには，B）自分がいじめられたクロに変身（憑依）して周囲への噛みつきやてんかんに類似した症状（手足の震えやヨタヨタ歩行）を作り出す。このような行動は意識的に真似るのではなくて，対話中に相手が笑ったり腕を組んだりするとこちらも知らない間にそうしてしまうのと同様の無意識的な機序で伝わるものであって，我に返ればすっかり忘れてしまい，他人事のように振舞うことを特徴とする。この年代で母親の口真似をすること自体は，さほど心配するには及ばないだろう。

⑥基本的な治療方針としては，自分がイジメによって味わった感情や自分が発散した怒りや攻撃的な行動を片っ端から忘れてゆくことに歯止めをかけて，それらを意識して反省したり，悲しみや親しみなどの感情を十分に味わうことにより人格の発達を促すことが大切だろう。感情や行動を言葉で表現できるようになれば，⑤で述べたような症状，つまり身体的行動による直接的な反応表現は自然に減ってゆくものである。たとえばクロをいじめたときは，いじめられる側（クロ＝自分）の気持ちや反応行動について語り合う絶好のチャンスとなる。興奮や憑依状態の出現に対しては，20分程度で自然に治

まるものならば，頓服薬の服用程度で対処すればよいだろう。
⑦今後もストレス状況に陥ったとき，同様の「発作」を反復することはあるだろうが，それを母子共同で上手に乗り越えることによって初めて，適切な発達が可能になるだろう。

　こうして母親に対する外来指導のみを開始したところ，患者の発作回数は激減し，母親も以前のような不安を感じることなく患者に接することができるようになっていった。母親は「今まで私は心配しすぎたので，なるべく放置するようにしている」と言い，K子も「クロをずいぶんいじめたんだよね。クロもてんかんで大変だったのに，かわいそうだったよね」と述べて，クロをいじめなくなった。
　退院した翌日（12月初め），元気に登校して友達の家から帰宅した9時すぎに，バタッとうずくまった。約30秒後に形相を変えて起き上がり，母親に向かってウッと唸り叩いてきた。それから過呼吸に陥り，枕を噛んで泣きながら，「病院に行って看護師さんに会いたい」と言い，赤ちゃんのように指しゃぶりを始めた。そこで母親がK子を助手席に乗せてドライブに出たところ，約5分後に帰宅したときには正気に戻っていた。その後2カ月間，無投薬で発作はまったく起きなかったが，2月5日に学校で右脚の振戦発作を起こした。後に母親が教師から聞いたところでは，仲良し三人グループの女子生徒Nちゃんがしばしばに子を突き飛ばす件で先生と相談中に，急に黙りこくって発作を起こしたというものだった。2月20日の夜には，母親に突然言いがかりをつけて40分間ほど暴れた。その間のことは健忘していたが，落ち着いてから母親に「学校で前日，男子生徒がキレて『自殺したい』と叫びながら暴れているのを先生が羽交い締めにしている場面を見た。自分もさっき，あの男の子みたいだったのかなあ」と語った。
　これまではもっぱら健忘に付していた自分の無意識の行動について他児の姿を借りつつも反省的に言語化できたのである。23日には学校で脚に青あざを作って帰宅した。母親が手当てをしている最中，Nちゃんに突き飛ばされた結果のあざであることを初めて語った。母親が「Nちゃんのお母さんに言おうか」と述べたところ，K子は荒々しく「うるさい！」と言って母親の頬を叩き，「いつもこうやってやられているんだ」と述べた。それに対して母親が「そんなに辛かったんだね」と返したところ，K子はシクシク泣き始めて興奮はおさまった。翌日学校で先生がNちゃんを叱ったところ，その晩Nちゃんから謝罪のメールが入って，それ以降発作は起こしていない。母親は面接場面で「私もだいぶ慣れて，対処の仕方がわかってきました」と述べて帰って行った。その後3カ月たったが，問題となる症状は出現していない。

【症例2】 M子　女子高校3年生[4]

　高2の1月から「友達に間違ったことを言ってしまったのではないか，と不安になって，母親や友達に何度も確認する」という強迫行為が生じ，次第にひどくなってきた。4月には「お母さん，相談にのって！」と泣きついてきて，「本当にこれでいい？」と，同じことを何回も尋ねてくる。たとえば，①掃除の時間に友達と話していて，「近代」を「現代」と言い間違えた。帰宅後調べてわかったのだが，どうしよう。②日本史の時間に友達から，「教科書の重要部分に青色で線引きをしているの？」と尋ねられて「うん」と返事をしてしまった。「本当は水色で引いてるのに，それでよかったか？」。③空がぼやっと霞んでいるのを，私が「煙のせいじゃないの」と言ったら，友達は「空気が汚れているんじゃない？」と言った。「あれは，本当は何だったんだろう」といったことで，「お母さんは，何だ，くだらないと思うでしょうけれど……」と言って泣き出す。この種のことを毎日10回は母親に言ってくる。

　同胞は3歳下の妹が一人いるだけで，「母親を含めて三人姉妹のように仲が良い」と母親は言う。学業成績はクラスで3番くらいだが，ノートをキチンと取るので授業中に聞き落とした箇所を友達が訊きにくる。小学生の頃から，わからないところがあると泣きながら長時間勉強していた。中学時代以降は，毎晩1時，2時まで予習・復習をしている。友達が見ているテレビ番組を見ていなかったために，友達を失った経験があるという。初診時の問答から，以下に若干抜粋しておこう。

　　（言い間違えると友達に実害が生じると思うの？）テストのとき相手が間違えたら困るとか，あとで何か言われないかな，と思ってしまう。
　　（尋ねられたとき，「よくわからない」と答えたらどうなの？）そうとも思うんですけど，「わからない人だな」と相手に思われてしまうかもしれない。
　　（相手にどう思われるかが気になる？）はい。
　　（友達に，どんな人間だと思われたいの？）エーッ！　神経質じゃないとか，あとは，……あまり考えたことない。
　　（必ず正しいことを言える人間，絶対に間違えない人間であろうとしているのかな？）はい！
　　（友達はあなたのノートをあてにしている？）私は授業をちゃんと聞いているから，友達があとでよく聞いてくる。……人に嫌われたくないんです。
　　（嫌われた経験があるの？）中1の終わり頃，友達の話についてゆけなくなったことがあるから……。
　　［突然，泣き出す］

母親が述べるには，「気になることは我慢しないで，全部話しなさい」と言ったところ，1時間以上話し続けて，私が「そんなことないから，気にしないで」とか「大丈夫よ」と言っているのに，いつまでもグズグズしているので，私も腹が立ってきて「もういい加減にしなさい。何様だと思ってるの」と言ったら，M子がカッとしてテーブルをひっくり返したのでビックリした。「お母さんは，いつも最後には怒る」と言われたとのことである。筆者は母親に，M子が言い出す疑惑を強く否定したり，「つまらないことに悩むな」とか「よくなった」とか言ったりせず，ただ黙って聞いてやる（存分に言わせてやる，泣かせてやる）ことに忍耐力を発揮して，時にはM子の我慢を褒めてあげて欲しい，と協力を求めた。

その後，11月末に推薦入学で大学に合格するまで，1, 2週間に一度通院して安定剤の投与を受けていたが，面接時の態度はいつも礼儀正しく，入室してしばらくの間はニコニコしていて，途中から泣き出すというパターンをとった。

約6カ月の治療期間中，母親への確認強迫のほかに，6月には自宅のピアノの上の人目につくところに遺書を置いたり，7月には蒲団の傍にヒモを置いたうえにシーツに赤インキをつけたりして家族を心配させた。また8月には父母に向かって「私を生んだお前らが憎い」と口走ったり，妹が受験勉強をしている姿をみて「私に対するイヤガラセだ」と被害的になったりしたが，結局大学に推薦入学できたことがきっかけとなって症状が軽快し，通院は終了した。

「推薦合格というラッキーな出来事が，とりあえずM子の症状を軽快させた」とみる点で，母親と主治医の解釈は一致していた。それは，一面ではM子が抱えた課題の先送りを意味しており，今後も人生の節目節目でM子には母親の手助けが必要になるだろうことを予感させた。困難の乗り越えかた次第で一人立ちの程度は違ってくるであろうが，結果的に実家に依存した人生を送ることになっても，それもひとつの選択肢と考えられることを母親に伝えたところ，母親は自分の役割を自覚して張り切った様子であった。

翌年，東京で一人暮らしを始めると，「友達から誘われて断れないのに，洗濯は毎日しなければ気が済まず，復習の時間がとれないから来て欲しい」と母親に泣きついてきた。「こんなことやっちゃったけれど，それでよかっただろうか」といった質問の再燃もあったが，帰郷時に3回筆者の外来を訪れたほかは医療機関を受診することなく，4年間で卒業した。東京の商事会社で2年間働いた後に実家に戻り，29歳で婿をとって実家の近くに二人で生活している。ふだんは明るいが，ちょっとしたことがあると落ち込む。メールの送信時には「間違いがあると相手に迷惑がかかるから」と言って5回以上見直す。母親への確認行為はいまも時どきある。現在31歳になるが，育児で強迫症状を悪化させて精神科にかかった友達がいること

もあって，子どもを作ることを躊躇している。

　DSM-IVで診断するなら，K子では身体表現性障害と解離性障害が，M子では強迫性障害や気分変調性障害が第Ⅰ軸で，つまり病気として問題になるだろう。これに加えて，第Ⅱ軸に登録すべき人格の問題があるのだろうか。M子の場合には回避性や依存性が特記されるかもしれないが，未だ人格形成の途上にあるK子の場合，筆者が指摘したような意味での人格問題は感じられても，それをDSMのような出来上がった分類のなかに組み込むことは難しいだろう。

　最後に，大うつ病の初回エピソードによって初めて自分の人格の脆弱さを意識化し，自らを「ダメ人間」として事後的に構成した主婦の，再生の過程を提示しよう。

【症例3】　E子　33歳の専業主婦

　第一子で，弟が一人いる。短大を卒業後，大手企業の事務員として6年間自宅通勤し，7年前に結婚と同時に仕事を辞めて，夫の転勤先である当地へ転入した。5年前に母親を失い，4歳になる一人娘がいる。夫は3歳年長で，家電量販店チェーンの再建管理をしている。

　E子は，X年7月23日に不眠と困惑を訴えて夫とともに筆者の外来を初診し，「家事や育児ができなくなった」「自分が主婦失格のダメな人間だと2カ月前に気づいた」と述べた。「これまではずっと元気で，ふつうに家事や育児をこなしてきた」と夫婦ともに言う。ところが，現在住んでいる社宅を来年の3月までに出なければならなくなったため，2カ月前に夫から「この際，家を建てよう」と言われ，ローンを組むために「この1年間の家計の支出を具体的に見直して欲しい」と頼まれた。夫が言うには「毎晩1時すぎまで家計簿を見直していたが，結局その作業がうまくいかず，最後は僕がやった」「そのうち次第に今のような状態になってきた」ということだった。E子との問答を以下に記しておく。

　　（原因は何か思い当たる？）はい。働いてなくて，主婦の仕事もちゃんとやっていないということに気づいて，お金の管理が全然できてなくて，いざ家を買おうというときに，何も考えていない自分がいて，さあーどうしようという焦り……。要領よくやらなきゃと考えるけれど，運転免許も持ってないし，私は何のためにいるのだろう……。子どもにも悪影響を与えているんです。ひとり取り残されている。

　　（2カ月前までは？）信じられないくらい能天気で，何も考えていなかった。「同僚たちもつぎつぎと家を建てているので，われわれも建てよう。どう思う？」と夫に言われて，返事ができなかった。夫には「お前の考えに合わせ

るから，言ったらいいじゃないか」「自分がどうしたいのかも言えないのか」と言われた。私はこれまで，夫に引っ張られて生きてきて，自主的に考えたことがなかった。33歳にもなるのに，自分がどうしたらいいのかさえわからない。人に頼ってばかりで……。このごろ娘のおやつを食べたり，過食症になってきた。

とりあえず毎食後にリーゼと眠前にマイスリーを処方して，経過をみることにする。
7月28日：入眠剤で眠れるようになったけど，気がつくと食べていて娘に注意される。5キロ太った。「誰かにそばにいて止めて欲しいので，実家に帰ろうか」と夫に相談したら，「父親に一生みてもらえるわけじゃないぞ」「逃げてるだけだ」「親が倒れてその面倒をみなきゃいけないとか，もっと大変な人がいるんだぞ」「いい年して，甘えている。子どもじゃないんだぞ」と言われた。「薬にばかり頼っていたら，止められなくなるぞ。一生治らないぞ」と言われて，薬を飲むのがこわくなった。父親に電話で相談したところ「帰っておいで」と優しく言われた。

（夫の意見は，企業再建の論理みたいだね）ずっとそうでした。頭のいい人だから，言われたとおりにしていればいいと思ってきた［泣き始める］。私も「実家に帰っても治らないかもしれない」と言うと，夫は「それなら，行く意味がないじゃないか」「精神科なんて普通の人が行くところじゃない。そこまで行ったのに」「これで実家に帰っても治らなければ，もう終りだな」って言われた。確かに，実家に帰っても治る保証はないし……。
（旦那さんも不安なのだろうが，それにしても先手先手を打って緊張を高め，変化の芽をあらかじめ摘んでしまうようなことばかり言うね。先のことは考えないで，ひとまず休むことが必要でしょう）私は，父のところへ行ったほうがいいのでしょうか。
（夫と父親の間で話し合ってもらったらどう）二人で何回も話しています。考え方がまったく違うから，夫は父に「干渉して欲しくない」と言っています。私は結婚後の7年間，実家へ行っても泊まらずに日帰りです。私が今回泣きついたものですから，7月20日に父と弟が「どうなってるんだ」と言って私の家にやってきました。父が「連れて帰りたい」と言ったら，夫は「離れると家族の絆が薄れるから，僕が面倒をみる」と言って，結局私はここに残りました。夫の母親に子どもの世話をお願いしたところ，「お金をせびるようなことは，言わないで欲しい」と言われてしまいました。
（離婚を考えたことはある？）つい最近，私から「このままでは共倒れになる

から、離婚した方がいいのかな」と言いました。
（夫は何と答えた？）「言われてショックだ。どうしてそういう発想になるんだ」「慰謝料なんて俺は払うのは嫌だからな。求めるなよ」と言われました。私は本当に頭が悪いから。

リーゼをレキソタンに変更し，次回は夫と来院するように伝える。

8月20日：結局，7月29日から8月13日まで実家に帰り，それから夫の実家を回って，8月18日に自宅に戻った。不安や不眠は今も変わらない。要領よく買い物などできないし，炊事もやっとこなしている。夫は「環境を変えても状態が変わらないのだから，こっちで頑張ったら」という。自分がこんなにグズだったとは，気がつかなかった。食後薬をトレドミンに変更する。

9月3日：「何も考えられない。どうしよう，どうしよう」と，同じことばかり父や夫に言っている。献立に何を作ったらいいか，卵を焼くにも「どうするんだったっけ」と考えたりする。「認知症ではないか，と思ってしまう」とE子はいう。同伴した夫によると，「自信がなくて，自分を責めている。同じ思考回路に嵌まっていて，新しいことにチャレンジできず，食べてばかりいる」とのこと。主治医から夫に，「プレッシャーをかけるやり方は，再建を図る企業が出来の悪い社員をクビにするように，相手がつぶれたら関係を破棄できる場合には有効かもしれないが，配偶者に対しては離婚の覚悟でもないかぎり，相手をつぶしたら自分が面倒をみなければならないのだから，不安や緊張を強めるような接し方は得策でない」「頭に浮かんだ正論や先々を読んだ鋭い予測は，発言するのを我慢して，ホンワカとした雰囲気を作り出すほうが治療的」と伝えておく。

その後もE子は，父親や親戚や「いのちの電話」にしきりに電話して「何から話したらよいのかわからない」と述べたり，「怠け癖がついてしまって，何から手をつけてよいのか埒があかない」「新聞を読んでも頭に入らない」などと同じ訴えを繰り返した。投薬は，トレドミンをベースにしてルジオミールやアナフラニールやアモキサンを加えていたところ，最初の1，2日間だけ「驚くほど気分がよくなる」が，すぐに効果はなくなってしまう。薬疹の出現のために中止したこともあり，「服薬して急変するのがこわい」とか「私の病気は性格的なものだから，服薬したのは失敗だった」と言うようになった。軽くリストカットした直後も，一時的に元気になった。10月には新居の設計図が出来上がったが，台所の間取りなどを相談され，「決められなくて，こわい」と述べている。

E子は面接場面で毎回ほぼ同じ内容の自己規定を繰り返したが，筆者はそれを思う存分話させながら，「あなた自身が自分をどう思おうと，それなりに家事ができ

ているのだから，それでいいのだ」という態度を取り続けた。11月にリーマスを加えた頃から，「ダメ人間だ」という言葉に切迫感が薄らいで，12月には「少し落ち着いてきた」という肯定的な発言が初めて聞かれた。その後も「テキパキ要領よくできない」「大工さんと何を話してよいのか戸惑う」「人との会話で昔は自然に笑えていたのに，今は顔がひきつっているのが自分でわかる」「自分は中身が子どもだなぁ，とつくづく思ってしまう」などの発言が続いたが，「以前に比べれば，泣くことが減った」「目の前のことや自分のできる範囲のことをやっていればいいんですね」「昔から話し上手じゃなくて，笑ってごまかすところがあったのに，昔はそんなことを考えなかっただけだ」といった発言が混じってきた。3月，完成した新居の引渡しを明日に控えた日の面接で，E子は次のように述べている。

　（どうですか？）やはり，夜はお薬がないと寝つけない。引っ越したら，やることがたくさんあって，パッパッと処理できないから不安だ。
　（1カ月もかけて整理すればよい）でも，夫がああいう性格なので，パッパッとやらないと。
　（怒られる？）「まだできていないの？」という感じ。
　（でも，よくなったよね）そうですね。以前のことを思うと，自分でもよくなったと思う。
　（お父さんに電話することは？）なくなりました。性格って，直らないじゃないですか，自分の性格が嫌だなあ，とどうしても思ってしまう。
　（口下手な人が好感をもたれることは多いし，旦那さんもあなたのそこに惹かれたのかもしれない。彼と同じような性格の人同士の結婚だったら，長続きしないでしょう）そうですね。昔は性格のことなんか考えなかったのに。
　（昨年の6月，家作りの話が出て初めて，性格を意識するようになった？）そうです。
　（今回のエピソードで，今まで知らなかった自分が見えたということは，今後の役に立つのでは？）そうやってプラス思考にしないといけませんね。「お前は頑固で，理想が高すぎる」と夫に言われる。そういうふうに思えると，気持ちがラクになるのかなあ。
　（もうだいぶラクになってきたのでは）そうですね。ラクに外に出て，近所の人やお母さんたちともしゃべれるようになったし……。
　（今回の経験が，あなたを強くしたのかな）はい，そうですね。

　4月初め，妊娠が判明したことを契機に自ら服薬を止めた。それでも精神状態の

安定が続いているので，4月末に治療を終結した。

E子の突然の発病は，夫の言動が外傷的に作用したもので，それまで表面上は問題のなかった夫婦のそれぞれに，「個人的な体験と行動の持続的なパターン」である自己の人格について反省を促すことになった。夫婦はこの危機を乗り越えるために，相手に対する自分の体験と行動のパターンを修正することを余儀なくされ，結果的に二人の人格が若干は自由度の増したものとなった。振り返ってみると，病前の両者の人格パターンは社会的にも家庭的にも柔軟性を失って極端化しつつあり，そのことがこの夫婦に妻の発病の危機をもたらしたものとも考えられる。

人格という観点には「同一性」の概念が付きものである。人間はなぜか常にほぼ同一の体験や行動のパターンを反復しているものとみなされて，そのパターンから各種の人格類型が定義されている。しかし，人格のこのような同一性は，常に回顧的な視点からのまとめによって発生するものである（鈴木，2003）[6]。人があくまで現在の視点に踏みとどまって自己を観察するならば，彼は自分の現在がほとんど常に複数の感情や思考の萌芽に引き裂かれた未決状態にあることに気がつくはずである。人間が繰り返しているのは固定した機械的な同一性ではなくて，むしろ「見せかけ上の同一性に従属させられた」差異なのである（Deleuze, 1968）[2]。その反復には常に，それまでの自己のパターンを差異化し逸脱してゆく方向への萌芽が含まれている。なるほど，たとえそれまでの自分とは微細に異なった体験や行動が出現したところで，積分機能を本質とする人格という視点がそれらの差異を吸収し，新たな同一性のもとに包摂することにはなるだろう。それでも病は，このように度し難い人格の同一性に対する最大の逸脱であり抵抗なのである。

結びに代えて

病という同一性からの逸脱体験にあっては，身近な他者である家族との関係の作り直しが要請される。K子では母親（と犬），M子でも母親，E子の場合は夫（と父親）が，単なる保護者の役割を超えて治療の主体的な担い手として活躍し，主治医は治療というドラマの進行をお膳立てする脇役の一人にすぎないようにみえる。

発病は往々にして人生の岐路に突発し，生活史上に転機をもたらすドラマであって[5, 8, 9]，患者のみならず家族がそこに巻き込まれ，みずからの同一性を揺り動かされて，人格の変化の可能性に逢着するのである。

統合失調症患者の発病では，病前の消極的・受動的な人格とは正反対の積極的行

動が「一念発起」のように出現する。境界例患者を特徴づける「不安定の安定」は，人格の同一性という社会的な要請に対する彼らの身をもっての抵抗と解することもできる。なるほど統合失調症患者の「一念発起」的な行動は長続きせず，境界例患者の「不安定の安定」はそれ自体がメタレベルの安定（＝同一性）とみなされて，結局は「人格の同一性」の圧倒的な力の前に屈してしまう。病気の力がこれに負けないほど大きい場合には，人格の同一性は「病による後遺症」の同一性に場所を譲ることもあるだろう。しかし，たとえそのような危険があるにしても，病は人格の硬直化した同一性に風穴を開ける重要な契機にほかならない。M子の病歴に明らかなように，うつ病や強迫症の患者が確保したがる固定的な同一性は，生き生きとした現在を体験しながら自己を多様な可能性に向かって開放することを犠牲にしてしまう。これに対抗する手段として，適度の病の体験は欠かせないものなのである。

文献

［1］Akiscal HS : Dysthymic Disorder. Psychopathology of proposed chronic depressive subtypes. Am J Psychiat 140 : 11-20, 1983.
［2］Deleuze G : Différence et Répétition. Presses Universitaires de France, 1968（財津理訳：差異と反復．河出書房新社，1992）
［3］Nietzsche F : Ecce homo. 1888（阿部六郎訳：この人を見よ．新潮文庫，新潮社，1952）
［4］鈴木茂，岡潔，武井陽一，他：確認強迫症状を主訴とするhighteenの二症例．精神科治療学 8 : 1506-l514, 1993.
［5］鈴木茂：人格障害とは何か．岩波書店，2001.
［6］鈴木茂：人格の臨床精神病理学．金剛出版，2003.
［7］Tellenbach H : Melancholie. 2 erw. Aufl Springer, Berline/Heidelberg/New York, 1974（木村敏訳：メランコリー．みすず書房，1978）
［8］Weizsäcker Vv : Studien zur Pathogenese, Thieme, Wiesbaden, 1946（木村敏，大原貢訳：病因論研究．講談社学術文庫，講談社，1994）
［9］Weizsäcker Vv : Der kranke Mensch. Eine Einführung in die medizinische Antholopologie. Gesammelte Schriften 9, Suhrkamp, Frankfurt am Main, 1988（木村敏訳：病いと人――医学的人間学入門．新曜社，2000）

7. パーソナリティ概念の生活史的・環境的基礎

はじめに

　患者理解は治療行為の前提であるが，患者を前にしてその理解がどのように進むのかを考えてみると，それは診断マニュアルに掲載されているような諸症状をいちいち確認することによってではないように思われる。たしかに初診段階で「統合失調症」とか「うつ状態」とか「パニック障害」といった（仮の）診断名をつけるのは諸症状の確認を通してであろうが，これとは別に，さしあたり明晰に言語化できないものの，その患者がもつ独特の雰囲気をわれわれは直観する。それは必ずしもその患者だけがもつ唯一無二の印象というわけではなくて，かつて担当した別の患者の印象に類似していることもある。けれども，この種の印象は，統合失調症の4亜型とかパーソナリティ障害の10類型といったカテゴリーによっては決して掬い取れないようなニュアンスを帯びている。メランコリー親和型の人の「秩序愛」や「他者配慮性」のように，パーソナリティ特性として概念化にまで至ることは稀であっても，私にとって臨床の醍醐味とは，個々の患者によってもたらされる印象の拠ってきたる所以が，面接を重ねるごとに明らかになりつつ治療が進行していく経験にある。
　通り一遍のマニュアルによる診断と治療ではうまくゆかず膠着状態に陥ったとき，われわれはその患者の「元々の人柄」を問題にしがちである。いわば一般的治療の不首尾の説明原理を患者のパーソナリティに求めるわけで，それがうまくいったとき，われわれの患者理解が一歩進展したことになる。パーソナリティを加味したこの症例理解は，幼児期以来の対人環境や生活史上の事柄を含むから，縦断的で遡行的な理解となるだろう。しかし，それは因果関係の証明ではないし，そもそも患者の「元来のパーソナリティが実際にそうであった」ことを必ずしも意味するものではない。「元々の人柄」とは，現在の病状を治療の効果や環境的要素や過去の出来事を含むネットワークのなかでできるだけ整合的に理解するために，事後的に

構成されたものなのである。

I 症　例

【症例1】　33歳　女性

　「すべて私が悪いのだ」と言い出した妻が体を震わせ，眼鏡を握りつぶし，その言動を覚えていないということで，30代の夫婦が来院した。夫婦は結婚して3年になるが，小さな諍いが絶えず，いつも決まって次のようなパターンをたどり大きな喧嘩に発展するという。

　①日常の些事に関する意見の相違，②結納の席で夫の両親と妻の両親との間に起こった出来事の蒸し返しと，それに基づく夫の両親への妻の非難，③自分の両親を非難されたことに対する夫の逆上と妻への暴力，④妻の反応性の興奮。ここで「結納の際の出来事」とは，箸の使い方に関するやり取りであって，夫によれば夫の両親が妻の両親に「教えた」ということだが，妻の側では「馬鹿にされた」と受け取っている。妻は母親から「私たち夫婦は馬鹿にされたが，あなたは夫に馬鹿にされないように」と今でも繰り返し言われているという。この問題に関する妻側のこだわりがあまりに根強いので，夫は後日自分の両親に頼んで妻に謝罪してもらった。それは夫側にとって恥辱的な体験だったにもかかわらず，妻が今でも諍いの際にこの問題を蒸し返すことに夫は逆上する。

　ここで妻の執拗な言動を彼女個人のパーソナリティに還元することが適切だろうか。夫婦喧嘩のたびに古い傷口に立ち戻ってそれをほじくり返す行為を「被虐的パーソナリティ」のなせる業とみなすことも不可能ではないだろう。しかし，それは決して「元々の性格」や行動パターンではなくて，この夫と結婚するまでは顕在していなかった傾向なのである。客観的にみれば取るに足りない結納の席での出来事が，それ以降夫婦の間に起こる小さな諍いがすべてそこから発するかのような象徴的な意味を帯びて両家を支配してしまう。夫側は家柄・学歴・経済力のすべてにわたって妻側より勝っていて，配偶者に対する夫と妻の言動はおのおのの実家の家風に根ざしたものであった。そこで妻の反応性精神障害の「原因」は，妻個人のパーソナリティの如何よりもむしろ，家風の違う相手を結婚相手に選択した出来事自体にあったとみなすほうが理に適っているように思われる。もちろん，結婚という出来事が発病の要因となるような「素因」ないし「人格発達の不全」を，この夫婦とその父母があらかじめ潜在的にもっていたとみなすこともできるだろうが。

このようにパーソナリティとして患者個人の心理的・行動的属性に帰されている特性は，じつは現在の環境と過去の生活史の関数であって，むしろ状況のなかでの本人の生き方の特徴を示すものとみなされる。親や配偶者といった重要他者が作る家庭環境に歪みがあって彼らの証言の客観性や中立性に信頼が置けない場合，個人としての本人のパーソナリティを捉えることは難しくなるけれど，それでも本人を含んだ状況全体の把握は可能である。人間学的精神医学は，病気もパーソナリティも，個人が環境と関わりながら主体的に生きていく歴史のなかに，つまり生活史や人生のドラマの展開のうちに位置づけようとする。パーソナリティはある病気が成立するための条件の一つだが，他方でさまざまな病気はその人の人生における岐路に突発的に出現し，人生のドラマの展開に大きな影響を与えることによって，パーソナリテイの形成に関与する[3,4]。

　向精神薬を含むさまざまな治療法に抵抗を示して遷延する病態の多くは，患者の主体的な人生選択の問題に根ざしていて，最良の治療手段はしばしば医学的治療の枠外にある。フロイトの頑固なヒステリー患者アンナ・Oは，精神医療から離れて女性の解放と孤児の介護という社会活動に身を投じることによって治癒したと言われている[1,2]。

　「アンナ・Oの病いは大部分が，自己実現を妨げられた若い女性の絶望的な闘いが生んだものである。この女性患者が，その人格を昇華することをやり遂げて，女性の権利のために闘う偉大な闘士の列に加わり，そうして社会事業の基礎をつくった女性の一人になったとはまことにすばらしいことであるまいか」とEllenbergerは書いている。今日増加している解離性の行動の多くも，たとえ結果的に失敗に終わるにせよ，別の人生選択を目指す自己治療指向から生じている，と考えることは可能であろう。そもそもせん妄や認知症のような外因性の病態にさえ，職業せん妄や情動記憶といった概念が意味するごとく，生活史的事象やパーソナリティの要素が浸透している。その部分を治療者が患者と共有する試みこそ，しばしば最良の治療的アプローチになることにも，ここで言及しておきたい。

　やたらと被害に遭遇している人，複数の対人の場で他責的な人，しきりに因果関係をつけたがる人，曖昧な表現を多用する人，いつも損な役回りの人，などは初診段階でチェック可能な「パーソナリティ特性」であって，今後の治療経過をある程度予測させる標識になる。それらは治療者をも早晩巻き込むことになる対人交流上の特性だから，われわれにみずからの言動への注意を喚起するものでもある。やがて治療者に向かって生じることになる感情や言動を「転移」とみなして患者に示唆するか否かは治療者の考え方次第だが，そのような解釈の提示は当該の特性をいよ

いよ顕著にすることが多いので，私はたいてい避けることにしている。以下に，パーソナリティ特性が小児期以来の対人状況における自己展開の歴史と深く結びついているさまを，症例を通して明らかにしてみよう。

【症例2】　24歳　男性

（不安・不眠・イライラという主訴ですが，いつ頃からですか？）17歳くらいから。

（薬を飲んだことは？）自分が処方を受けたことはないけど，母親の睡眠薬を数カ月間飲んだことがある。

（今回当院を受診することになったきっかけは？）4日前に会社で動悸・めまい・手足の震えなどが起きたので早退して内科を受診したところ，心電図などに異常がなくて，「精神的なものだろう」と医者に言われたから。

（今の仕事は2カ月前からということだけど，どんな仕事なの？）派遣で車の部品を作る仕事をしている。その前の5カ月間はA社に，その前の4カ月間はB社に派遣されていた。

（どうして辞めたの？）B社では派遣元と派遣先が揉めて，契約打ち切りになった。A社では痴話喧嘩に巻き込まれて解雇された。

（「痴話喧嘩」って？）ウワサ好きの正社員のおばちゃんを無視していたら，そのおばちゃんが上司に「あの派遣男性を辞めさせるか，私が辞めるかのどっちかだ」と訴え出たため，結局ぼくが辞めた。

（今の職場は働きやすい？）働きづらいです。統制の取れていない職場で，情報伝達もいい加減で，皆が勝手にバラバラに作業をしている。責任者やリーダーが口で大きなことを言うわりにはやっていることが中途半端で。

（家族について）父親の記憶はない。2歳頃家を出て行って，どこにいるのかわからない。母親は16歳のとき蒸発して行方不明だが，父との離婚後2回再婚していて，二人目の義父との間に7歳年下の弟が一人いる。二人の義父は，風来坊のような人たちで，急にいなくなった。自分は中学を卒業後，17歳のときからC市に出て派遣会社の寮に住み込み，19歳のときに当地にやってきた。16歳のときにカッターによる「自殺未遂」をして病院に3回運ばれたけど，当地に来てからはしていない。1カ月前にバイト先でトラックの荷合に足を挟まれて，右足の骨にヒビが入った。

（その3回のリストカットのときは，おのおの何日間入院したの？）一日入院したり，入院しなかったりだった。

前掲の面接記録から私は「不安・抑うつ神経症」と診断して，クロチアゼパムと

ブロチゾラムを1週間分処方した。横断的症状からみれば「不安障害」や「気分障害」でよいだろうが，患者の言動にはこの診断名におさまりきらない特徴がある。とりわけ顕著なのは会社組織への批判や年長の上司への蔑視と挑戦的姿勢であって，たいていの精神科医は幼児期以来の親との不幸な関係との関連を推測するだろう。リストカットを「自殺未遂」と称してみずから言及する点などにも，やや違和感が感じられた。案の定，1週間後の再診では，「薬はまったく効かない」と述べて，自分がかつて服用していたリスペリドンやパロキセチンの処方を要求した。

　1カ月前から出勤していないこととかつての精神科受診歴が，この段階で初めて明らかになった。私は「そのような薬は，あなたの病状に適していない」と述べて別の薬を処方したところ，3回目の受診では「友達の看護師に『薬が合っていないから，別の薬に変えてもらったほうがいい』と言われた」と述べて，再び思い通りの処方を要求した。

　職場に出られない理由を問われると，シャツの袖を捲りあげて多数の浅い古傷を提示し，「これを見られるから」と述べた。本人の希望どおりに処方することを断ると，4日後に大量服薬をして救急病院に入院した。「そこで内科医に『精神科の治療では医者との相性が大事だ』と言われたので，転院したいから紹介状を書いてほしい」と言って，3日後に再診した。その折，大量服薬を主治医の「偉そうにふんぞり返って，圧力をかけてくる」態度のせいにした。内科医の言うことは当たっているので転院には賛成したが，紹介状に今回の大量服薬の件を書くか否かを尋ねたところ，本人は「書いてほしい」と希望した。

　自己愛的な物語作りと他責性が初診の段階から明らかであり，私がそれに乗らなかったことから，患者は一貫して挑戦と依存の入り混じった姿勢で不満を態度に表していた。職場の年長者たちとの関係で起こったことが，私との間でも繰り返されたわけである。そこに親的人物に対する葛藤の反復をみることは容易だが，その転移を引き受ける余裕がこちらにはなかったので，転医という結果になった次第である。

　この患者の「元々のパーソナリティ」とは何であろうか。その特徴を自己顕示性や境界性といった形容詞によって患者個人に帰することは，あまり実りのある見方ではないだろう。それよりもむしろ，患者の言動を成育史や現在の職場ならびに友人環境のなかに置いてみるほうが，より包括的な観点からの治療の可能性が開けてくるように思われる。

【症例3】　22歳　女性

　「不必要なウソをつかないで済むようになりたい」という主訴で来院した。患者

は中学生のときから人目が気になって，高校時代は，かかってきてもいない携帯電話を耳にあてて話をするふり（一人芝居）をすることで自分を人目から守り，落ち着かせていたという。大学（夜間）に入ってそれは減ったが，今度は必要のないウソをしきりにつくようになった。たとえば「そのバッグをどこで買ったの？」などと問われると，反射的に別の店を教えたり，「人からもらったの」などと，自分でも動機のわからないウソが口をついて出てくる。

1年前に小学校の教諭になって1年生を担当しているが，実際にはやっていない仕事を「やった」と言っては後にウソと発覚して，学年主任に怒られている。ほぼ毎日のようにウソをついていたので，昨日主任からそれをズバリと指摘された。「どうして？」と問われて，不必要なウソをつく理由が自分でもわからない。本人の推測によると，自分がウソを言うようになったのは，学歴に関して「本当のことを言わないように」と強要された母親のしつけに関係があるのではないか，という。高校時代から「その制服を着て出歩かないように」と言われ，大学時代は「昼間の大学に通っている，と世間には言いなさい」としばしば言われて，7歳下の妹はいまでも姉が昼間の大学に通学していたと思い込んでいる。来客があるときは「自分の部屋から出てこないように」と言われ，自分の存在を隠されたということだった。

本人には動機がわからず，得になるわけでもないこの患者の虚言癖を，どのように理解したらよいであろうか。隠すことを強要する母親のしつけは学歴の領域に限られており，また積極的な虚言の勧めではないのだから，彼女の瀰漫性の虚言癖を全面的に説明するものではない。「母親への抗議」とか「自罰」のためといった理論的機制を介在させる向きもあるだろうが，それは抽象的な推論に過ぎるだろう。しかし，この虚言癖を個人のパーソナリティに帰しても，何ら理解が深まるわけではない。Kraepelinは虚言者Lügnerを精神病質類型の一つに挙げているが，この患者は特に空想的ではなく，また空想を現実と混同してみずからの虚言を信じ込むようなことがなかった点で，古典的な虚言者ないし虚言症の概念には当てはまらないと思われる。問診によって確認されたのは，相手が自分のウソを信じるのを見ていると優越感を感じて満足できること，また高校時代にはスリルに誘われてよく万引きをしたが，虚言の際には万引きのときと類似したスリルを味わえる，ということであった。職業生活の危機に陥ったからとはいえ，現在ではこの虚言癖をぜひとも治したいと本人が思っていることは確かなので，私はこれを「身についてしまった悪癖」とみなし，「本当のことを言うように心がける体験の積み重ね」が反対条件づけとして行動療法的な効果をもたらすだろう，と患者に伝えた。この努力を積み

重ねることによって虚言が反射的に口をついて出ることに制止がかかり，次第に虚言の頻度が減少しつつある．

　この症例では，本人のパーソナリティのみならず生活史的事象にも必要以上の意味づけを与えることを私は回避している．それは生活史の重みを軽視するということではなくて，過去の特定の出来事に現在の時点から一義的な解釈を下すことを疑問視しているのである．

文献
［1］エランベルジェ（中井久夫編訳：エランベェルジェ著作集1．みすず書房，1999）
［2］鈴木茂：治療とは何だろうか．治療のテルモピュライ，星和書店，1998．
［3］鈴木茂：人格障害とは何か──第3章　病気と人格．岩波書店，2001．
［4］ヴァイツゼッカー（木村敏，大原貢訳：病因論研究．講談社学術文庫，講談社，1994）

8. セキュリティ・システムとしての家族

I 家族の諸相

　人間個人に対して家族が及ぼす影響は甚大である。しかも，家族という言葉が意味する範囲は多岐にわたっている。すなわち，私個人の家族体験を内側から振り返ってみるとき，個人がその出生において生物学的な父母の存在を不可欠とするという現実性（遺伝子）のレベル，成人前の私が自己形成を遂げるにあたってその雛形となったであろう養育的他者のレベル，いま現在の私が生活を共にしている共同生活者のレベル，私個人が父母や妻子，家庭や血縁といったものに抱き得る観念のレベルなどが直ちに区別されるであろうし，家族というものを外側から捉える視点をとるときには，"マッチ売りの少女"のような境遇にある者の目に映る排他的な集団構造とか，法学者や社会学者によって抽象される社会制度の代行者(エイジェント)といった次元をも取り出すことができるだろう。

　これらさまざまなレベルにおいて，家族は本当に，その構成員のセキュリティを保障するシステムとして機能しているのであろうか？　今日，いかなるオプティミストといえども，この問いに対して躊躇なく「然り」と言い切れる者はいないだろう。まして，筆者のように，個人の安全保障感(セキュリティ)をおびやかすような家族形態に接することを日々の仕事としている精神科医にとっては，むしろ家族を個人のセキュリティを奪うものとして規定する方が，はるかにたやすいことなのである。実際，Batesonの二重拘束説(ダブルバインド・セオリ)をはじめとする家族間のさまざまな病理的・侵襲的コミュニケーション様式は，1950〜60年代の統合失調症家族研究が明らかにしたものであり，このような思考法は，摂食障害や境界例患者の家族に対するシステム論的アプローチという形で今日の精神医学にも連綿と引き継がれている。

　それでは逆に，家族こそ個人の自由を踏みにじる元凶ないし権力機構であるとみなし，これを糾弾する式の思考だけで家族の全貌を汲み尽すことができるのかと言えば，事態は決してそのように単純なものではあるまい。かりに家族が全面的にそ

のようなものでしかなかったとするならば、私たちは今ここに本稿の読者として存在していることさえできなかったに違いない。私たちが自分自身の過去を振り返るとき、いかに微々たる感覚にせよ、自分が何か温かい雰囲気に包まれ、共同体的なものに庇護されてきたように感じることがあるならば、その記憶は——たとえ幻想にすぎぬ、と理論家に説明されたところで——もっとも広い意味での家族という観念に関係しているのである。

本稿では、個人に及ぼす家族の影響をひとつひとつ数え上げて、その是非を云々するようなことはしない。そのような行為が有意義なのは、われわれがその対象から逃れる自由をもつ場合に限られている。

しかし、いうまでもなく家族は、われわれにとってそのような対象ではあり得ない。われわれの存在は、自分の意志を離れたところで、生の最初から最後まで——それどころか、われわれの死後でさえ——、家族による規定を免れ得ないようになっているのであるから。

II セキュリティの枠組みとしての家族

思考実験として、まず天涯孤独な人間にとっての家族というものについて考えてみよう。彼は、いちおうの人格発達を遂げた者として、20歳くらいの人間と仮定しておく。彼の父親は、母親を孕ませるとまもなく、彼が誕生する以前に病死してしまった。母親は、彼を産んで数カ月後に、交通事故で死亡した、としておこう。（出産時に死亡したことにすれば、母親と接触をもてた物理的な時間量は小さくなるけれど、母子間を緊密にする出来事としてのインパクトはかえって大きくなり、彼の中の母親イメージを肥大させる材料を与えてしまうことになる。今日の医療水準では、妊娠中に植物人間となった母親から生まれた子どもさえ存在している。その子がもつ母親イメージは、ふつうの子どものそれと比べて異質ではあっても、決して小さいものとは言えないだろう。）

以上の前提にしたがえば、彼は父母との間に直接的な交流体験をほとんどもたなかったことになる。言い換えれば、現在の彼が、父母について何らかのイメージをもっているにしても、それは父母との直接的交流以外の体験から獲得されたものである。さて、こうして父母による助けがなかったにもかかわらず、彼が生育し、義務教育を経て、いまここに20歳の人間として存在するのは、誰かが彼を育てたからであろう。その誰かとは、彼の祖父母やおじおばであっても、養護施設の職員であってもよい。彼はまた、養育の場を転々と移動させられたかもしれないが、とに

かく，ある一定期間は特定の人物によって育てられ，その人物との間に良かれ悪しかれ感情的な交流を体験したのである。この対人経験は，次に小学校，中学校の教師に対する関係へと引き継がれ，結局のところ彼は，次々と出会う周囲の人物との間に原初の対人交流パターンを反復しながら，相手方からの影響によってこれを少しずつ変容させつつ成長してきたわけである。

20歳の今日，彼がひとり静かに過去を想いかえすとき，あるいは他人と接して何らかの体験を味わうとき，彼を包み込んでいる雰囲気ないし体験の前提となる場の構成は——たとえ明瞭なイメージを結ばないにせよ——前述の生育史の中で特定人物との間で味わった感覚とどこかで関連している。この感覚記憶（の甦り）が，現在の彼をなごませる（＝セキュリティを与える）にせよ，彼の緊張を高める（＝セキュリティの欠如）にせよ，それは，幼少期における重要な他者との交流体験に基盤をもっている。

大抵の人にとって，幼少期の重要な他者とは彼らの父母に他ならない。したがって，父母のいない幼児を育てようとする者は，幼児に対するときの自らの態度を，父母に擬して振舞うことになるだろう。

そのような誰かが存在しなければ人間の子どもが育つ限り，父母という観念は，天涯孤独の人の心の中にも浸透してくるはずである。現在の私の対人体験がそれのヴァリエイションとして反復遂行されていると同時に，対人の場の枠組み自体の構成にもあずかる対人的な感覚記憶，この感覚記憶が，すべての人間に妥当する一種の共同体感覚として立ち現れる限り，家族という観念は私という存在の根底を規定しているのである。

III 現前する家族と不在の家族

家族は，さまざまな次元から成り立っている。前項で焦点を当てたのは，幼少期に実在し，現在はイメージとしてのみ存在し得る家族領域の保護的作用についてであった。そこで立てられた現前（＝いま目前に実在するものごと）と不在（＝いまここには，イメージとしてしか存在しないものごと）との間の峻別は，家族を論じるにあたって決定的に重要と思われるので，いま少し議論を展開しておこう。

多くの若者は，父母との同居生活からくる葛藤に耐えられず，家を出て単身生活を試みようとする。単身生活を開始すれば，それまで顔を合わせるのも嫌であったはずの父母が，案外なつかしくも思えてくる。一緒にいたときには口うるさい小言にすぎなかった父母の言葉が，今や自分の行動に指針とセキュリティを与えている

事実を発見して，驚くことさえあるだろう。だからと言って，なつかしさを抱いて帰省してみれば，数日間一緒に暮らすうちに再び逃げ出したくもなってくる。まことに「ふるさとは遠きにありて思うもの」（室生犀星）であり，「隣人愛ということは，観念だからできるのであって，ロシアの民衆にいつも私の隣りに居られたら，とても耐えられない」（ドストエフスキー）のである。これと同じことが，家族に関してもあてはまるであろう。われわれは，他者や出来事を不在においてなつかしむ一方，現前においては忌避しがちなのが通則であるらしい。すなわち，家族は同居においてよりも，むしろ別居において，個人にセキュリティを供給し得るのである。

　他方，家族と離れて単身赴任生活をはじめた中年男を考えてみよう。彼は，不在の家族をなつかしむだけでなく，家族の現前を切望するのではないだろうか。家族と一緒に暮らしていたときには帰宅と同時に，ほとんど"自動的"に供されていた夕食が，今や自分で動かない限り出てこない。炊事・洗濯・掃除から種々の跡始末に至るまで，これまではその存在にすら気づいていなかった日常の"雑事"が，一つひとつ彼のなすべき仕事としておおいかぶさってくる。言うまでもなく，それらの供給は，もともと自動的ではなかった。彼は，単身赴任以前には同居家族から"空気のような安らぎ"を得ていたことに，それを失って初めて気がつくのである。このような過程でうつ病となり，精神科を受診する中年サラリーマンが近年少なくない。彼らが示す症状に対しては，抗うつ剤の服用よりも単身赴任の解消の方が，はるかに効果的である。

　青年と中年男の単身生活におけるこの対立を，どのように考えるべきであろうか。もちろん，両者の年代の相違や，青年にとっての家族が主として父母であるのに対して，中年男にとっての家族は妻子であるといった構成要素の違いは指摘できる。けれども，原理的考察にとっては，このような差異は本質的でないだろう。妻子との同居を疎んじて単身生活を好む中年男もいれば，父母との同居を望んで実家を出たがらない青年も今日少なくないことは，明らかな事実であるのだから。

　もう少し立ち入って，考えてみよう。家族と同居していたときに中年男が所有していた"空気のような安らぎ"とは，いったい何であったのだろう。一つには，家族内の分業ないし役割分担に由来する生活上の便利さが挙げられるだろう。夫は家庭内で，妻や子どもをある程度自分の分身ないしは手足の延長として使用することができるし，妻が家の中にいて夫の収入をあてにできるのも，同一の機制によっている。しかし，家族のもつ安らぎの機能として，このように相互の道具的使用という側面のみを強調することは片手落ちに過ぎるだろう。お互いが非意味的に，単に一緒に居ることのできる存在であるということが，家庭における"空気のような安らぎ"のもとになっていることもまた確かである。誰が料理したものであるにせ

よ、ひとりで食べる食事はおいしくないし、だからと言って、毎度他人と会食するのは気骨の折れることである。たいてい食事を共にすることになっている相手、仕事に疲れてひと息つくとき、取りとめのない発話を非意味的に受けとめ、脱独語化してくれる相手、そのように意味の希薄な相互プレイの領域こそ、家族が構成員に与える安らぎの媒体となっているのである。

これらはいずれも、個人の惰性的な在りかたを可能にする働きであると言ってよい。単身赴任の中年男が家族との同居に求める安らぎとは、このような惰性態に他ならず、それゆえにこそ、青年はこれを忌避しようとするのだろう。生の関心がもっと"高い"ところに向けられている青年にとっては、ひとりでアンパンをかじって済ます夕食が侘しさの象徴とはならないのである。

家庭の安らぎの大きな部分は、このような惰性によって占められている。それどころか、家庭とは人間個人に惰性的な在りかたを供給するための一形式である、と規定してもよいくらいだ。筆者はもちろん、惰性という言葉に何ら負の価値を含めるものではない。Blankenburgが症例アンネを通じてわれわれに示したことは、このような惰性を身につけそこなった個体が、いかに統合失調症圏の病態に陥りやすいかという可能性であった。

しかし、このような安らぎは、果して家族内に永続し得るものであろうか？ われわれは、惰性態を共有できる共同生活者を、家庭内に本当に所有しているのだろうか？ そのように考えるのは、われわれ自身の想像的同一化にすぎないのではなかろうか？ こういった疑念が完全に払拭されることは、決してあり得ないだろう。すなわち、青年期に達した子どもが突然——親から見れば、何の理由もなく——家庭のまとまりに反旗をひるがえすことは稀でないし、自明であったはずの夫婦間の愛情関係に、ある日突然に疑心が芽生える可能性も常に存在している。それは、現前する家族のまとまりが惰性態に基づいていることの必然的な結果であって、各構成員に対して自由を保証するものでもある。むしろ、そのような可能性を決して排除しないという構成員たちの心的姿勢こそ、逆説的ではあるが、家族に最大限の壊れにくさを提供するものなのである。

IV　現前する家族へのセキュリティ希求

幼少期に特定人物との間で体験した雰囲気の甦りが、その人に安全保障感(セキュリティ)を与えるどころか、かえって強い緊張や葛藤を再現させてしまうようなケースが、近年著しく増加している。その典型は、境界例という名称で呼ばれる人たちである。

この甦りは，一般の人々にとっては懐しさをともなうセキュリティとして回帰してくることが多く，また統合失調症患者や孤独の人にとってはセキュリティ観念についてのある種の欠損として，静かに本人に意識されるか対人の場で表出（観察）されるかするものである。後者にあっては，家族イメージの欠如が，セキュリティの供給源とはならないにしても，"家族起源性セキュリティ"観念の希薄さ自体が，彼らの人格構造にそれなりの形式的な安定を与えている。他方，境界例患者においては，その時点まで何とか保持してきた自己の外見や行動上のまとまり，対人関係や社会的役割の維持などが，ちょっとした対人場面における幼少期の緊張の甦りによっていとも簡単に，またきわめて華々しく破綻をきたしてしまう。その帰結が，激しい感情の爆発や，過食・性的逸脱・自傷・自殺未遂といった衝動的行為の反復，いわゆる自己同一性の拡散をめぐってのすがりつくような訴えとなって現れてくるわけである。

　境界例患者の多くは，"家族起源性セキュリティ"の観念を所持するばかりか，往々これを理想化している。つまり，彼らにとって家族とは，何よりもまず，自分にいつもセキュリティを供給してくれる存在でなくてはならない。そのために彼らは，不在の家族（家族のイメージ）からではなくて，現前する（共同生活者としての）家族から直接，自己の安全保障感をそのつど獲得しようとするのである。

　それにしても，境界例患者たちは，いったい"家族起源性セキュリティ"の観念をどこから入手したのであろうか。それを満喫する幸福な隣人を観察し，自分の境遇をそれと比較する，という知的な経路を通してであろうか。確かに彼ら自身は，時おりそのような言い方をする。筆者もかつては，幼少期の彼らにセキュリティ体験が現実に乏しかったのか，と考えていた。しかし，最近の私は，少し見方が変わってきている。境界例患者たちは，おそらく量的には普通の人々の幼少期と同程度のセキュリティ体験を身近な他者との間で味わったのではないだろうか。そのことは，彼らの成育歴に関する多くの報告によって裏付けできるように思われる。つまり，彼らが希求する"家族起源性セキュリティ"の観念は，やはり彼ら自身の直接的な幼少期体験から由来しているのである。ただしかし，それは十分に"内在化"されないうちに，取り上げられてしまった。したがって，彼らはその味を体験的に知っており，それがいまここで再び失われようとするときには，必死でこれにしがみつこうとする。その結果が，おとなになっても周囲の人物を自分の父母役に仕立て上げようとするかのような彼らの対人姿勢に他ならない。彼らの周囲にマージナルな人間関係が次々と出来あがるのはその表れと言えるだろう。

　家族の団らんとは，実はその大部分が家族のイメージ（不在の家族）によって作られているのであって，団らん自体がいま現在の体験として実感されることは瞬時

にすぎない。その絶対的な時間量は，境界例患者でも一般の人々でもあまり変わらないことだろう。要は，瞬時の実現で，彼が満足できるか否かにかかっている。これに満足できない場合，彼はセキュリティの不足分を現前する同居家族との対話によって補おうと試みる。そのとき家族は，きわめて対話量の多い，意味に充ちあふれた共同体空間と化してしまう。

そのような集団の中で交わされる会話は，その内容にかかわりなく，さらには言い方（＝非言語的な表出様式）の如何にさえかかわりなく，さまざまな疑心暗鬼をひきおこす。発話に先立ってすでに緊張と萌芽的意味の充満した場の中にあるために，「あなたがさっき――と言ったことは，どういう意味なのか？　どんな気持ちで言ったのか？」「なぜ私の前で，（これ見よがしに）忙しく働くのか？」「2年前にあなたからこう言われたとき，私がどれだけ傷ついたか」などといった，相手が返答に窮する問いかけが次々に発せられ，それは相手方の不満足な応答――この種の問いに完全に満足を与える応答など，ありようがない――によっていっそう拍車がかけられる。

近年のシステム論的な家族療法は，ふだん家庭内で生じている（と推測される）この種のコミュニケーションを家族全員の面接場面で再現させ，治療者がそこへ積極的に介入することによって歪んだ対話パターンを切り崩そうとする。高い頻度で用いられる病理的な対話パターンや抵抗形式はいくつか決まっているので，この家族療法には技法化されたアプローチが導入できる。しかし，これは，家族内の対話場の緊張や意味充満をゆるめるどころか，治療者もまたこれに入り込んでゆくやり方なので，失敗したときには以前に倍加する意味充満の息苦しさや破壊的作用を家族に及ぼす恐れがあるように思われる。

それに，このような対話場の緊張は，実際には家族間の対話に限られた特性ではなく，家族以外の集団であっても，複数の個体が限られた空間内に長期間同居し，会話を強いられるような状況下に置かれれば，少なからず発生してくる性質のものである。もっとも，家族間では家族という観念の混入（血縁からくる当然の親密さという意識）が，他人同士からなる集団内では当たり前であるはずの隔たりの意識を取り払ってしまうために，状況はいっそう息苦しいものとなるのかもしれない。そういう意味では，システム論的介入を家族療法の名で行うことには疑問の余地がある。

境界例家族と数多く接していると，ふつうの同居家族では，いかにも会話量が少なく，コミュニケーションに意味が希薄で，お互いの現前性がほどよく希釈されていることに気がつく。つまり，同居家族の間でも，構成員にセキュリティを与えているものは，実際は目前に存在している同居家族そのものではなくて，むしろ彼が

彼らについて抱くイメージなのであろう。構成員は各自，家庭の外に自分の交際社会をもち，家族は――不在の場合と同様に――家庭の外での自分の活動を可能にする安全保障的な背景として機能しているにすぎない。一方，患者の家族にあっては，構成員同士が絶えず現前し合っており，想像的な競合支配関係が，権力装置にまで固定化しようとしている。一般の家庭で交わされている会話は，この両極の間をそのときどきで動いており，さまざまな程度に意味の充満した束縛的空間を作り上げている，と言ってよいだろう。

V セキュリティの内在化と開放

　家族イメージの再生がセキュリティ供給の枠組みを形成するとしたら，それはいかなる機転によっているのであろうか？　古典的な解答は，精神分析理論によって与えられる。すなわち，エディプス構造（父－母－私の三角関係）を内在化した超自我の形成という答である。

　しかし，超自我のような心的装置が個人の内面にある種の構造化をもたらすとしても，それが果してセキュリティの供給源となり得るであろうか。超自我は，周知のとおり逆に主体を脅かし，自己非難や罪悪感を発生せしめる苛酷なものとされている。たとえ，超自我から自我理想（イッヒ・イデアル）を区別して，これに慈愛にみちた"良い父母"（グッド・オブジェクト）を想定してみたところで，そのような自我理想は，想像的・自己愛的な二人関係をもたらしはしても，決して構造的なセキュリティの供給にはつながらないことだろう。

　要は，個人の内面というものの位相に関係する問題のように思われる。つまり，外から見て身体が視覚的に統一されていることや生物学的欲望が"身体空間内"に感覚されることなどを根拠に，個人の内面をその外面（行動）と他者の存在から分離し，あたかも自存する構造物であるかのように理論構築すること自体に無理があるのではなかろうか。個人にセキュリティをもたらす源泉を，他から独立した永続的・固定的な装置としてその人の内部に措定することはできないのであろう。超自我や自我の概念は，たとえおおかたの人が承認するところではあっても，それだけで歴史を超えた客観的実在とみなすわけにはゆかない。それはむしろ，社会制度の側から個体に課せられた文化的・歴史的な要請のレベルにあるものなのかもしれない。そのような事情は，今日のボーダーレス社会においていよいよ顕在化しつつあるように思われる。

　セキュリティを保持する構造があるとすれば，それはつねに他者との関係に開かれ，またそれによって主体自身に差異を導入できるような，実践生活の場における

力動的構造でなければならない。そもそも，何らかの対象イメージを内面化することによって自足的なセキュリティを確保している者などは存在しないのだ。他者をそのような存在と思い込むこと自体が，その他者を理想化することに他ならない。

家族イメージの再生に付随するセキュリティ産出能力は，個体内部における対象イメージの内在化や構造化には帰し得ない。また，家族イメージの甦りが，時には個体に"空気のような安らぎ"の雰囲気を提供するにしても，いつもそのような幸福ばかりを期待できる人は存在しないだろう。不快な体験イメージの襲来に対しては，Freudが1歳半の幼児のFort-Da（いない―いた）遊びから理解したように，[「いない！（フォルト）」という] 発語行為と [糸巻きを視界の外へ投げ捨てるという] 身体的行為の反復によって，[母親の不在という] 受動的な体験に由来する不快な印象に対抗し，その場を能動的に支配しようとする努力が効果を発揮する。対人的・間主観的な場におけるこのような能動的行為の反復遂行を通して，自己の身体を環界の中で分節化し，不快なイメージを和らげる手立てを身体に組み込んでゆく過程こそ，セキュリティの産出につながるものだろう。身体的な行動が衝動的行為や行動化(アクティングアウト)に短絡しないためには，それが環界に呼応しつつ時間をかけて構造化されてゆく必要がある。

そもそもセキュリティとは，自由・幸福・快といった概念などと同様に，端的な事実的事態を指示する対象言語ではないように思われる。具体的な特定事実として存在するのは，いつも安全喪失，拘束，苦痛といったこれらの欠如態なのであり，欠如態を前提にしなければこれらの概念自体が成り立たない。

セキュリティや自由の意識は，完全に充たされてしまえばそれら自体が消失してしまう性質をもっていて，常に微量の不足体験が不可欠なのであり，その意味では，これらの言葉は，積極的には入手しがたい理念を表現したメタ言語とみなし得る。

セキュリティは，個人的に所有できないばかりでなく，現前する他者との直接的な協働の中にもとどまり得ない。それは，他者との間で，また自己自身との間でも間接化されてゆかねばならない。自己の不安や葛藤を鎮めるために目前の他者を存分に利用し得るのは，ただ幼少期のみに許されることであって，成人後の人間はほとんど自前で，この間接化された機構を通じて自らを落ち着かせる必要がある。個体のセキュリティが投錨する場所は，身体的かつ言語的・文化的な象徴を媒介とした間接化の過程の中なのである。

Sullivanは，欲求の"満足(サティスファクション)"が生物学的・身体的機制に関連した到達目標であるのに対して，セキュリティの追求は人間の文化的な条件に関連していることを強調した。セキュリティとは，食欲・性欲・睡眠欲・自閉欲などとは別次元の欲求，つまり，対人的な場において十分な（能）力をもっているという感覚を味わい，そ

れを他人にも認められたいといった文化的な欲求に根ざしたものである。幼少期に早くもさまざまな失望を味わい、自分が無力な存在にすぎぬことを気づかされる個体が、それでもなお自分の当面する場において安全喪失感や孤立無援感を抱かずに済むためには、いったいどうすればよいのか？ そのための計算、それに基づいて行動し、思考し、予見する知的能力の発達こそが、文化への同化過程に他ならない。知的活動能力の発達は、対人の場におけるセキュリティ追求の努力から決して切り離すことのできないものである。子どもに自己組織(セルフシステム)が生じることは、Sullivanによれば、子どもが不安を自分の装備に加えることと別ではない。結局のところ、自己がある限り不安はつきものであり、不安は、対人的な場において自己が危険を察知するための手段となるものでもある。

　間接化の場所、文化への同化とは、Lacan流に言えば、象徴的な代用の反復過程に入ることに他ならない。セキュリティは決して内在化された構造ではなくて、常に対人の場で試練にさらされ、そのつど更新されてゆくものであり、システムとしてみれば常に外部に開放されたものである。

VI　外部の取り入れ機構としての家族

　家族とは何か、という問題は、その広がりと根源性において、自己とは何か、という問いに匹敵する。家族は、個体の生のはじまりから死後に至るまで、幾重ものレベルで常に個体につきまとっている。多くの子どもがファミリィ・ロマンスを抱き、現実の家族や自己の来歴を否認する妄想病患者でさえなお架空の家族物語を作り上げる試みをやめないところをみると、家族とは、ほとんど自己の別名ではないか、とすら考えたくなってくる。

　しかし、家族という構造と自己という構造との間には、決定的とも言えるような一つの違いがある。それは、自己がともかくも一つの閉じた構造として措定し得るのに対して、家族は婚姻という制度によって常に他者や外部に侵入されることを本質的な契機にしている、という点である。家族には、自己同一性のような連続性や単一性をそなえた"家族同一性"は措定しようがない。

　考えてみれば、自己も本来は単純に同一的なものでも自己完結的なものでもないのだろう。私は、いつも自分自身の心の内容を明証的に理解しているわけではない。他人と交わって初めて私の心に発生してくる意識内容が、決して少なくはないのである。意識主体としての他我が存在するのか否か、他人の心をどれだけ理解できるのか、といった他者認識の問題を議論することは筆者の手に余るけれど、"自

己"を現実に即して概念化するためには，その自己が何らかの形で他者や外部に開かれているのでなければならない。他者を排除したうえでの自己同一性は，内面的な自足感とは裏腹に，その内部に大きな空虚を抱え込むことになるだろう。

今日，家族的な親密さは，たとえば家庭内暴力を生む家庭にみられるように，心暖まる団らんとしてよりも，むしろ個人におぞましい窒息感を与えるものとして現れがちである。このことは，家族的な親密さが，生物学的な次元ではなく，文化的な次元にあることを物語っている。この親密さとは対照的に，他者や外部がもつ未知性は，生物学的次元では個体に死をもたらしかねない脅威を含んでいるとはいえ，文化的次元では個人に閉塞状況からの開放をもたらす契機となり得ることも，また確かであろう。

家族は，個体にとって自己性と他者性とを兼ねそなえた存在である。従来の家族意識は，自己性を優位に形成されたものであったが，今後の家族観はむしろ他者性の側面を，つまり親密さよりも主体に他者や外部を導入する契機となる側面を重視する必要があるだろう。そのとき，われわれの家族は，不安や死の可能性を決して排除しないところで，あるべき姿のセキュリティの供給源となり得ることだろう。

III

パーソナリティに問題のある (躁)うつ病の症例

9. 職場に見られるパーソナリティ障害①
躁うつ病に関連したパーソナリティ障害について

　ご紹介に預かりました浜松医療センター精神科の鈴木と申します。本日はお招き頂きまして有難うございます。私の講演はこれまで，精神科医仲間を対象にしたものばかりで，産業医の先生方を相手に講演するのは私にとって初めての経験ですが，以前からうつ病の患者さんの職場復帰などに関して，電話でお話しする機会などはございました。本日のテーマはパーソナリティ障害ということで，林先生からご依頼を受けたとき，「産業医の先生たちの世界にも，今やパーソナリティ障害が浸透しているのか」と思い，やや暗澹とした気分になりました。精神科医ではない先生方に，このテーマについてどのようなお話をしたら理解しやすく，また偏見を持たれないで済むかと思案致しまして，一つは症例を提示することで話に具体性を持たせること，いま一つは，狭義のパーソナリティ障害を論じる前に，それとは区別して，産業医の先生方にもかねてから御馴染みの「うつ病」が今日いわばパーソナリティ障害化していることをお話しすることに決めました。「うつ病のパーソナリティ障害化」という補助線を引くと，今日のうつ病概念の混乱とパーソナリティ障害の問題が同時に理解しやすくなるのではないかと思います。前置きはこのくらいにして，早速本題に入ることにします。

I　不安障害について

　まず，職場で見られる「精神と行動の障害」にはどのようなものがあるのか，頻度が高いと思われる順に挙げてみますと，①躁うつ病，②不安障害，③パーソナリティ障害 (personality disorder)，④解離性障害，⑤自殺関連，⑥セクハラ・パワハラ・自称PTSD・ストーカーなど，といった具合になるのではないかと思います。むろん①〜⑥は，完全には分離できず，たとえばうつ病と自殺には親和性があるといったように，一部重なり合っています。
　これらのうち，②の不安障害にはパニック障害，社会不安障害，PTSDといった

ものが含まれていますが、いずれも職場ではあまり大きな問題になりません。発作的に動悸や呼吸苦などが出現して、それ以来「またそうなるのではないか」という不安に強くさいなまれるのがパニック障害であり、人前で緊張して話せなくなったり震えたりした経験があって、会議への出席などに強い不安を示す病態が社会不安障害（SAD）と呼ばれています。ともに最近のマスコミを賑わせていますから、そのように自己診断した社員が皆様のもとにもきっと現れていることでしょう。それにもかかわらず「不安障害はあまり問題にならない」と私が言う理由は、それが常識や社会規範に抵触しない、性格のよい人、つまりパーソナリティ障害的でない人が陥る一時的な病態だからです。一時期に集中して頻発しますが、いったん平穏な時期に入りますと発作は目立って減ってきます。うつ状態とは違って、震えや発汗や過呼吸といった、急性の激しい身体症状を伴いますから、いかにも病気らしく見えて、怠けや仮病といった疑いを差し挟む余地もありません。上司や同僚は同情こそすれ、患者に神経を逆撫でされることは少なくて、基本的に職場で受け入れられやすい病態なのです。

　PTSDについては、機械に巻き込まれたり高所から転落したりする危険があるような職場では確かに発生し得るでしょうけれども、職場の対人関係自体が「生命に関わる外傷的な出来事」を提供することはまず考えられません。上司のイジメやパワハラがPTSD発症の原因になることなどは、本来あり得ない話なのです。また⑥のセクハラやストーカーなどは、パーソナリティ障害の問題とみなすよりも、むしろ基本的に犯罪として対処すべきだと思います。

II　自殺，自殺のgesture，自傷行為

　そこで残るのは、①躁うつ病、③パーソナリティ障害（personality disorder）、④解離性障害、⑤自殺関連、ということになります。私がここで「自殺関連」と呼ぶものには、自殺、自殺のgesture、自傷行為、大量服薬などが含まれています。これらは病理の性質が異なっていますから、対応の仕方も別個にしなくてはなりません（具体的には後述します）。「自殺未遂」の患者に対してそれを話題に取り上げることに臆病なドクターがおられますが、よくないことです。どんな手段を用いて、どのプロセスまで自殺を決行した（あるいは、しなかった）のか、誰が救急車を呼んだのか、などは鑑別に重要な情報です。人目を忍んで10階から飛び降り自殺を決行した人と、家族の前で刃物や紐を取り出して見せただけの人や、リストカットとか大量服薬をして友達に電話をかけた人などを同一に扱うことはできません。そ

もそも自殺企図と自傷行為は，まったく別ものなのです。松本ら[8]によりますと，①自傷行為によって自殺を達成した者は，すべて頸部を切っており，自殺既遂者の1.4％，若年者に限るとわずか0.4％にすぎません。②自殺者は意識活動の終焉を目的とし，置かれた状況への対処を放棄しているのに対して，自傷行為は体の一部を切ることで気分を変化させ，緊張の緩和や怒りの抑制，生きていることの確認，周囲の援助などを目的とした対処行動なのです。また，③自殺に失敗した者は自責感と不快気分を抱くのに対して，自傷行為はその後に不快気分の軽減という治療的効果をもたらします。ですから，④境界性パーソナリティ障害の治療ガイドライン案(牛島)では[16]，「リストカットは是が非でも止めるべき」という従来の考え方が否定されることになっています。本日の講演では主に「躁うつ病に関連したパーソナリティ障害」についてお話しするつもりですが，それに関する議論のなかで「自殺関連」の問題はおのずと出てくるだろうと思います。

III うつ病の現代的変化——軽躁化とパーソナリティ障害化

1) 躁うつ病に関してですが，皆様は，うつ病患者は「真面目でよい人」と言われているのだから，パーソナリティ障害とは無関係ではないかと思っておられるかもしれません。しかし，現代のうつ病にはパーソナリティ障害に近い面があって，その問題が最近の治療現場に混乱を引き起こしているのです。この点を，症例を挙げて皆様に理解して頂くことが，本日の話の要旨になります。

ご存じのように，うつ病には躁状態の相を持たない「単極性うつ病」と，躁病相を示すこともある「双極性うつ病」の2種類があります。

昔はうつ病患者の8割以上が単極性と言われていたのですが，近年では軽い躁のエピソードを示す患者が増えてきて，全うつ病患者の約半数が双極性だと言う研究者まで現れてきました[2,17,18]。ですから，現代の臨床家はうつ状態の患者を診たら必ず，「今とは逆に，すごく元気になってしまって，睡眠をとらなくとも爽快にバリバリ活動できる時期がありませんでしたか」と質問する必要があります。この鑑別は治療薬の選択に関わってきますから重要です。一般に双極性患者に対する抗うつ薬の投与は，感情を不安定にしたり躁状態を誘発する恐れがあるので勧められず，むしろ炭酸リチウムやバルプロ酸などの気分安定薬が第一選択薬と言われています。そういうわけで，この講演では気分障害あるいは感情障害の総称として，「うつ病」ではなく「躁うつ病」という言葉を使用することにします。

単極性うつ病に陥りやすい人の生真面目さや他者配慮性は，日本の社会でこれま

で肯定的に評価されてきました。皆さまも学生時代に精神科の講義で「うつ病の患者は真面目で良い人」と教わったことでしょうし、テレビの健康番組や新聞記事では未だにそのような扱いです。これは後に述べる下田の「執着性格」[12]やTellenbachの「メランコリー親和型」[15]と言われる概念に由来するもので、一般のパーソナリティ障害がネガティヴな評価を受けるのとは確かに正反対の扱いです。実際DSMのパーソナリティ障害の分類

表1 パーソナリティに問題のある「うつ病」

抑うつ型精神病質（Schneider, 1923）
逃避型抑うつ（広瀬, 1977）
気分変調症［Dysthymic Disorder］（DSM-III, 1980）
適応障害――ストレス反応性のうつ状態
双極II型（Dunner, 1970 ; Akiscal, 1983）
現代型うつ病（松浪, 1991）
未熟型うつ病（阿部, 2001）
ディスチミア親和型うつ病（樽見, 2005）

などには「抑うつ性パーソナリティ障害」といった項目はありません。しかし、うつ病という病気は、それこそ紀元前のギリシャ時代から存在したわけですが、うつ病になりやすい人の性格が肯定的に評価されたのは、実は第二次大戦後の一時期、1950年から1980年にかけての日本とドイツにすぎないのです。現代では、躁うつ病の病前性格は一種のパーソナリティ障害と考えたほうが理解しやすく、表1に掲げたように、「逃避型」[4]「未熟型」[1]といった名称自体がすでにそのような視点を内在させており、この傾向は近年ますます専門家の間に広まってきているのです。

狭義のパーソナリティ障害について

一方、躁うつ病関係とは別の、つまり③狭義のパーソナリティ障害に関しては、表2に掲げたDSM-IVの分類を参考にすることができるでしょう。このなかで特に問題となるのは、B群のパーソナリティ障害、とりわけ周囲を巻き込んで職場の対人関係に混乱をもたらす境界性パーソナリティ障害（BPD）と自己愛性パーソナリティ障害（NPD）です。演技性パーソナリティ障害というだけなら、こちらは相手の演技や誘惑に乗らないように心がければ済む話ですし、反社会性パーソ

表2 非躁うつ病性のパーソナリティ障害（DSM-IVの分類による）

A群――奇妙で風変わりなグループ
- 妄想性パーソナリティ障害
- 統合失調症質パーソナリティ障害
- 統合失調症型パーソナリティ障害

B群――感情の混乱や過剰を特徴とするグループ
- 演技性パーソナリティ障害（HPD）
- 自己愛性パーソナリティ障害（NPD）
- 反社会性パーソナリティ障害（ASPD）
- 境界性パーソナリティ障害（BPD）

C群――不安の強さを特徴とするグループ
- 回避性パーソナリティ障害（APD）
- 依存性パーソナリティ障害
- 強迫性パーソナリティ障害

（DSM-IIIでは、このほかに受動－攻撃性パーソナリティ障害がある）

表3　回避性パーソナリティ障害の診断基準（DSM-IV）

以下のうち，四つ以上の項目を満たすこと。
1) 批判・否認・拒絶に対する恐怖のために，対人接触のある職業的活動を避ける。
2) 好かれている確信がなければ，人と関係を持ちたいとは思わない。
3) 恥をかいたり馬鹿にされることを恐れて，親密な関係の中でも遠慮を示す。
4) 社会的な状況では，批判されたり拒絶されたりすることに心が捉われている。
5) 不全感のために，新しい対人状況で制止が起こる。
6) 自分は社会的に不適切で，長所がなく，他の人よりも劣っていると思っている。
7) 恥をかくかもしれないという理由で，新しい活動に取りかかる事に異常なほど引っ込み思案である。

表4　受動−攻撃性パーソナリティ障害の診断基準（DSM-III）

1) 職業的および社会的場面で，要求されたことを適切に遂行することに抵抗を示す。
2) その抵抗は，①引き延ばし，②時間の空費，③頑固さ，④意図的な非能率，⑤忘れっぽさ，といった形で，間接的に表出される。
3) 自己主張的で効果的な行動が可能な状況にあってもこの行動パターンを続ける結果，社会的・職業的な非能率が全般的かつ長期にわたって持続する。

ナリティ障害となればこれは犯罪者のことですから，そこまでいけばかえって対処は容易になるでしょう。

A群は統合失調症圏のパーソナリティ障害で，周囲を巻き込むことは少なく，個人の精神病理として対処しやすいので，職場に大きな混乱をもたらすことは稀だと思います。C群のなかで若干問題になるのは，表3に示した回避性パーソナリティ障害（APD）でしょう。こういった「ひきこもり」タイプは，社会問題としては看過できないにしても，職場にそのようなスタッフがいたところであまり出社することなく早晩辞めていってしまうでしょうから，同僚が困らされる機会は少ないのです。受動・攻撃性パーソナリティ障害（PAPD）とは，DSM-IIIにあってDSM-IVでは削除された類型で，表4のような特徴を持っています。

攻撃性というものは通常積極的に発散されるのですが，この人たちは煮え切らない態度によって消極的に攻撃性を発揮し，能力に見合わない非能率で相手をイライラさせることになります。

こういう人は職場に結構いて，上司にとっては困った部下になりがちです。

1. 用語に関する批判的検討

パーソナリティに問題のある「うつ病」の話に入る前に，personality disorderおよびパーソナリティ障害という用語について若干コメントしておきます。近年に

なって，精神分裂病は統合失調症に，痴呆（症）は認知症に病名が変更されました。

「認知」に関する症状を主徴とする疾患はいわゆる痴呆以外にいくらでもありますし，「統合」に「失調」をきたすような病気も少なくありませんから，これらの新病名には字面だけ見て当該の疾患を弁別するための言葉が含まれていません。したがって，専門家から見れば術語として物足りないのですが，この曖昧さこそ患者や家族から喜ばれる点なのです。「精神が分裂」するとか，「おろかで，呆けている」ことを表示するような病名は，実態を反映しているにせよそうでないにせよ，蔑視や差別の温床になりかねません。「パーソナリティ障害」という用語も，精神分裂病や痴呆に匹敵するほど禍々しいものですから，やがて変更される可能性があります。

パーソナリティという言葉はラテン語のペルソナに由来していて，もともとその人の内面や本質を隠すための仮面という意味ですから，それが「障害されている」と決めつけたところで，その人物の核心を蔑視したことにはならないでしょう。けれども，日本語の「人格」となりますと，人物の内面的な本質に関する「格づけ」，つまり価値評価の色彩が濃厚ですから，これを「障害」と呼ぶことには問題があります。パーソナリティと「人格」という言葉の間には，かなりの落差があるのです。そこで，パーソナリティを「人格」と訳すことなく，そのまま「パーソナリティ障害」と呼んでいる精神科医も少なくありません。

パーソナリティ判断というものは [11, 13]，精神科の臨床で不可欠な行為です。日常の対人関係でも，われわれは働きかける相手にパーソナリティとしてのまとまりを想定し，相手のパーソナリティからくる反応を無意識のうちに予測したうえで行動を起こしているのです。相手に人格的なまとまりを想定せず，相手から返ってくる反応をまったく予想しないで対人行動を起こしていたら，日常生活に無用のトラブルが尽きないでしょう。

身体科のお医者さんだって，インフォームド・コンセントや癌の告知などに際しては，患者のパーソナリティがそれをどう受け止めるかを予測した上で実践することでしょう。小心な患者に耐えられないほどの重荷を負わせて徒に不安感を強めたり，プライドの高い患者にその自尊心を損なうような言い方になることは，あらかじめ避けなくてはなりません。われわれのパーソナリティ判断は，むろん主観的判断の積み重ねであって科学的根拠には乏しいのですが，だからといってそこには実生活上行わざるを得ない切実な理由があるのです。そのつど誤るかもしれないけれども，われわれはそれをせずには生きられないのです。

そこで精神科医たちは，世間の人々の需要を汲み取って，パーソナリティの客観化や類型化を目指すことになります。先ほどお示しした表2などは，その一つの成

果です。けれども，こういった類型は一応の役には立ちますが，至るところに限界があります。決して完成を見ることなく時代とともに変化していくので，自然法則のような客観性や学問的根拠は望むべくもありません。その程度のものにすぎないと認識したうえで使うべきものなのです。

2. 正常と異常(＝傾向と障害)を区別する問題点

　パーソナリティの類型化や客観化を目指すことは，実践生活上の必要性からやむを得ない行為だとは思いますが，さらに一歩進んでパーソナリティの領域に「正常／異常（＝傾向／障害）」の区別を持ち込み，パーソナリティを「診断」の対象とすることは，不適切な行為であって行うべきではない，と私は考えています。

　DSMにおけるパーソナリティ「傾向 trait」とパーソナリティ「障害 disorder」の区別は，患者が充たす診断基準の項目数によって決定されます。たとえば回避性パーソナリティ障害の診断は，表3に列挙した七つの記述項目のうち四つ以上を充たせば成立することになっていて，二つか三つを充たすケースは「回避性パーソナリティ傾向」と呼ばれています。正常範囲内にある「傾向」と，「障害」との間に，正常／異常の区別をつけるわけです。これは一見合理的なやり方のように見えますが，四つというカットオフ・ポイントは恣意的に設定されており，DSMの版が変わるたびに，その記述内容とともに変更されてしまうので，信頼が置けません。七つの項目の記述内容をみても，1) を充たすケースはすべて 4) をも充たすでしょうし，3) と 7) の間にも重複がありそうです。文章の手加減でどちらにも転んでしまうような曖昧さを内包しているのです。

　「障害」という用語に関しては，WHOがICIDH（国際障害分類）において，IDHつまりImpairments（病気の結果もたらされる機能と形態の障害），Disabilities（そこから生じる生活の場での活動能力の障害），Handicaps（そのために被る社会的な不利），という三つのレベルの具体的な「障害」を包括する概念として定義しています。そこにはdisorder，つまり「秩序／規律 (order) の乱れ／喪失 (dis-)」といった抽象的な意味は混入していません。

　そもそも日本語の「障害（者）」という言葉は，視覚や四肢のような比較的単純な機能を担う身体器官の欠損（＝部分的領域の可視的な欠損）に対して使用されてきた長い歴史があります。「視覚障害」や「身体障害者」のみならず，知的障害・言語障害・情緒障害といった用法にしても，欠損の部分性と可視性は未だ保たれています。しかし，「人格」となると，決して可視的とは言えない総合的な機能ですから，これを「障害」呼ばわりすることは差別に繋がる恐れがあるわけで，実際に（身体）障害者の方たちから「自分たちの人格も疑われかねないので，使用を止め

て欲しい」という反対運動もないわけではありません。私は、パーソナリティに関してはtraitだけを見ればよいと考える者ですから、「障害」とかdisorderといった言葉は、なるべく診断名として使わないようにしています。

3. 躁うつ病と「組織」内発生の親和性

さて、いよいよ本題の、「躁うつ病に関連したパーソナリティ障害」というテーマに入ることにしましょう。企業内のメンタルヘルスと言えば、昔から「うつ病」が対象と相場が決まっていました。会社組織と躁うつ病の発生との間には、何か関連があるようなのです。脳疾患で出現するような外因性の精神障害を別にすれば、精神疾患のほとんどが対人関係の場から発生します。対人の場には、家庭、交友関係、学校、職場、雑踏（広場）など、親密度と構成を異にするさまざまな集団がありますが、そのなかでもっとも複雑に「組織化」されている集団が職場ではないでしょうか。組織とは、一定の目標達成のために各構成員が上下の位階や横の繋がりのネットワーク内に配置され、常に協力関係と競争を求められながら、それに付随する感情の表出を抑制するように強いられて作動する社会的システムです。家庭という集団の構成と親密度は統合失調症や摂食障害の温床となりやすく、交友関係や学校という場は対人恐怖を、雑踏のような見知らぬ人々からなる一時的な集団はパニック障害を発生させやすい一方で、職場という組織の構成と親密度には「広義の躁うつ病」の発生母体となりやすい性質が内包されているのです。

4.「メランコリー親和型」自体のパーソナリティ障害性

現行のうつ病論が作られる素材となった古典的な病態は、下田の「執着性格」[12]とかTellenbachの「メランコリー親和型」[15]と言われているもので、皆さまが現にうつ病に関してもっておられる知識のほとんども、これらの概念に由来したものです。メランコリー親和型の人の病前性格は、真面目で几帳面、秩序を志向し他者を配慮するタイプであり、下田の記述によると、「他から確実人として信頼され、模範青年、模範社員、模範軍人などと褒められる種類の人」ということになります。そういう性格の人が中間管理職になりますと、上司から頼りにされて多くの仕事を任せられる一方で、部下の働きがいい加減でもそれを咎めることができません。

いわゆる「上と下との板ばさみ」状態で、結局は自分で抱え込むことになってしまい、仕事量や対人的ストレスが増加します。それにもかかわらず、彼らは仕事の質を落とすことを恐れて、手早く片付けることもできません。そういう彼らが、昇進や異動や転居などによって自分の慣れ親しんだ秩序と役割を維持できなくなったときに陥る失調形態がうつ病という考え方なのです。こういったうつ病は、確かに

1950年代から80年代にかけて40, 50代の人に好発したものですが，しかし団塊の世代以降はその発生が稀になりました。

　実はTellenbach自身が，この性格を決してポジティヴなものと評価していたわけではありません。彼は，メランコリー親和型の人の性格特徴は二重否定によって適切に表現される，という言い方をしています。つまり，彼らは決して積極的に真面目なわけではなくて「真面目でないこと（＝遊ぶこと）ができない」のであり，積極的に他者のために配慮するのではなくて「他人に気を遣わないでいることができない」のだ，というわけです。「協調的」と言えば聞こえはよいのですが，それは「断る（＝協調的でない）ことができない」ことの結果にすぎません。「相手と口論できない」ような人は，喧嘩することを通じて議論を深めたり，それまで以上に仲良くなる機会を放棄するような生き方を選んでいることになります。Tellenbachは来日したときの講演で，彼の著書の翻訳者から「あなたもメランコリー親和型でしょう」と言われて，顔を真っ赤にしてそれを否定していました。後で聞いたところによると，メランコリー親和型という名称は「二流の人」という意味を含んでいるのだそうです。要するに，この人格類型でも密かに，パーソナリティに関する「格」というものが問題にされていた，というわけです。

5.「メランコリー親和型うつ病」の典型的な症例

　ここで，私が最近経験した「メランコリー親和型うつ病」の典型例を例示しておきます。今後の症例提示において，太字の部分の記述はDSM-IVの「大うつ病」の診断基準に合致していることを表わしています。また，症例の匿名性を保つために，記述に若干の変更を加えたことをお断りしておきます。

【症例1】　63歳　男性　準大手メーカー取締役
主訴──希死念慮・罪責感，自尊心の喪失，将来への絶望。
家族歴，既往歴──特記すべきことなし。
生活歴──6人同胞の第5子として山里のA市に生まれ，東京の大学を卒業後は準
　大手メーカーに就職して40年になる。生産関係部門一筋で業績を上げ，順調に
　昇進して，X−3年には人事部の取締役に，X−1年6月には常務取締役になった。
　1歳年長の同郷の妻と二人暮しで，28歳の一人息子は東京で働いている。郷里に
　は妻の母親が健在で，独居している。
病前性格──真面目で責任感が強く，他者を配慮して協調を心がける。仕事に関し
　て自信をもつが，それを権威的にギラギラとひけらかす方ではない。
現病歴──X−1年8月より高血圧と糖尿病のためにB内科に通院を開始した。そ

れらは服薬によって十分にコントロールできたので，12月に自ら希望して子会社へ，生産部門のトップとして出向した。仕事は，高級車の内装部品を1日300台生産することだった。台数はクリアできたが，5割が不良品として発注元から撥ねられてしまうため，規定の台数を達成できずに焦ることが出向当初から続いた。

「当社の部品の納入が遅れたせいで発注元の車の生産ラインをストップさせてしまったら，莫大な補償金を要求される」とプレッシャーを感じて，患者は毎晩2時までミーティングを重ね，不眠不休の24時間稼動で頑張っていたが，次第に気分が落ち込んできた。昨日（X年1月30日）の最終検査で，「自分たちが合格させた台数の3割が，発注元から不良品と判定されてしまい」，万策尽きてどうしたらよいかわからなくなった。妻によると，患者はその晩泣きながら妻に初めて事情を語り，「俺は弱くて，力がない」「いまの仕事ができなかったら，もう人は誰もついてこないだろう」「死にたい」と述べた。今朝，本社の専務に電話報告したところ，「何も考えずに1週間休みなさい」と言われて久しぶりに休んだが，「会社のことが頭から離れず，イライラして落ち着かない」と言って，妻とともに当院を初診した。

初診時所見──面接時，礼容は整い，言葉遣いは丁寧で疎通性に問題はなく，問われるままに上記のことを語ったが，時に苦しげな表情になって声を詰まらせ涙ぐみ，「私は皆に迷惑をかけたものですから，会社を辞めなきゃいけない」「この後，会社に残って働くことは許されないだろう」と強調した。状況依存的な発症ではあるが，これまでの社会適応の良さや他責性のなさなどを考慮すると神経症や適応障害は考えにくく，会社人間としての責任感の強さとそれが果たせなかったときの自責の念，自己の無価値感，将来への絶望からくる希死念慮などは，古典的なうつ病のエピソードを思わせた。

治療経過──「今はとにかく休養が第一」と説明して，「うつ病により1カ月間の休業を要する」という診断書を書いた［これは教科書的な，定番の対処法です］。患者夫婦は「家にいると仕事のことが頭から離れないので，1週間ほど京都旅行に行ってきたい」と希望したが，私が「見知らぬ遠方の地で今の時期を過ごすのはリスクが大きい」と反対した結果，自宅近くにあってすぐに戻れる温泉地で「静養」することにした。うつ症状に対してトレドミン45mgと，不安に対してコンスタン1.2mgを分三で処方し，就寝時にはレンドルミン0.25mgの内服とした。3日分だけ処方し，「2日後にはきっと再診するように」「必ず治る病気だから，くれぐれも早まったことはしないように」と念を押して帰した［これもまた，教科書的な対応です］。

2日後来院したときには「服薬してよく眠れた。近くの温泉に泊まってリラッ

クスできている」と語ったが，妻によると「携帯に専務から電話がかかったりするので，時々仕事を思い出して不安定になる」ということだった［こういう患者に職場を抜けられると，他の誰もが把握していない仕事が出てきて，休養中の患者に問い合わせの電話が入ることが少なくありません］。

2月6日に旅館から自宅へ戻った後，9日の再診では「プールにも行けたし，もとの総務の仕事なら今の自分でもやれると思う」と職場復帰を希望したが，私は状態の改善を認めつつも「あと1週間は休むように」と提案した［少し良くなると，すぐに復帰を希望するのが古典的なうつ病患者の特徴で，それを延期させるのもまた精神科医の常套的な対応です］。次週来院したときには「体力は回復したが，気持ちがまだ不安定だ。さきの不良品の件もあるし，来週の春闘に会社側の責任者として対応できるか不安だ」と語ったので［回復期は一進一退で，ゆり戻しがくることもまた常識に属する経過なので，前回復帰を止めたわけです］，診断書どおりに休養を継続するように勧めたところ，意外にも患者の方から「6月末の株主総会で取締役を退任すると同時に退職して，郷里で暮らすことも考えている」と言い出した。夫婦で話し合っているうちにこの選択肢が浮上したらしく，「家内も片目を失明しており，ストレスをかけたくない」と妻を慮った［私はマニュアルどおりに，「人生の重大な決め事は，病気が治ってからにしましょう」とか「次回の受診日まで，ご夫婦でよく考えて」などと言って帰しました］。

しかし2月23日の再来では，夫婦ともにこの考えがさらに固まっていたので，私は退職日まで「3カ月間の要休業」の診断書を書き継ぎ，それは翌日専務に提出された。その後は表情が目立って明るくなり，3月以降は月の半分を妻の実家で畑仕事をして過ごす生活になった。4月上旬の予約日に受診しなかったので不思議に思っていたところ，月末に来院して，「9日に軽い脳出血を起こして，2週間入院していた」と語った。後遺障害はなく，夫婦ともこの事態に冷静に対処できた。服薬は漸減のうえ6月には無投薬となり，6月末に正式に退職し，7月には全面的に郷里へ転居することとなって，治療は終了した。

〈症例1の問題点〉

この症例を概観しておきますと，日本の高度経済成長を担った地方出身の夫婦が，企業内で出世を果した後，最終段階で会社人間としての役割達成に失敗して重症のうつ病に陥ったものです。比較的短期間の治療で良い予後を得たのは，薬物の効果ももちろんあるでしょうが，夫婦仲の良さや性格的な歪みのなさによるところが大きいと思われます。当初は定型的な経過をたどっていましたが，今回の発病を機会に「定年前に退職して，夫婦で郷里に帰る」と言い出したことから展開が変

わってきました。「人生の大問題に関する決定は，治療終了まで延期させる」という教科書的な対応を主治医が取らずに夫婦の考えを受け入れたのは，もはや会社にこの人の人生の価値を繋ぎ止めるものはないように感じたためかもしれません。結果論ではありますが，退職の方針を決めないままに脳出血で入院していたら，経過はもっと悪いものになっていたように思います。

　うつ病の発症は，人生の転換点で夫婦に老後の生き方を決定させるきっかけとして効果的に働いたようです。患者はライフサイクルの最後の段階で，「会社人間」や「役割自己」を捨てて，子どもの頃の田園生活に戻ったのでした。こういう選択肢は，高度経済成長時代には考えにくかったものですが，現代では大いにあり得る選択というべきでしょう。うつ病の社会因説をよく支持するような症例でした。

〈発病直前の特異的な状況構成〉

　メランコリー親和型のうつ病には，インクルデンツおよびレマネンツと呼ばれる特異的な発病直前状況が認められる，と言われています。前者は，みずからの生き方が作り上げてきた狭い秩序のなかに閉じ込められている結果，周りの状況の変化がその秩序の維持を許さなくなった段階でもなお，硬い秩序の限界から脱け出した思考や行動をとることができない自縄自縛の構造のことで，後者は，自分自身（に対する要求水準）に遅れをとる結果，あるべき理想的な状態と現在の自分の状態との懸隔感に悩み，常に未済・停滞の意識に「負い目」を感じていて自責的になりやすい構造を意味しています。インクルデンツ（＝秩序内閉塞性）とレマネンツ（＝未済負い目性）は，ともにその人の平生の生き方を形作っている偏向した特性が，環境の変化に遭遇して先鋭化し，代償不能の不適応状態に陥ったものです。したがって，うつ病は決して「心の風邪」などではなく，むしろ生活習慣から半ば必然的に発生する病態なのです。生活習慣病ということになれば，投薬や医者任せだけでは完治せず，生活の仕方を改善する方向への自助努力が不可欠，ということになるでしょう。

6.「ディスチミア親和型うつ病」の二症例

　次に，現代社会でしばしばうつ病と診断されるような症例を二例，樽見という人の論文から引用してみましょう[14]。

【症例2】　24歳　男性　地方公務員
主訴——やる気が出ない，不眠。
家族歴・既往歴——幼少時の発達に特記すべきことはない。中学・高校時代も特に

9. 職場に見られるパーソナリティ障害①　131

問題となるようなことはなかったが，嫌いな教師の科目はわざと勉強しないことがあったという。大学ではサークル活動とアルバイトを人並みにこなしていた。就職活動には熱心でなく，卒業後1年間専門学校に通い，「たまたま受けたら合格した」地方都市の役所に勤務している。採用後に配属された現在の職場では，仕事にあまり興味がもてないという。「うるさい上司がいて，顔を見るのが嫌だったので，ときどき欠勤していた」。欠勤中はパチンコや映画に行って自由に過ごしていた。1年後に同僚の女性と結婚して，すぐに第1子が生まれたが，相変わらず仕事に身が入らず，家にも居づらくて，一人でパチンコや映画館に行っていた。育児は退職した妻と両家の母親に任せ切りだった。その年末に上司に勤務態度を厳しく叱責されて，体調不良と不眠を生じた。その後はきちんと出勤したが，仕事に意欲が湧かずイライラしていた。パチンコをしているときだけ少し元気が出るものの，帰宅すると「面白くなくて」再び暗く沈んでしまう。そのため自ら精神科クリニックを受診して「うつ病」と診断された。本人はその場で休業のための診断書を希望した。

【症例3】　23歳　男性　大学4年生
主訴——何もしたくない，胃部不快感，下痢。幼少期の発達に問題なく，中学・高校時代は成績がよかった。大学入試に落ちたときも落ち込みなどは自覚されなかった。一浪後，第一志望の大学に入学し，一人暮らしを始めた。「勧誘がしつこくて嫌だったので」サークルには入らず，勉強は「留年しない程度に」単位を取得した。交友関係は高校や予備校時代の友達に限られていた。4年生になって卒論の準備を始めたが，6月頃から徐々に「やる気がしなくなった」。何を書けばよいのかわからなくなり，指導教官に一度相談に行ったが「あまり相手にしてもらえなかった」ので，「研究室にはもう行きたくなくなった」。7月になると胃部不快感，吐き気，下痢などが続くようになった。実家に帰っても，無職の兄がいて居心地が悪いので，アパートでテレビゲームばかりしていた。心配した教官が9月下旬にゼミの学生に頼んで彼を大学保健室に連れて行かせた。彼はそこで精神科医に「僕はこれに当てはまります」と述べて，内科医院からもらったうつ病のパンフレットを示した。確かに彼は，DSM-IVにおける大うつ病の診断基準を充たしていた。

7.「メランコリー親和型うつ病」や「大うつ病」との比較
著者の樽味は，この二症例を「ディスチミア親和型うつ病」と呼んでいます。その特徴をメランコリー親和型のうつ病と比較してみますと，①20〜30代の若年発

表5　大うつ病エピソード（DSM-IV）

以下の症状のうち，五つ以上が同じ2週間の間に存在すること。
1) 本人の言明か他者の観察によって示される，ほぼ毎日，一日中の抑うつ気分またはイライラ気分。
2) 本人の言明か他者の観察によって示される，ほぼ毎日，一日中の興味や喜びの減退。
3) 体重や食欲の，著しい減少または増加。
4) ほぼ毎日の，不眠または睡眠過多。
5) ほぼ毎日の，焦燥または制止。
6) ほぼ毎日の，易疲労感または気力の減退。
7) ほぼ毎日の，無価値感，または過剰で不適切な罪責感。
8) 思考力や集中力の減退，またはほぼ毎日の決断困難。
9) 反復的な自殺念慮または自殺企図または自殺の計画。

表6　気分変調性障害（Dysthymic Disorder）の診断基準（DSM-IV）

A) 抑うつ気分がほぼ一日中存在し，そのない日よりもある日のほうが多い状態が2年間以上続いていることが，本人の言明か他者の観察によって示される。
B) 抑うつの間に，以下の二つ以上が存在する。
①食欲減退または過食，②不眠または過眠，③気力の低下または疲労，④自尊心の低下，⑤集中力低下または決断困難，⑥絶望感。
C) この障害の2年の期間中，AとBの症状の消失（つまり正常気分の時期）が2カ月間以上続くことはない。
D) この障害の最初の2年間には大うつ病エピソードが存在せず，したがってAとBの症状を大うつ病性障害では説明できない。

病者が多い。②病前性格に几帳面さや秩序愛，他者配慮といった肯定的な特徴がなく，自己愛的傾向が目立つ。社会人として「模範的で信頼される確実人」（下田）とは逆に，もともと仕事熱心でなく，「欠勤中も，ぬけぬけとして悪びれない遊びの姿勢」[5]を示すなど，自立心や責任感や恥の意識に乏しく，社会的規範や役割への同一化を回避している。③「病気」というよりもむしろ「生き方」の問題で，インクルデンツ・レマネンツ状況の形成にまで至らず，抑うつ感よりも不興感や倦怠感，身体症状の訴えが多い。④他責的になりがちなので，自殺の危険は少ない。⑤環境の変化で急速に改善することがある一方で，休養と服薬の対処のみでは慢性化しやすい，ということになります。

　DSM-IVの「大うつ病エピソード」の診断基準を表5に掲げました。この操作主義的診断基準に従うなら，症例2と3は診断項目の1，2，4，6，7，8などを充たしますので，大うつ病と診断されてしまいます。DSM-IVにおけるDysthymic Disorder（気分変調性障害）の診断基準は表6に示してありますが，その記述は樽見のディ

スチミア親和型と違ってパーソナリティには一切言及していません。しかし，問題は気分変調症患者の90％が後に大うつ病を併発するという点にあって，両者の併発したものをdouble depression（重複うつ病）と呼びますが，これには重症のパーソナリティ障害の合併が有意に多い，と言われています。そもそも大うつ病患者の25〜55％が，大うつ病エピソードに先立って慢性軽症うつ病を2年間以上経過していると報告されていますから[3]，大うつ病と気分変調症という概念を症状と持続期間だけで区別しようとすること自体が無理なのです。

8. 気分変調症（ディスチミア）のパーソナリティ障害性

慢性うつ病の病因と精神病理に即した治療論を展開しているMcCulloughは[10]，気分変調症はふつう慢性で軽症のうつ病と考えられているけれども，しばしば治療抵抗性で悪性の長期経過をたどり，寛解を得ることは大うつ病よりもずっと難しい，と指摘しています。約5割にパーソナリティ障害の合併があるそうです。そして，190例の気分変調症でもっとも多く観察された症状は，認知的・機能的・社会的な特徴を含むいわばパーソナリティに関わる症状であって，睡眠や食欲などの自律神経症状は少なかったにもかかわらず，DSM-IVは後者の症状を診断項目に残してしまった，と批判しています。そのうえ食不振や不眠のみならず，食欲の増加や睡眠過多までを含めるのは，うつ病の概念を徒に拡張するものでしょう。

McCulloughの見解によりますと，早発性の慢性うつ病患者は小児期の対人的・社会的「心構え」のまま成人期に入っていて，日々のストレスに対処する行動様式が身についていません。「周囲の人たちは，過去に自分を傷つけた人間と同じやり方で自分に接するだろう」という先入見（＝後述の「前操作段階の思考」）によって，彼らは対人場面で「犠牲者としての生活スタイル」を示すようにプログラムされているから，その受身的な対人関係のスタイルが自ずと相手を苛立たせ，支配的な態度を取らせてしまう，というのです。

9. 現代日本における躁うつ病の変化と「小精神療法」の妥当性

うつ病の性質が大きく変化していることに，わが国の精神科医たちはかなり以前から気がついていました。たとえば松浪は1991年に[9]，うつ病の「現代的な発病」を「従来型の発病」と比較して，次のように述べています。①変化を好まず，常に同一の行動により同一の成果を得て，それを積み上げてゆこうとする「反復への愛好（依存）」という基本構造は，時代を超えて前うつ病者に共通する。しかし，②この「反復への安住」は，イノベーション（innovation）を尊ぶ現代の職場では無能の証に逆転したため，現代型では職場への適応努力を最初から放棄して，職業

人としては「降りている」人が多い。職場との一体化幻想をもたず，むしろ会社に取り込まれることを恐れて距離をとり，私的な趣味に走る。③「従来型の発病」が，性格防衛的な適応努力を過熱させ，頑張りすぎた後に重い感情症状を呈して受診するのに対して，「現代型の発病」は，性格防衛を形成する以前の適応不全によって，頑張って挫折する以前に，明確なうつ症状の発現もなく受診する。職場への愛着や帰属意識・役割意識が薄く，自責感なく休業を望み，休職中に趣味や旅行を楽しめる。企業文化からの脱落者ではあっても，これも現代社会への一種の適応の仕方と考えられなくはないのです。

笠原は1978年に「うつ病の病相期における小精神療法」と題して，次のような対処法を医師たちに勧めました[7]。①病気であることを医師が確認・保証すること，②できるだけ早く，できる限りの休息生活に入らせること，③予想できる治癒の時点を明確に述べること，④治療中，自殺を絶対にしないことを誓約させること，⑤人生の大問題に関する決定を治療終了まで延期させること，⑥病状に一進一退があることを繰り返し指摘すること，⑦服薬の重要性と服薬によって生じる自律神経系の随伴症状をあらかじめ指摘しておくこと。

⑥や⑦の項目は，今日でも妥当な指摘と考えられますが，①から⑤は，今日では治療的でない可能性があります。従来からの治療戦略として，「うつ病はこころの風邪だから，服薬して十分に休養をとれば必ず治る」とか「怠けているのではなく病気の症状なのだ」とか「患者の負担になるから，決して励ましてはならない」とか「自殺を絶対にしない約束をする」いった常套句が有名ですが，現代型うつ病の本態が社会的自立の回避だとすれば，抗うつ薬への過剰な期待とか「やさしさ」や「自己愛」の尊重は，ときに有害かもしれないのです。マスコミによって世間に流布したうつ病の「常識」は，すでに過剰解釈になっていますから是正が必要です。

メディア情報に詳しい一部の患者は，自分が周囲からそう処遇されることをすでに折り込み済みで振舞っているフシがあります。「うつ病患者には励ましてはいけないはずなのに，僕の妻や上司は『しっかりしろ』とか『頑張れ』とか僕に言うので困ります」などと自分から訴える患者がいます。「こころの風邪」などという口当たりのよい表現は，早期の受診を促す製薬会社のキャンペーンにはよいでしょうが，医者たる者が本当にそう信じていたのでは困ります。

またディスチミア型の他責的な患者にまで自殺の危険を強調して，自殺のgestureを不当な高値で買い取るべきではありません。「自殺者の多くが未治療のうつ病」などと言う精神科医をみかけますが，診てもいない患者を結果だけから「うつ病」と診断するのは，いくら何でも根拠薄弱というべきでしょう。

10. 今日ひとまず考えられる対処法

それならば、われわれはうつ病患者に対してどのような態度をとったらよいのでしょうか。これを一般的に定式化することは難しいのですが、さしあたり言えそうなことは、①復帰を焦る患者には休息を、回避的な患者には適度の負荷をかけて責任を求めるといった具合に、定式に縛られず、個々のケースごとにバランスをとって対処法を工夫するのがよいでしょう。②年長世代にはいかに若者が自分勝手で無責任に見えても、彼らをこのように育てたのが自分たちであり、現代では年長世代も多かれ少なかれ彼らと同様に振舞っていることを自省して、彼らのひ弱さと保身術（距離の確保）や趣味的生活を認めてやることも大切です。③上司との関係の悪化が、発病のきっかけになることが多いと同時に、上司との良好な関係に幻想を抱いた心理状態が彼らの活動のバネになることを忘れてはなりません。脅かしたり説教したりしなければ、彼らは次第になついてくるものです。そして、④上司との良好な関係が、父親や教師との間で身につけ損なってきた目上の人物との社会的な関係を育成するための最初の成功モデルとなり得るのです。それは、年長世代による「成果主義と外的評価」の主張が、実は「プロセスと内的価値」への密かな尊重の上に成り立っていることを理解し[6]、内在化してもらうための実践的なプロセスにもなり得るでしょう。

11. 社会構造の変化に伴う適応形態の変化

躁うつ病の変化は、社会構造の変化とともに人間の適応形態が変わったことに由来する部分が大きいと思います。責任は「今どきの若者」個人ばかりには帰せられません。よく言われるように、日本社会は、a）70年代までの高度経済成長の成功によって、b）80年代に豊かな消費社会が実現し、バブル経済とオタク的なサブカルチャーの全盛時代を迎えましたが、c）90年代になるとバブル経済が崩壊し、グローバル化した情報ネット社会を迎えます。d）21世紀に入ると資本主義の経済的価値観が今や競合相手を失い一人勝ちして、弱肉強食の格差社会、皆がそこから「振り落とされない」ように懸命な、余裕のない社会となりました。

メランコリー親和型は、70年代までの高度経済成長社会が生んだ「仕事人間」「役割人間」で、社会的自立を目的に権威（的人物）を自己のうちに取り入れ、良心として内面化し、それとの距離を埋めるべく日々努力する個人としての性格防衛を形成していました[7]。現代社会ではこの防衛が有効に機能しなくなって、うつ病になりやすい人がもつ元来の依存性や自己愛の傷つきやすさがそのまま露見するようになったわけです。現代人は適応のために、規範の内在化を嫌い、他人と深く関わらず、そのつどの欲求に動かされ、最終的な決定は先送りにしています。複数

の「自己モード」を所持したつもりになって頻繁にチャンネルを切り替え，健忘を多用します。要するにこれは，後に述べる「解離性障害が一般化した時代」に入った，ということでしょう。

共同体を支える「大きな物語を喪失」した現代社会には「小さな差異が散乱」していて，普遍的な躾や画一的なマニュアルの作成が困難になっています。現代型うつ病の多様性は，そういう社会状況の変化を背景にして出現してきたものなので，治療法の選択にも患者ごとの微妙なニュアンスの差異への目配りが必要になるわけです。

12. 気分変調症に対する本格的な治療法——McCulloughのCBASP

ここで，少々難しい話になって恐縮ですが，ディスチミア親和型の基本的な精神病理を見据えた，新しい体系的な治療技法をご紹介しておきましょう。それは，McCulloughの提唱するCognitive Behavioral Analysis System of Psychotherapy（CBASP）というもので，この本は日本語訳も刊行されています[10]。

McCulloughの考え方をまとめますと，①慢性うつ病とは，社会的問題へ非適応的な対処を続けた結果，自分の行動が外界へ及ぼす影響や，逆に環境が自分の行動に及ぼす影響を認識できないような知覚構造が出来上がってしまった状態なのである。そこで治療目標は，自分の行動と外界との間の「関連性の理解」（perceived functionality），つまり自分が環境に引き起こした帰結や他者に及ぼした影響に，患者の注意を向けさせることにある。②うつ病は純粋な医学的疾患ではないので，患者は自分のうつ病に対して責任がある。社会的・対人的因子を操作するのみで脳内アミンに変化を引き起こすことができるのだから，「うつ病は化学物質の不均衡のせいであって，患者のせいではない」と言うことはできない。うつ病を終焉させる手段は，現在の自分の生き方に対する責任をきちんと引き受ける以外にないのだ。③治療者が患者に代わって責任を引き受けたり指示したりすることは，患者の受身的・服従的な「指示待ち」の対人スタイルを強化する支配的行動になるから致命的で，避けなくてはならない。④慢性うつ病の病因は，「成熟発達の停止」によって前操作的思考段階（Piaget）にとどまり続けることにある。したがって，治療目標は形式操作的思考段階の問題解決能力の育成に置かれる，といったものです。

McCulloughのいう前操作的段階とか形式操作的段階という用語はPiagetの概念で，彼は思考の発達段階に次の四つを区別しました。

1) 感覚・運動的知能の段階（生後1歳半ないし2歳まで）——反射的な行動の習慣化によって，イメージや言葉の介在なしに，反応的・直接的な行動能

力図式が成立する段階。つまり熱いものに触れれば手を引っ込めるというような反射的行動が身体化されるといったこと。
2) 表象的知能＝前概念的思考の段階（2歳から7歳まで）――「いま・ここ」で知覚される対象や自分の行動をある記号（＝絵や言葉やイメージ）に置換する能力の出現によって，思考が「いま・ここ」の知覚現場から解放され，安定した表象を媒介にした，類推による，直観的・前概念的思考が可能になる段階。
3) 論理的・具体的な操作段階（7歳から12歳まで）――具体的な事物の助けを借りて，「類」の概念や「部分の全体への包含」といった論理的関係を認識する段階。たとえば「キノコ」という言葉が，目前のキノコ個体にも，昨日見た別の個体にも，「類」としてのキノコ一般にも，マツタケにもナメコにも使用されることを理解し，それらの用法を区別できる能力の獲得。つまり，類（一般）と個別や，出来事の可能性と必然性と現実性などを混同しないようになること。
4) 形式的演繹的な操作段階（12歳以降）――具体的な対象を離れて，言葉や数式だけで表現された命題を形式的に操作できる論理的能力が発達する段階。

慢性うつ病患者の思考の特徴を一言で言うなら，2) 表象的・前操作的段階から3) 具体的操作段階への移行が十分に果されていない，ということです。彼らは，具体的な操作によって論理的に考えるべきところで，概念を使わない表象による思考に頼ってしまいます。McCulloughは，慢性うつ病患者の思考と行動のパターンは，次の点で小児の前操作的思考とそっくりだ，と指摘しています。①問題の焦点を拡散させて一般化した，前論理的な思考をする，②他人の論理的思考に影響されない，③自己や他者に対する見方が自己中心的である，④意識の流れのままに取り留めなく「独白的な話し方」で対話する，⑤情動的刺激には過敏だが，他者に共感する能力には乏しい，⑥ストレス下で感情のコントロールが苦手である。
　子どもは，「脱中心化」によってその時々の瞬間的体験から自分自身を切り離し，一連の活動を「規則」や「カテゴリー」へまとめることができるようになることで，「具象的なイメージを通して世界を構築する」前操作的思考の段階から脱却でき，抽象的概念の使用によって初めて，「こうすれば，ああなる」式の関連性を理解できる形式操作的な思考段階を迎えます。ですから，慢性うつ病患者の治療には，子どもの思考の発達と同じプロセスを患者に辿らせればよいわけで，それがCBASPという治療法の骨子なのです。

CBASPは，慢性うつ病専用に開発された治療プログラムとしては唯一のもので，巨大なRCT（無作為割り付け比較試験）の結果，単独療法では抗うつ薬単独とほぼ同様の52％という反応率を示し，抗うつ薬と併用すると反応率は85％に達する（そのうち半分は寛解），という効果を誇っているそうです。

　CBASPの内容を簡明に説明することは難しいのですが，主たる方法は「状況分析」で，患者自身の言動が対人状況の悪化にいかに貢献しているかを明確化するために，最近の失敗の一例を挙げさせて，次の6段階の「促し質問」に答えてもらうのです。①その状況で何が起こったかに関する，感情や推測抜きの「記述」，②その出来事に関する患者自身の「解釈」，③その状況下でどう「行動」したか，④その出来事がどういう「現実の結果」をもたらしたか，⑤患者が「期待した結果」はどのようなものだったのか，⑥「現実の結果」と「期待した結果」との比較，この六つをこの順序で患者に述べてもらうのです。

　すると患者は，①「状況記述」の段階で，たとえば「上司に依頼された重要な仕事を完成せずに，叱られた」とか「大切なデートの日の夕方に上司から残業を頼まれて，断れなかった」といった最近の出来事を述べます。それらに対して②「解釈」段階の陳述を促すと，大抵の慢性うつ病患者はすぐに，「また失敗してしまった」「私は，何をやっても失敗する」「誰からも嫌われているから」「私はバカでどうしようもない」「いいことは続かないのです」といった解釈や因果論的結論に短絡します。彼らは問題中心の対処スキルに拙劣で，問題となる状況を一つに絞って焦点づけることができず，全体的なものに拡散させてしまうのです（「過度の一般化」）。また，情報があるわけでもないのに他人が何を考え，何を感じ，何をしようとしているのかについて推測する「読心術的解釈」や，意識の流れのままに取り留めなく話す「独白的な話し方」も彼らの得意芸で，前操作的思考の典型的な例と言ってよいのです。

　この前操作的な世界観が，対人関係における「因果性の理解」を困難にしているのですから，治療者は患者の行動が外部にもたらした帰結（関連性）に患者自身が気づく「解放の瞬間」を体験するまで，患者に繰り返し練習させる必要があります。一つの状況から学んだことを他の類似した状況で効果的に般化させ学習を転移させるためには「形式操作的な思考」が必要になります。患者は自分や他者を形式操作的に知覚することを学ぶことによって，世界に対する前操作的な視点を改善できるようになる，というわけです。

　たとえば，うつ病患者の性格特徴として，「頼まれると，断れない」とか「他者を配慮して，自己主張ができない」といった傾向が昔から指摘されています[10, 15]。

CBASPの技法では、患者が思い切って相手に「嫌だ」と断ったとき、仲間の態度や自分の感情が好転する「解放の瞬間」を体験させて、先行した行動とこの好結果との関連を患者に確実に理解させるように支援します。また患者が自己主張したときの治療者の反応が、親や教師などかつての重要他者のネガティヴだった反応とは正反対のものであることを際立たせ、両者の間に明確な区別をつけるように患者に求め続けます（「対人弁別練習」）。

このような操作の繰り返しが、患者の前操作的世界観を転覆させ、新しい対人的現実が彼らと治療者との間に存在していることを知覚可能にするのです。患者の否定的な世界観が、治療者との関係の中でもはや適用できないことを暴露することによって、昔から身に染みついた対人的期待を新しい対人観に置き換えるというわけです。

これは、言うは易く行うのに難しい治療技法ですが、慢性うつ病患者の基本的な病因と精神病理に即した治療法ですから、実行できれば効果が上がるだろう、と私は思います。

13. 中間型の症例提示

実際の臨床では、症例1、2、3のような典型例よりも、メランコリー型とディスチミア型の中間に位置するような非定型の躁うつ病が多いので、症例ごとに年齢秩序志向性・他責性・コミュニケーション能力・軽躁性・無力性などを個別に評価して対応を決めることが必要になります。以下に私自身の症例を5例、年齢の高い順に紹介して、問題点を検討してみることにしましょう。いずれもパーソナリティの問題を考慮すべき患者さんたちです。

【症例4】 48歳　男性　部品工場の現場責任者

初診はX年9月2日で、総務係長と二人で来院した。

（どうしたの？）眠れない。出勤の時間になると葛藤して、昨日は自宅でロープを用意して、首吊りをしそうになった。

（職場にストレスが？）そうです。いつもなら、夜寝て朝起きるまでに翌日の仕事のイメージができているのに、それができなくなった。自分の仕事だけで手一杯なのに、「この仕事を割り振って欲しい」という指示が上から回ってくる。仕事がどんどん増えてきて、憂鬱で手につかなくなった。土日の休みもあまりとれないし、夏休みも1日だけだった。

（部下が十分に働いてくれないの？）部下が悪いのではなく、私の指示が足り

ないのだと思う。「指示された仕事を枡の中に何とか収めよう」と土日も考えているが，どうしても仕事が枠から溢れてしまい，段取りがイメージできなくなった。それで，「どこから飛び降りようか」とか「どこで首を吊ろうか」と考え始めた。8月27日には朝起きれず，初めて休んだ。［概念を媒介にした思考ではなくて，主にイメージからの類推による前操作的思考によって生きてきた人らしい］。

中卒後30年以上，現在の部品工場（従業員400名）に勤めて，40名の部下をもつ現場責任者である。総務係長によると，会社側が彼の異変に気づいたのは8月30日で，社内での電話のやり取りの際に「無責任な発言」があった。31日には部長に対して退職を申し出て引き留められ，「9月からの仕事のローテーションを再考する」という約束をもらったにもかかわらず，昨日は「退職届をもらってくるように，夫から頼まれた」と言って，妻が会社を訪れた。「自室にロープを用意して，自殺するばかりの状態だ」と妻が述べたため，係長が産業医に相談し，本日の受診となった次第である。妻は仕事があって同伴していない。

私は「うつ病で1カ月の要休業」という診断書を書いて係長に渡し，リーゼとトレドミンを毎食後に，レンドルミンを眠前に処方した。妻の職場に電話して「本人を一人にしないこと，自殺の素振りが続くようなら入院の必要があること」を伝えて，係長には「本日妻に引き継ぐまで，本人と行動を共にすること」を実行してもらう。

9.5 ［妻と来院］

眠れるようになって，室内のロープは片付けたが，「仕事に行かなきゃいかんなあ」と今朝からまた思うようになったとのこと。妻によると，夕食を食べた後，正午過ぎまで眠っている。「死にたい」とは言わなくなった。夫は「一人で家にいても大丈夫だ」と言っているし，私もこれ以上会社を休めないし，二，三年前にも仕事が引き金で「死に場所を探した」ことがあった。→希死念慮を否定し，表情も和らいだので，「常時警戒態勢」を解く。

9.9

やはり仕事のことを考えてしまう。眠剤は，最初は効いたけど，この頃また寝付かれなくなってきた。→レンドルミンをハルシオンへ変更する。

9.16

眠れるようになって，よくなってきた。よければ来週から出勤したい。「家にいてボーッとしているよりはいいかな」と思うので。

（半日勤務くらいから始めるのがいいでしょう）前みたいに朝早くから夜中10時

9. 職場に見られるパーソナリティ障害①　141

までは働けないだろうけど，朝行って仕事の割り振りくらいはしてみたい。忙しい時期だし，身体を慣らさないといけない。

9.30
　だいぶ話せるようになった。20日から5時まで働いている。現場責任者としての仕事はパスさせてもらい，数字は見ないようにして，掃除とか汗をかく仕事だけをしている。

10.14
　仕事がどんどん流れてくるものだから，朝7時から夜7時まで働いている。

10.28
（どう？）だいぶよくなりました。
（もう通常勤務に戻った？）黙っていても仕事が流れてきますし……。
（食欲は？）ないわけではないけど，8月末には60kgあった体重が，いま55kgしかない。
（今も減り続けているの？）［頷く。どこか面白くなさそうな表情である］。
（疲れは感じる？）目の疲れが少しある。
（休む前に比べると？）現場監督という仕事は変わらないけれど，職場が変わって，管理する範囲が50m×70mから50m×30mの面積になったから。
（他に悩み事は？）職場にコミュニケーションの取れない女性が一人いて――。その人も「うつ」になったことがあるとか聞いたので，自分の病気の話をその人にしたら，「人に話を聞いてもらうといいんだよ」と言われた。男と女の話が出たとき，コミュニケーションがとれなくなった。夫婦関係がうまくいってないので「お付き合いしてくれませんか」と言ったら断られて，それ以後目を合わせて話ができなくなってしまった。
（奥さんとの関係は？）7年前からずっと寝室を別にしている。病気になってから，同じ部屋に寝るようになった。
（それでも，奥さんとの間に溝を感じるの？）わからないです。
（セックスは？）1年に1回あるかないか。
（あなたはもっと親密にしたいのに，奥さんがセックスを嫌うの？）はい。そう思う。

11.11
（どう？）そんなに変わりない。体重だけ，だいぶ減った。
（仕事は？）朝7時から夜9時まで働いている。集中してやれる。趣味もないし。
（仕事を枡に入れる段取りはついている？）はい。
（食欲は？）食べることは食べている。健診を受けたら，血糖が152以外は正常値だった。

11.25
(具合は？)いいです。でも話をするときにちょっと障害がある。イヤな奴と目を合わせて話すことができない。もう少し治ってくればいい。
12.9
(調子はどう？)自分ではいいと思う。
(上司に対する不満などは？)別にない。上司がどう思っているかは知らないけれど，腹の立つことは社長に直接メールで送ります。昨日一度やって，ある程度ストレスを晴らせた。
(睡眠薬を減らしてみる？)まだちょっと困ります。薬を頼りにしているから。
12.19
薬のせいで痩せたのかもしれないと思って，17日から服薬を全部止めたが，何とかやれている。
(今日で通院を終了にする？)さあー。1カ月に1回くらいにしたい。→投薬せず。

〈症例4の問題点〉
　症例4の問題点をまとめますと，①秩序志向性や執着性があって，発病前にインクルデンツ・レマネンツ状況が認められる。「仕事人間」ではある。②自責性よりも他責性（上司に対する不満や受動攻撃性）が勝っているから，自殺の危険は少なくて，すねた形の自己主張が目立つ。③寡黙に孤立していく代わりにロープを他人に呈示するような自殺のgesture（＝「死を人質にとった条件闘争」）をするケースという点でも，実行の危険性は少ない。④「退職願」や「首吊り」といった前操作的な示威行動から，治療後は「メールで社長に直接訴える」という，より社会的・適応的な抗議手段が取れるようになった。⑤症例1と異なり，夫婦仲がよくないので，（メランコリー型的な防衛の破綻によって顕在化した）依存欲求の引き受け手がない。回復期の軽躁状態を背景に「不倫願望」が生じて，傷を深くしてしまう。現代型うつ病ではないが，対話能力の拙劣さが発病と経過に大きな影響を及ぼしている「重複うつ病」で，大うつ病自体はすでに治癒しているのではないだろうか。
　この方は，睡眠薬の処方を受けに現在も私の外来に通院していますが，待合室ではいつも片隅に座って窮屈に身体をくねらせ，目を瞑ってうつむいています。小さく身をすくめて待っている姿がかえって目に付いて，ややいじけたような印象を受けてしまいます。

【症例5】　45歳　男性　中堅商社の営業所長
　初診はX年8月4日で，前夜9時ころ，職場の飲み会で自分の腕を机や床に打ち

つけて興奮し，怒りを発散し続けるため，部下が本人を当院へ連れてきた。同様の行為が7月初めから自宅でも職場でも［人のいない所で］ときどき認められた，と妻はいう。セルシンを静注したところ呼吸抑制を生じたので短期入院とし，今朝から対話が可能になったところで精神科に紹介された。

　仕事上のストレスから不眠と食不振になり，この3カ月で16kg痩せた（74→58kg）。妻の勧めで6月末にKメンタルクリニックを受診し「うつ病」と言われたが，処方された睡眠薬を飲んだところ会社で意識を失って倒れたために中断していた。1日60本喫煙している。

（昨晩のことは覚えている？）大体は覚えています。
（酒は好きなほう？）5月末に飲んで吐いたものですから，この2カ月間はまったく飲酒していなかった。
（昨晩はどのくらいの酒量を？）何も食べずに，中ジョッキ6杯とワインをグラス1杯飲んで，3，4回吐いた。
（仕事上のストレスとは？）昨年まで順調だった営業成績が今年4月から落ち込んでいるのに，本社は有能な部下を異動させて私の営業所には新人やできない連中ばかりを回してくるので，お客に迷惑がかかる。いま所長として20名の部下を抱えているうえに，今年10月には買収した別会社の取締役を兼任するように命じられて，私にはもう仕事を回せない。どの仕事を優先させたらよいか，自分で優先順位が作れない。
（胃の検査は？）忙しくて，してないです。この2カ月間に便が2回しか出てないので，先週浣腸をやったが出なかった。
（うつ病らしい症状は，不眠とイライラと体重減少のほかに何があるだろう？）妻と十年来セックスがないことをKクリニックで問題にされた。私はそれができないので，プレッシャーになる。
（セックスがないことを，妻も問題にしているの？）はい。
（1カ月くらい休みましょうよ）そうしたら会社を辞めなくてはならない。代わりは幾らでもいるのだから。かりにも営業所長なのに，弱い人間ではウチの会社は勤まらない。
（数日間休んだだけで，すぐにまた働けると思うの？）働かなくてはいけない。それは休みたいですよ。でも，信用がなくなってしまう。
（死にたい，と思ったことは？）あります。でも，死ぬ勇気はないですね。

　妻（5歳年少，職場結婚）によると，「死にたいけれど，家族のために頑張る」と

言ったことがある。13歳の息子と8歳の娘の4人家族。本社から上司二人が今日やって来て、妻に対して「申し訳ないことをした。今はゆっくり休みをとって欲しい。彼は人の3倍働く人材だから、休んでクビになることはない」と言った。弱音を吐かない頑張り屋で、仕事を人に［特にできない部下には］任せられないタイプとのこと。

　夕方、上司たちが来院したので、上司から患者に直接、休養の説得と会社での高い評価を伝えてもらい、「うつ病で1カ月間要休業」の診断書を書いて上司に手渡した。私は患者に、①休養期間を利用して、胃の検査などの身体的な検査を受けること、②今回の入院は「仕事中毒」的なこれまでの偏った生き方が必然的に招き寄せた挫折、と考えられること、③純粋なうつ病のエピソードではなくて、仕事への熱中を含めた軽躁的な日常生活が高じて自制の利かない怒りっぽさに陥っていること、④これを苦い経験として、今後は少しずつ生き方や価値観の軌道修正を図らなくては再発を繰り返すだろう、といった話をして、1週間後に予約をとり退院とした。

8.12

　本日の内視鏡とエコー検査では、「慢性胃炎のみ」と言われた。家でボーッとしていて、徐々に食べられるようになってきたが、まだ眠れないので睡眠薬が欲しい。早朝1時間の散歩を3日前から始めたが、まだ疲れやすい。タバコは30本に減らした。気分的に悪くはないけれど、上司が電話をかけてきたり家に来たりするのでつらい。放っておいてもらいたいのに……。

　妻の話によると、やはりイライラしている。自分から会社に電話して、新入社員の歓迎会に一昨日行ってきた。そのときは楽しかったみたいだが、翌日はうつがひどかった。すごくいいときと悪いときとの波が大きいとのこと。リーゼとレンドルミンを処方しておく。

8.23

　「抗うつ薬を処方して欲しい」と妻から電話あり。明日、夫婦で来院するように指示。

8.24

　妻は夫の「毎日の状態記録メモ」をキティちゃんやスヌーピーや垂れパンダの便箋に記して、受診時に必ず持参する。その記録によると、14日に上司が家を訪ねてくるという連絡がプレッシャーになって、夫は車を運転して一人で家を出て行った。「一人旅をしたい」と以前から言っていたことを実行に移したもので、夫からのメールにより16日に京都で待ち合わせて合流し、16, 17日と夫の実家へ泊まった。子どもたちはそこに預けて、18日は夫の運転で北陸の温泉に一泊し、19日に二人で帰宅した。その間、安定していることが多かったが、17日に姉の家へ向か

う途中で道がわからなくなると、イライラして車の窓を叩き始めた。旅館では食事を全部食べた。19日に車が自宅に近づくと、「ここに戻るつもりはなかったのに」とポツリと言った。「会社に近づくのが嫌なのに、散歩に出ると会社の方へ行ってしまう」とも語った。20日の土曜は午前中から若い社員たちを川原に集めてバーベキューをし、その後カラオケに流れて、午後10時すぎに帰宅した。その直前、夫からメールがあって、「安定剤を飲まなかったら、孤独感が出てきた。自分はうつ病ではないと思っていたのに」とあったので、妻が帰宅を促した。21日は、「何もしないで家にいると苦痛で不安になる」と言って、どこかに出かけた。22日もやはり夕方突然どこかへ出かけたが、2時間から5時間くらいすると戻ってくる。

(どこへ出かけたの?) ドライブです。疲れたら車を停めて、車内で寝ている。それは昔からの習慣です。
(子どもたちは、家にいるあなたに対して) ベタベタ甘えてきます。
(夫婦旅行をして、旅館のご飯は?) おいしかったです。
(「うつの薬が欲しい」と奥さんが言ったのは?) 私が昨日不安定になってしまったから、それでN神経科に行って落ち着いた。ここに通院するように指導された。何もしないでボーッとしているのが嫌なのでずっとゲームをしている。読書はイライラするのでできない。会社関係の知り合いしかいないけれど、麻雀をやろうかと思っている。
(買収した子会社の取締役を外してもらったらどうか?) その仕事は、私がやりたいんです。→トレドミン(15mg) 3錠を付加しておく。

9.2
妻が子どもを叱ったり、子どもが待ち合わせの時間に遅れたりするとイライラするが、ほぼ安定している。「射精時に睾丸の後ろに激痛が走る」と訴えて泌尿器科を受診したが、異常なしと言われた。私が抗うつ薬の副作用の可能性を伝えても、「もともと性欲は強くないし、勃起もあまり固くないから」と言って、薬の影響を否定する。診断書を書き継ぐか否かに関して話題にすると、「昨日、本社にふつうに挨拶に行けた」「最初の1週間は午前中のみの勤務にしたらどうか、と本社の上司に言われた。私としても早く働きたい」と復帰を希望する。「ずっと家にいるとイライラしているから、会社へ出かけたほうがいいのではないか」と妻も言うため、「復職可能だが、1カ月間は半日勤務」という診断書を渡す。

9.16
5日から半日勤務している。トレーニングジムにも行き始めた。9日には夜の送別会に出席したという〔主治医の前ではいつも少し緊張気味だが、表情が明るく

なってきた]。

(奥さんの記録によると，昨日会社で問題が発生したの？) 納品が遅れて，客から
　クレームがあった。
(今日はこれから本社へ行くの？) そうです。

それがプレッシャーで，昨日から緊張している。
　妻によると，「ふつうに戻ってきた。病前よりも妻子に気を使ってくれるようになった。食欲が出てきて，睡眠薬なしで眠れている。前立腺の痛みもなくなった」とのこと。

9.30

　妻によると，16日の本社会議では社長以下みなに「無理するな」と言われて，笑顔で帰宅し，翌日は親しい顧客と楽しそうに温泉旅行に出かけた。しかし，昨日は子会社のオープン直前で，会社に何かあったのか，帰宅するなり腹痛を訴えて夕食を食べなかった。この不安定な状況は，治るための波なのか，それとも再発の兆しなのか，不安に思うと。

(奥さんのメモによると，朝から晩まで忙しい病前の生活に戻った？) はい。決算
　期なので。
(食事は？) 三度三度食べている。
(明日オープンの子会社で，あなたの立場は？) No.2です。当初はトップをやる
　ように言われたのだけれど，兼務では無理なので私から断った。トップは6歳
　下で，私とは仲がいい。昨晩の腹痛は，「業績が低下した」という嫌な報告を部
　下から聞いて，頭が整理できなくなったせいだと思う。翌日には気分をリセット
　できている。

10.19

(奥さんのメモでは，この2週間に5回出張だね) もう元の生活ですね。食欲もあ
　るし，よく眠れる。「テレビを見て笑ったりして，とても安定している。もうあ
　まり報告する材料がなくなった」「ときどきイライラして怒るのは昔からのこと
　だから，元に戻ったみたいだ」と妻も言う。→トレドミンとリーゼを減らして
　リーマス（200mg）3錠を処方する。

11.2

(リーマスが入って，変化は？) まったく感じない。強いて言えば，朝7時までよ
　く眠れるようになった。妻によると「営業成績がよくないとか部下の育成とか，

問題があるときには不安そうにしているが，ふだんは落ち着いている」という。
11.16
　夫婦ともに「問題ない」とのこと。
11.30
　26日（土曜）に出勤して，会社でイライラすることが1日だけあったが，帰宅してネットのゲームで気を紛らわした。来週は顧客と4日間，中国への出張がある。
12.14
　「よくなってきたので，報告することがなくなった」と言って，妻が初めてメモを持参せず。先週は上海で，昔のように酒を飲んだという。→毎食後リーマスのみの処方にする。
12.28
（どう？）特に変わりない。年末の挨拶回りで忙しい。
（今年1年を振り返って）大殺界じゃないですかね。昭和X年生まれはそうなんだそうです。業績も悪かったし。
（来年はいいのかな？）そうしたいですね。2年続けて悪いことはないと思うから。前向きに考えないと。
（反省点は？）また部下を怒るようになってきた。キレル回数が増えてきた。
（若い研修者を叱るコツは？）今の若い人には，怒られると萎縮してしまう人と，ナニクソと頑張る人の二つのタイプがある。前者は簡単に会社を辞めていくので，怒るときには逃げ道を作ってやらないといけない。それと，現象を叱るのであって，人間性までは否定しません。先週はしつこく怒ってしまい，反省しました。
（今の仕事と立場が，自分に合っていると思う？）合っていないと思う。所長をするのではなくて，30代のときのように自分一人でやる営業のほうが自分に向いている。
（父親の職業は？）小学校の教師で，教頭で退職しました。厳しい親父でした。

〈症例5の問題点〉
　症例5の問題点をまとめますと，①秩序志向性をもつ「会社人間」だが，それ以外に普段から軽躁的な気分に基づく仕事への熱中性があって，絶えず動いていないと気が済まない。本症例はその活動性によって社会に適応し，「できる人間」という社内評価をもらうことで自尊心を形成してきた。②今日の企業で要請される能力は，メランコリー型的な秩序と他者配慮ではなく，短期的に集中した過活動による仕事の達成と革新（秩序破壊）であり，この要請への過剰適応が本症例のような

「軽い躁状態を伴う双極性障害」の増加を促す一因かもしれない。③「遁走（＝蒸発）」行動が夫婦仲の良さによって未遂化している。④自己認識に大きな歪みがなく，他責的でなく，部下とも付き合えることが予後を良好にしている。⑤本症例もまた上司に評価されることが活力源になっていた。主治医の前に出ると，年長者の小言を恐れるかのような，やや自信なげの表情になるのが面白い。

【症例6】　40歳　男性　地方公務員

　初診はX年6月29日で，胃痛と食不振を主訴に通院していたN内科で職場のストレスを訴えたために，当院を紹介されて来院した。O市の職員で，昨年春，総務課から徴税課に異動した。当初は法人担当だったが，個人担当の部署で同僚A（30代男性）とB子（50代女性）の間に諍いが絶えないため，11月に異例の人事異動があり，患者はAと交換する形で個人税担当に配置換えとなった。そこは女性の上司二人と患者だけの「日陰の部署」で，仕事量が多いのに，残業したくても許可してもらえない。「それというのも，Aがいい加減な仕事していたからで，Aが今も同じフロアーにいて一日中ヘラヘラしているのを見ていると憤りを感じる」という。そのほか「上司が女性なので，病院に来る時間をもらうのにも気を遣う」「今年3月に母親が亡くなったが，葬儀以外の法事では休みを取らせてくれなかった」「息子が半年前から不登校なので，一緒にいる時間を作りたい」「胃は痛むし手足は慢性的にしびれているから，診断書をもらって休みたい」ということであった。

　私はとりあえずリーゼを処方し，服薬でよくならなければ診断書も考えようと説得した。

7.13

　服薬しても変わらない。課長や次長から「Aは病気なのだから，我慢してくれ。あまり批判すると休んでしまうから」と言われた。仕事をしていても集中できないので，N内科から「1週間要休業」の診断書をもらって提出したところ，「そんな暇があったら，さっさと仕事を片付けてから休め」と言われた，とのこと。明日から盆休みに入る予定。

7.25

　盆休み後，出社したら仕事がたまっていて体調を崩した。上司が段取りを作ってくれなかった。食欲はないし手足がしびれて重かったりすることをN内科に相談したら，「精神科から診断書をもらって休養をとったらどうか」と言われた。22日には「○○の仕事を期日までに仕上げます」という誓約書まで書かされた。出社するのは気が重い。→「うつ病により1カ月間要休業。もとの部署に戻すことが望ましい」という診断書を書いて渡す。

8.10
（休むようになって，どう？）少しはよくなっていたのに，8日に職場に呼ばれて，上司にプレッシャーをかけられ，頭痛と胃痛がしてきた。同じ職場にしか戻れないようだし，病気の原因は自分のわがままで，上司にとっていい迷惑だ，というあしらいだった。
（上司はあなたをAと同じに見ているということ？）「1カ月たったら必ず復帰しろ」というプレッシャーをかけてくる。まだ疲れやすいし，仕事に向かう気力も湧いてこないのに。

8.17
「復帰に関して医者と三者会談をしたい」と上司から言われたので不安だ，と職場から電話をかけてくる。その会談をあさって行うことに決める。

8.19
総務課長と直属の上司が来ている。総務課長は「配置換えは無理だ」と言っているが，もともと11月に異動の話が出たとき，僕は「母親の法事や息子の件があるから，配置換えには応じられない」と言って念書のようなものを渡したのに異動させられたのだ，と小学生が担任教師に訴えるような調子で主治医に泣きつく。二人の上司を招きいれ，主治医から病状の説明と同時に処に関する希望を，他企業の例も挙げて伝える。患者は「今の仕事は自分に向いていない。班の中のプレッシャーがとても大きくて，1時間の早退を女性上司に申し出るだけでも苦痛で，あの席は針の筵だ」と上司に語った。

8.24
頭痛と胃痛は相変わらずで，上司には「異動したのだから，簡単には変えられない。考え方を変えてもらわなくては困る」と言われた。「うつ病」の診断書を1カ月間継続する。

9.7
診断書を職場に持っていったところ「仕事が嫌だというのはお前のわがままだ。そのわがままを治せ」と言われてから，毎日何もかも不調だ。「組合に訴えてみたらどうか」と先輩から言われた。

9.14
「息子が通院しているクリニックでカウンセリングを受けたい」と転医を希望してきたため，紹介状を書いて渡す。

〈症例6の問題点〉

症例6の問題点をまとめますと，①秩序志向性はそれなりにあるが，発病前のイ

ンクルデンツ・レマネンツ状況は明確でない。②目立つのは上司たちへの不信感と対決姿勢で，強い攻撃性と被害者意識が，職場内で本人に対人不安をもたらしている。妄想性パーソナリティ傾向を認めてよいかもしれない。③自分の不遇を「同僚のせい」とする他責性と，異動を拒否するのに法事や息子の件を持ち出す公私混同が目立つ。「本人の義憤」は，他人には八つ当たりに見える。④上司が本当に誓約書を書かせたり，「お前のわがままを治せ」などと言ったりするだろうか？　女性同僚や主治医にも同情されないのは，やはり本人の「不徳の致すところ」ではあるまいか。⑤治療者との相性がよくない場合，転医するのは悪いことではない。

【症例7】　31歳　男性　エンジニア
　初診はX年8月8日で，妻と来院した。高校まで東北の県庁所在地で過ごし，23歳でA大学工学部を卒業して大手企業の生産技術部に入社した。26歳のとき1歳年少の地元出身の同僚と結婚し，今年2月に女児が誕生して，妻子と三人暮らしである。昨年9月，「納期に関する圧力が強いために仕事が手につかなくなり」，職場で動悸を生じてKメンタルクリニックを受診した。「パニック障害」と言われて現在もパキシルと睡眠剤を服用中という。パニック障害で通院していることを上司に話したところ，今年1月に生産企画部に異動となった。今度の部署は，納期に追われない点はよいのだが，12月末までにシステムを一人で作成する課題が与えられている。「自分はシステムを作ったことがないので，作れるかどうか不安がある」「課長とか他の部署の人に尋ねても，参考になる答えは返ってこない」「今の職場は放っておかれるので，何でも自分で決めなきゃいけないから不安だ」「仕事をする気が湧いてこない」という。日曜の夕方や出勤日の朝になると「会社へ行きたくない気持ちになって」，ボーっとしている。すると，妻から「元気がない。怒りっぽくなった。周りに気を配れない」と非難される。労組の委員に選ばれていて，隔月に広報誌を発行する仕事もプレッシャーになる。8月6日から15日まで夏休みなので，今は気分がいい。昨日会社の連中と海へ行って，とても楽しかったという。
　妻が言うには，休日になると調子がよくなり，出勤前日の夕方になると無口になって，ジーッと前方の一点を見つめて上の空の様子になる。10時出勤なのに，朝起きられず，ギリギリまで何もしないで出勤を延ばしている。Kクリニックに通院していてもよくならないので，妻が転医を促したとのこと。→トレドミン，パキシル，レンドルミンを処方する。
8.22
　休み中はすっきりした気分だったが，16日から出勤したら気が重い。この2日間連休で，今日は午後から出勤するから，昨晩気分が重かった。毎月初め，部長以下

15人の前でシステム作りの仕事の進捗状況をプレゼンする。9月3日の報告で，皆にわかってもらえるか不安だ。

（今までプレゼンをしたことは？）8月4日に初めてやった。
（そのとき，わかってもらえなかったの？）わからない。質問は出なくて，「そのまま進めて下さい」と言われただけだった。
（それは，合格ということではないの？）そうですね［本来は状況分析にかけるべき陳述であって，CBASPにしたがえば主治医のほうから解釈を与えてはいけないのだが］。
（薬で副作用は？）特にないです。

9.5
けっこう良い経過だったのに，3日に車のサイドブレーキを引き忘れて，車が動いてしまい他人の車にぶつかった。「その件で落ち込んでいる」という。「僕は会社で交通安全委員をやっている。今度の事故が会社にばれないか不安だ」「大事故だったら会社に報告しなきゃいけないけど，小さな事故だから……」という。プレゼンは「うまくいった」。

9.21
嫁と喧嘩して，「子どもだ」「もっと大人になれ」と言われて，けっこう辛かった。言われるとおりだと思った［「過度の一般化」に属する前操作的思考である］。

（原因は何？）僕が家庭に目を向けることができなかったみたいだ。「友達を家に呼んで遊びたい」と言ったら，嫁に「赤ん坊もいるのに」と言われた。嫁に頼り切りの生活に気づかずにいて，嫁のストレスが鬱積したみたいだ。
（休日に赤ん坊を預かって，「今日一日，遊んで来い」とでも言ってあげたら，感謝が倍になって返ってくるよ［これも本来は主治医から言うべきではない指示的な発言である］）そういうことが，自分では気づかない。人から言われないと。

10.5
仕事は順調に進んでいる。どういうふうにやったらよいかがわかってきた。事故の示談も小額で済んでよかった。

10.19
隔月発刊の広報誌の締め切りが10月初めで，人に書いてもらうのに苦労したが，何とか片付けた。

11.9
調子はいい。仕事は忙しいけど，やることが決まって，目標が立てやすくなった。

(奥さんと喧嘩は？) してますね。僕が悪いんですけど［前操作的思考］。
(あなたのどこが悪いの？) 毎朝のゴミを出さないとか，土日の約束を忘れたりする。家のことを考えないので，嫁から不満が出る。「いちいち言うのは嫌だ」と言われる。今日は「先生にお伺いしたいことがある」と言って，妻が来ています。→妻に交代してもらう。

「何カ月か経ちましたけれど，夫に変化はありますか。どんな感じですか」と問うてくる。

(奥さんからみて，どう？)「一点見つめ」は減ってきたので，ちょっとよくなってきたとは思います。——前回妊娠してから1年半，夫婦生活がまったくないのですけど，それは病気と関係がありますか？ 病気なのかマザコンのせいなのか，先生にお伺いしたくて。
(彼も奥さんの不満には気づいているようだけど) 私があの人に訴えることは，父親になってからの責任感のことです。いまだに帰宅するとすぐにパソコンやラジコンに向かう。カメラや大学時代のサークルに没頭していて，独身時代と同じ生活。私が母親みたいに，お金の管理でも何でもすべて一人でやらなきゃならない。一方的に頼られ切りで。
→以下，夫婦面接とする。
(奥さんの不満は，ゴミ出しをしないことなどではないようだが，何だと思う？)——しっかり頼れる存在ではない，ということか。
(どうすれば頼れる存在になれるのだろうか) 率先して家庭に——するとか，思いやりをもって接するとか［前操作的思考］。
(そんな抽象的なことではなくて，——何時ころ帰宅するの？) 最近は8時ころです。
(すぐにパソコンやラジコンに向かうそうだけど，そんなに好きなの？) いや，それほどでもない。
(奥さんと正面から向き合って会話するのがこわいの？) そう，ですね。嫁と具体的な話になってくると，後回しにしたくなる。逃げるというところがあるのかなあ。
(何に自信がないのだろうか) 自分の，自分の言動というか，考え方がうまく通じなくて，そこでまた言い合いになるのが嫌で……。
(奥さんに聞きますけど，夫婦生活はどのくらいの頻度なの？) 1年半ないです。
(どうして？) 僕も疲れているし，嫁も子育てに疲れていて大変だろうから［「読心術的解釈」］。

（嫁さんが疲れているかどうかは，簡単な会話で相手に確認できることであって，あなたが勝手に推測すべきことではないと思うけど）はあ。
　（新しいシステム作りの仕事で不安が一杯だった時期には仕方がないけど，今は職場では順風満帆なのでしょ）はい。
11.21
　（その後，具合は？）あれから後，嫁とけっこう話をして，前よりは打ち解けた。
　（セックスは苦手なの？）そういうわけじゃないんだけど，子どもを産んで間が空いてしまったもので……。
　（できればセックスなしで済ませたい？）それはない。
　（子どもを作るのは？）もう一人くらい，今度は男の子をもちたい。
　（ラジコンの趣味って？）車を自分で作ったり改造したりする。その辺を理解してくれなくて［笑］。
12.5
　（どう？）ふつうにやれている。
　（12月までに仕上げる予定のプログラムはできたの？）だいたい目途が立った。
　（プレゼンは？）11月のプレゼンは，うまくいった。
12.19
　今いる部署が消滅して，1月から違う上司の部署へ行くという話をされた。今の上司は理解のある上司なので，環境が変わると今までやらなかったことを「やれ」と言われたりする不安がある。風邪を引いていて，昨日は嫁さんに冷たくしたみたいで，嫁は不満そうな顔をしていた。年末に一家三人で気分転換の旅行に行く予定だ。
1.18
　（どう？）最近，気分が晴れない。疲れているのか，ときどき脱力感がある。
　（システム作りは？）年末のうちに形になって，順調だ。労組の広報誌の締め切りに追われて，プレッシャーを感じる。
　（趣味のラジコンも楽しめないの？）そういうときは面白い。仕事にも没頭できるけど，その合間に疲れる。
　（パソコンゲームにもはまっているの？）以前ほどではない。子どものときはロールプレイング・ゲームに凝ったけど，入社後はネットを使って英語で外国人と戦闘機で対戦したりするゲームをしている。
　（いわゆるオタクなのかね）そういう感じではないけど……。
2.1
　今日から女性の派遣社員が二人，僕の下に配属されて手伝ってくれるのだけど，仕事の内容を彼女たちにうまく説明して，彼女らをうまく使えるかどうか不安だ。

妻と揉めていて，妻が僕を信用し切れていないようだ。「将来をどうするつもりか，具体的なビジョンがあなたにはない」とか言われて，「確かにそうだな」とは思うけど，「どうして今それが必要なのか」とも思う。

（奥さんは何と言っているの？）「どういう家庭を作りたいのか，考えがある？」と尋ねられて，僕はちゃんと答えられなかった。そういうところに，妻は不安を感じているみたいだ。

（奥さんはどういう家庭を作りたいと思っているのだろう？）そのときは話してくれなかったけど，今までの感じから想像すると，家や仕事のことを自分から積極的に話し合えるような関係を望んでいるのだろう。給料の使い方とかローンの返済とかどこかへ旅行に行くとか，今はすべて嫁がリーダーシップをとって言い出す。「お金とか気遣いに関してしっかりしていないから，私はアンタを信用できない」と言われる。

（あなたにどうして欲しいのだろう）いつも言われるのは「思いやりと優しさと頼り甲斐」。「昔はそれがあったからアンタと結婚したのに，最近はなくなった」という。周囲の人に相談すると，「釣った魚に餌はやらない，と言えばいいじゃないか」と言われるけど，そんなことはとても言えないです。

（セックスは復活したの？）いや，ないですね。妻が子どもを寝かしつけていたり，僕が疲れて帰ってきたりして……。

（11月9日以降，一度もないの？）そうですね。

（うまくセックスできそうにないの？）いや。そんな感じではない。

（とにかくセックスを心がけてみることだね）はい。

2.15

（どう？）調子はいい。

（奥さんとの仲は，改善したの？）そうですね。昨日は子どもの1歳の誕生日で，俺にもう少し喜んで欲しかったみたいだけど，そういうイヴェントのときはいつも喧嘩になるのに，今回は喧嘩しなかったから……。向こうが抑えているのかもしれないけど。

2.24

広報誌の締め切りとか春闘の業務があって，まあまあやれている。安定しているという。

3.8

（どう？）うーん。ちょとよくない。2月から部下になった派遣社員にうまく教えることができない。二人とも20代後半の女性で，3人で同じ一つのシステム作

りをしているのだけど，進むべきところまで進んでいないので不安がある。家に帰ると，ホッとする。
（二人のパソコン能力が足りないの？）それもあるけど，理系の人でないので，僕が図面を見せてもうまく伝わっているかどうかよくわからない。
（奥さんのように，ズバッと言ってくれないから困る？）ええ，まあ。
（いつまでもうまくいかないときはどうする？）上司に相談するつもりです。以前は自分一人で抱えてしまって，やばかったから。

4.3
（どう？）疲れるときがある。多分，蓄膿症の薬も飲んでいる関係で。
（派遣社員の仕事ぶりは？）だんだん要領がよくなって，うまくなってきた。
（奥さんとの関係は？）1回大きな喧嘩をして，その翌日気が病んでいた状態で自分ができるレベル以上の仕事をやろうとしたら，手の振るえと動悸が出た。その後嫁さんとは仲直りしたし，同僚からは「無理しなくていい」と言われて，割り切った。

4.24
昇級試験を受けるように言われて気持ちに余裕をなくしたが，この1週間はいい状態だ。

5.10
4月20日頃から手足がしびれたりメマイがすることがある。脳や頸椎が心配だ。昇格するためのテストを5月末に受けるので，そのために提出しなきゃならない仕事があってプレッシャーを感じていたが，昨日やっと提出できた。

5.24
この1週間はけっこう調子がよかった。手足のしびれは神経内科で診てもらって「異常なし」と言われて不安が消えた。子どもが大きくなってきたおかげで，家の中が明るくなって，喧嘩はほとんどしていない。

6.7
（どうなの？）最近はかなりいい。
（昇格試験は？）結果はまだ出ていないけど，やれるだけのことはやったという気持ちでいる。
（合格すると，どう変わるの？）給料がちょっと上がって仕事の責任が増えるだけで，仕事の内容は変わらない。

6.21
いい感じだ。子どもが笑っていると，夫婦で喧嘩することがない。派遣社員も自分で仕事ができるようになってきたので，僕は淡々と仕事をこなしている。

7.5

　昇格試験に落ちてしまった。約50名が受験して，後輩は合格したのに。それでちょっと落ち込んでいる。「来年また受けるように」と言われたが，悔しい。それで気が散って，嫁とちゃんと会話ができなくて，喧嘩してしまった。

7.19［妻子とともに来院］

（どうしたの？）15日からの三連休に嫁さんとずっと喧嘩していて，僕が家を飛び出して一人になって砂浜で考えていたら，嫁さんが心配して，田舎の両親が家にやってきた。夫婦仲があまりうまくいっていないことを話したら，ビックリされた。その後，嫁と二人で嫁さんの実家へ行って，ご両親と話をした。お互いの育った環境が違うのと，これまで言えなかった相手への違和感をうまく伝えられなかったことを実感した。僕は一生懸命妻子を思ってやってきたつもりなのだけど，実は自分を大事にしてやってきたのだということに気づいて……。
（どうやって気づいたの？）嫁の両親と三人で話していたとき，僕一人が怒ってしまうことがあって，それで自分のことしか考えていないことに気づいた。
（謝ったの？）そう。今後は嫁の言葉を受け入れようと思った。昨日会社へ行くときは，すっきりした気分だった。

　妻の話によると，「私は特に喧嘩していたという気はなかった。私は何でもズバズバ言うタイプだし，夫の方は神経質であまり口を利かず，遠回しに気を回したりする。昇級テストの前からまた「一点見つめ」が始まった。15日に車で出て行ったので携帯に電話したら「いま海にいる」とか言ってなかなか戻ってこないので，私が夫の実家に電話して「彼に帰宅するように説得の電話をして欲しい」と頼んだら戻ってきた。それから，夫が今まで私に言えなかったことを話してくれた。禁煙を私に約束しておきながらずっと吸っていたとか。それが言えて，少しスッキリしたのではないか。彼の重荷になっているのは，実は仕事ではなくて私なのではないか，と今回は思った」とのこと。

（たとえば？）これを言ったら私が出て行ってしまうとか考えて，ものが言えず，それが積もり積もっておかしくなってしまうのではないか。
（15日にどんな口論があったの？）
〈妻〉私は覚えてないんです。
〈夫〉「薬をちゃんと飲んだの！」とか，強気の口調で言われて，卑屈な気分になり，泣きながら怒ってしまった。そしたら息ができなくなってきて……。
〈妻〉思い出しました。私が「大丈夫？」と言ったら，大声で「馬鹿にするな！」

と怒り出して，家を出て行ったんです。
8.9
　最近は調子いい。家でも喧嘩をしなくなった。言いたいことを言い合ったのがよかったみたいだ。→初診から1年たったが，処方内容はまったく変更していない。

〈症例7の問題点〉
　症例7の問題点をまとめますと，①回避性パーソナリティ傾向があり，現実逃避的・趣味的な生活態度の自認が妻を苛立たせ，夫婦間の会話に第三者の援助が必要になる。②口下手で職場でも家庭でも意思の疎通が不十分だが，職務上の能力とオタク的な趣味はもっていて，他責性がなく性格も素直である。「何とか大人になろう」という意思を捨ててはいないから，援助がしやすい。
　生身の妻との接触がこわくて，「萌え」（＝二次元生活）による自我の支えが必要な世代なのだろうか？　③患者は問題を一般化し，抽象的な形で処理したがるから［前操作的思考］，具体的に突っ込んだ問診が必要になる。上司との間でよりも，配偶者との間で社会的関係を育成することが，「大人としての責任をもつ」第一歩になるケースだろう。

【症例8】　31歳　男性　町の外郭団体事務員
　高卒後，一浪の後に専門学校を出て，すぐに地元の町の外郭団体に就職して10年になる。
　スタッフは，上司である支所長と患者とパートの女性の3人のみで，一昨年4月に上司が交代してから患者に対する注文が厳しくなった。ミスを再三指摘され，「文書管理ができていない」「基本がなっていない」などと頻繁に注意されるために，仕事が手につかなくなり，不眠と食不振で体重が10kgやせたという。6月初めより，妻が話しかけても反応が鈍く，対話が上の空になってきた。「自分のせいで，職場全体の仕事が滞っている」「前からミスがあったのに，以前の上司は何も言わずに大目に見てくれていたのだろう」と思うようになって，7月初めには「もしかしたら俺もう死ぬかもしれない」と妻に述べた。7月28日朝「タオルで絞めてみた」と言って首の周りを赤くしていたため，妻が当院に連れてきた。
　初診時に「うつ病により，8月末まで要休業」の診断書を書いて，毎食後にトレドミンとリーゼを，睡眠前にレンドルミンとパキシルを処方した。その後は通院と服薬により落ち着いてきたため，9月から職場に復帰した。「仕事を減らしてもらったら，ばっちり調子よくなって，夜はエアロビを始めた」などと言うようになったため，11月に治療を終了した。

次の来院は半年後の昨年5月だった。「4月に上司の交代があって，今度の上司は優しい人でよかったが，仕事が最近またきつくなってたまに落ち込むことがあるので，お薬を飲みたいと思って来院した」という。折からの市町村合併で，勤務先の町は大きな都市に吸収合併された。同じ処方で経過をみていたが，10月初めには「仕事が立て込んで手につかない。会話ができなくなって，これからの生活が不安だ」と述べて，仕事を休むようになった。妻の話でも，発語がなく，会話が途切れたり，部屋でうずくまっていたり，朝の出勤が辛そうなので，妻が上司に会って休養を申し込んだという。上司によると，職場でもジッと座っていられず，ウロウロしているということだった。

「10月末まで要休業」の診断書を出したところ，自宅ではリラックスできて子どもと遊びに出かけたりする。しかし，「復帰を考えると，途端に不安になり落ち込む」と述べて，診断書の継続を希望し続けた。私がそれに同意せず，12月から主治医の主導で半日勤務を始めたところ，疲労感と抑うつを訴え続けた。1月からフルタイムに戻ったが，弁当を持ってきても職場では食べられないという理由で，昼食時は自宅に帰っていた。それを上司から「職員が3人しかいないのだから，3日に1度は弁当持ちで昼休みの日直をやるように」と言われてから，再び口数と体の動きが減ってきて，1月16日には「吐き気がして辛くなり，朝起きられなかった」。1月20日に「午後から休みたい」と申し出たところ，「当日になって休むと言われても困る」「仕事が何一つできていないじゃないか」「10年間しっかり仕事をしてこなかったツケが今まわって来ているんだ」と上司に言われたと述べて，診察場面でシクシク泣き出したため，「1カ月の要休養」の診断書を書いて，上司に来院してもらうように妻に依頼した。

2月15日に来院した上司の話によると，患者は文書の作り方の基本が身に付いておらず，研修や再教育が必要な実力しかないという。支所長は数年単位でクルクル変わる腰掛け的な地位なので，患者はこの10年間，誰からも教えられないままいい加減な仕事で通してきてしまったのではないかという。主治医も「それなら患者をベテラン扱いせず，できれば4月から新人と一緒に研修を受けてもらったらどうか」と上司に勧めておいた。

2月22日の来院時，患者の表情が明るいので尋ねてみると，その後「一からやり直そう」という話を上司から頂いて，それがよくなったきっかけだという。3月から半日勤務に復帰して，妻によると「以前はため息をつきながら帰ってきたのに，今は元気に職場から帰ってくる」とのことであった。

3.8
(どう？) ラクに仕事に出られるようになった。落ち込まなくなった。一日勤務はまだ厳しいでしょうかね。
(自分から「午後までの居残り」を申し出たら，周囲に評価されるのではないかな) はあ。

3.29
(仕事は？) 20日から一日勤務をしている。ストレスも感じなくて，落ち着いて働けている。
(上司はこわくないの？) 面倒見てもらってます。まだできないことがたくさんあるので，ジレンマはありますけど……。

4.12
(どう？) 最近少し仕事面とか人間関係がきつくなってきました。昼食に家に帰ると，支所長から「いつまで家に帰るのだ。期限を決めてもらわなくては困る」とか「この仕事を始めて何年になるのだ」と，また言われた。自分ではよくやっているつもりなのだけど……。

妻によると「家にいるときは調子いいが，4月に入って出勤するときに体が重そうだ」。

5.10
「仕事の都合で」妻のみ来院。弁当持ちで一日勤務を続けている。「仕事へ行くのがつらいという気持ちがなくなってきた」と本人が言っているとのこと。

5.24
(どう？) 落ち着いてます。前向きになりました。
(どうして？) さあ。仕事上で小さなことができたので，それが自信になったのかな。仕事中にも冗談を言えるようになった。もう治ったような気がする。

6.21
(どう？) このごろ気分が上に向きすぎて，躁状態なのかな，と自分で思ってしまう。
(具体的には？) おしゃべりになった。
(妻や上司にそう言われたの？) 別に言われてません。[禁煙のためのニコチンパッチを希望]。

8.2
(どう？) 落ち着いてます。
(仕事のほうは？) ボチボチこなしてます。職場の人たちも，うまく接してくれている。

(出勤がいやなことは？）ないですね。
(薬を減らしてみようか）そうしましょう。

妻によると「本当にもう普通になった」という。

〈症例8の問題点〉
　症例8の問題点をまとめますと，①症例2，3のように仕事に不真面目とか他責的というわけではなく素直だが，若い頃から安逸な生活に流れて専門的スキルを磨くことを怠ってきたところ，市町村合併で職場が大都市に組み込まれ，職場環境が厳しくなってしまった。②自立心や責任・規範意識は希薄で，積極的に活路を切り開こうとする意志に乏しく，回避性パーソナリティ傾向がある。したがって，③ある程度背中を押してあげないと，いつまでたっても休みを希望し続けて，自力では動き出せない。④上司に対する対人戦略は，従順であることによって目をかけられようとするものだから，上司からの励ましと指導が効果的な症例だが，CBASPの方針に照らすと，それは根治術ではなくて，姑息的な対症療法にすぎないのかもしれない。

14.5症例をまとめての帰結
　以上5例の「中間的症例」を総括しておきますと，①症例4（48歳），5（45歳），6（40歳），7，8（ともに31歳），と若くなるにつれて，「会社人間」性は薄まり，感情的に淡白で，衝突を避けて「降りたがる」傾向が強まります。無防備の「ひ弱さ」が目立つという点では，症例2や3のディスチミア親和型に近くなります。しかし，②必ずしも若年者の方に「問題人物」性が強いわけではありません。かえって年輩患者の方が，自分なりの秩序への執着や強い情念を抱えているために，他責的になったり，トラブルメーカーになる危険性があるようです。③良い予後に繋がる因子は，年齢にかかわりなく，自己認識能力，夫婦仲のよさ，上司に好かれること，他責性のなさ，対人コミュニケーション能力，仕事上のスキル，趣味を楽しむ能力などにあるように思われます。若年者の場合には「何とか大人にならなければ」という気持ちの存在が重要です。④症例6を除く全例が，大うつ病はすでに寛解していると思われるにもかかわらず，未だに私の外来に通院しています。それこそ彼らが，気分変調症やパーソナリティ問題をもつことの証左であるのかもしれません。

15. 同一の症候を呈する患者の鑑別と対処法の逆転

　近年の精神科患者一般に言えることですが，うつ状態にせよ自傷行為にせよ，同一の症候を呈する患者の中に，少数の「原本群」と多数の「社会的増幅群」（＝メディア情報への自己投影による被暗示群）がいて，両者への対処法はまったく逆にした方が良い，と考えられます。たとえば何万人ものリストカッターから電話やメールによる相談を受けてきたという「夜回り先生」こと水谷修氏が，NHKの教育番組に出演したとき，こんなことを述べていました。リストカッターの大半は「自己愛病」で，自分を不幸なヒロインに仕立て上げているから，彼女らに「つらかったね」と同情してあげることは，「やはり私は不幸でかわいそうなんだ」と思わせ，成長を阻害してしまうから禁句だ，と。しかし他方で，幼少時から父母に虐待され，学校では級友や教師に不潔物扱いされてきた，逃げ場のない本当に不幸なリストカッターが少数ながら存在するから，両者を鑑別し，後者に対しては「自分を大切にしろ」「頑張らなくていい」と優しく無条件に受容する一方で，前者には「自分を後生大事にするな」「他人に喜んでもらうようなことを何かしたら」と諫めて，自己責任をもたせるように接することを水谷氏は勧めているのです。

　同じくDSM-IVの大うつ病の診断基準を充たす患者たちの間でも，ときに正反対の対処が必要になります。われわれが慢性うつ病の患者に対して通常採用しがちなのは，指示や支配ないし肩代わり的な態度です。これは短時間で済んでその場限りでは有効な姑息的・対症療法的な対応法ですが，CBASP流の根治術的技法は，これとは逆の態度を治療者に要請しているのです。

　このような対処法の逆転は，リストカッターや気分変調症患者を相手にするときだけでなく，自殺未遂の患者にも，躁うつ病の自責型と他責型にも，またPTSDやACや多重パーソナリティ患者にも適用できる考え方ではないでしょうか。

<h2 style="text-align:center">おわりに</h2>

　操作主義のマニュアル診断やアメリカ流精神分析の紋切り型図式に従っているかぎり，同一の症候に対して正反対の対処など思いつきません。マニュアルに従ってさえいれば，失敗しても責任をとらないで済むという「無責任な安全策志向」が，「社会的増幅群」の予備軍に対して甘すぎる対応を招いた結果，彼らの病状を悪化させ，著しい数の増幅群を生み出しているのではないでしょうか。起炎菌を同定する努力もせずに安易に広域スペクトルの抗生物質を選択し，漫然と長期に使い続ける行為は，耐性菌を徒に作り出して感染症を世に蔓延させてしまいます。今日流行

している心理的病態の多くは,「甘さの過剰投与」という精神科医側の不適切な対処が増幅させた「心理的感染症」と言えるのかもしれません。

躁うつ病が類型化と相性のよかった時代は,彼らの秩序志向性の喪失とともに終わりました。

いまや躁うつ病の概念は拡散し,治療法も一律に規格化できず,現代社会の特性と患者ごとの微妙なニュアンスの差異に留意した鑑別眼がプロとして求められているのです。

時間がだいぶオーバーしているのに,解離性障害と,境界性パーソナリティ障害や自己愛性パーソナリティ障害などの狭義のパーソナリティ障害の問題が,ほとんど手つかずのまま残ってしまいました。本日の話はここまでにして,残りのテーマについては,またの機会にお話したいと思います。

文献

[1] 阿部隆明・大塚公一郎ほか:「未熟型うつ病」の臨床精神病理学的検討. 構造力動論からみた病前性格と臨床像. 臨床精神病理 16:239-248, 1995.
[2] Akiscal HS(広瀬徹也訳):Soft Bipolarity──A footnote to Kraepelin 100 years later. 臨床精神病理 21:3-11, 2000.
[3] 古川壽亮:Dysthymia と major depression の comorbidity(double depression)について. 精神科治療学 12:891-897, 1997.
[4] 広瀬徹也:「逃避型抑うつ」について. 躁うつ病の精神病理 2, pp.61-86, 弘文堂, 1977.
[5] 広瀬徹也・内海健編:うつ病論の現在. 星和書店, 2005.
[6] 市橋秀夫:内的価値の崩壊と結果主義はどのように精神発達に影響しているか. 精神科治療学 15:1229-1236, 2000.
[7] 笠原嘉:うつ病(病相期)の小精神療法. 精神療法 4:118-124, 1978.
[8] 松本俊彦・山口亜希子:自傷の概念とその研究の焦点. 精神医学 48:468-479, 2006.
[9] 松浪克文・山下喜弘:社会変動とうつ病. 社会精神医学 14:193-200, 1991.
[10] McCullough JP: Treatment for Chronic Depression: Cognitive Behavioral Analysis System of Psychotherapy (CBASP). Gulford, 2000(古川壽亮ほか訳:慢性うつ病の精神療法──CBASP の理論と技法. 医学書院, 2005)
[11] Schneider K: Die psychopathischen Persönlichkeiten, Franz Deuticke, Wien, 1923(懸田克躬ほか訳:精神病質人格. みすず書房, 1954)
[12] 下田光造:躁鬱病に就いて. 米子医学雑誌 2:1-2, 1950.
[13] 鈴木茂:人格障害とは何か. 岩波書店, 2001.
[14] 樽見伸:現代社会が生む「ディスチミア親和型」. 臨床精神医学 34:687-694, 2005.
[15] Tellenbach H: Melancholie. 3 Aufl. Splinger, Berlin/HeideIberg/New York, 1976.(木村敏訳:メランコリー. みすず書房, 1978)
[16] 牛島定信:境界性人格障害治療の現状と問題点, 序論. 精神神経誌 106:1256-1259, 2004.
[17] 内海健:ポストモダンと Bipolar Spectrum. 臨床精神医学 31:639-647, 2002.
[18] 内海健:うつ病新時代, 双極 II 型という病. 勉誠出版, 2006.

10. 職場に見られるパーソナリティ障害②
境界性・自己愛性パーソナリティと解離性障害について

　昨年に引き続きまして今年もパーソナリティ障害をテーマにしたお話ですが，その前に私の所属が変わったことをお知らせしておきます。私は20年間勤めた浜松医療センターを今年3月末に退職して，浜松駅前にメンタルクリニックを開業致しました。来院者数はまだ一日に5人から15人くらいですので，ゆったりと，また勤務医時代とは違った角度から診察できて，ちょっと新鮮な経験を楽しんでいるところです。もちろん，患者さんがもう少し増えてくれたほうが，経営的にはありがたいのですが。

　さて昨年の研修会では，躁うつ病に関連したパーソナリティ障害を論じただけで時間切れになってしまい，狭義のパーソナリティ障害にまでお話を進めることができませんでした。本日のテーマは，自己愛性や境界性といった狭義のパーソナリティ障害と解離性障害ですが，前回と同様に多くの症例を提示して，話に具体性を持たせたいと思っています。まずは前回のおさらいとして，「躁うつ病のパーソナリティ障害化」の話から入ることにしましょう。

I　躁うつ病とパーソナリティ障害との関係

　かつては，うつ病患者は「真面目で他者思いで責任感が強い」のに対して，パーソナリティ障害患者は「不真面目で自己中心的で失敗を他人のせいにする」というふうに，正反対ないし水と油のようなイメージで考えられていました。

　しかし今日では，パーソナリティ障害の人が躁うつ病像を呈することがあると同時に，躁うつ病患者（を含む一般人）も軽度にパーソナリティ障害化しています。かつては社会的価値観が一様で，正常／異常の境界が鮮明でしたから，パーソナリティ障害の人はもっぱら常識を逸脱する存在として特定されやすく，われわれは彼らとの付き合いを慎重に回避することもできたのですが，今日では「価値観が自分たちとは微妙に異なった」「軽度の部分的パーソナリティ障害者」が共同体の内部

に普通に存在していて、われわれは職場でも近隣でも電車の中でも彼らと日常的に遭遇するような社会に生きているわけです。

前回お話ししたように[24]、うつ病に関する現在の病因論や治療論が作られるもとになったのは、1950年代から80年代まで40、50代の人に好発した「メランコリー親和型うつ病」という古典的な病態でした[27]。これは要するに、堅苦しいほど真面目・几帳面で秩序癖をもち他人に気を遣って頼まれると嫌でも断れないような性格の人、「他から確実人として信頼され、模範青年、模範社員、模範軍人などと褒められる種類の人」[18]（下田の執着性格；1950）が、たとえば中間管理職として「上と下との板ばさみ」になって対人的ストレスや仕事量が増加したり、昇進・異動・転居などの状況変化によって自分が」慣れ親しんだ秩序と役割を維持できなくなったりしたときに生じる失調形態なのですが、団塊の世代以降の中高年層には典型的な発生が稀になりました。もちろん中高年のリストラや自殺は今日でもまだ大きな社会問題ではあるのですが、このタイプのうつ病は精神医学的に類型化しやすくて、病因論も治療法もすでに確立済みなのです。それに対して今日の主要な課題は、20代、30代に増えてきた（躁）うつ病患者をメランコリー親和型うつ病から区別し、いかに対処するかを考えることに変わってきました。

II 20代、30代の躁うつ病患者の特徴

現代の20代、30代のうつ病に関するイメージをもって頂くために、前回は樽見が提出した「ディスチミア親和型うつ病」の二症例をご紹介しました[26]。それは、病前性格に几帳面さや秩序志向、他者配慮といった肯定的な特徴がなく、「模範的で信頼される確実人」とは逆に、もともと仕事熱心でなく、自立心や責任意識に乏しくて、社会的規範や役割への同一化を回避している人たちでした。このタイプの「うつ状態」では、抑うつというよりも不興感や倦怠感や身体症状に関する訴えが多くて、行動を回避し、恥の意識が希薄で、果してライフスタイルなのか「病気」なのかがはっきりしません。

「ぬけぬけと休業して悪びれない」「ええ格好しい」なのだと広瀬は述べています[5]。いずれにしても、他責的になりがちなので自殺の危険は少なくて、また環境の変化によって急速に改善することがある一方で、休養と服薬の対処のみでは慢性化しやすい傾向にあります。

現在20代後半から30代前半の人間は、バブル崩壊後の「就職氷河期」（1997～2002）に大学を卒業して正社員になれず不安定な生活を強いられた「ロストジェ

ネレーション」世代と言われています。また30代後半の人々は，成果主義の導入と人減らしが進むなかで仕事量と責任の増加を強いられ，とりわけ過酷な労働現場に置かれています。彼らを処遇する社会や企業の側に問題があったことは確かなのですが，そのような社会環境への適応のためか，彼らのパーソナリティに自己愛や回避性，さらには解離性の増大といった特徴がもたらされました。古い世代の価値観では，金銭収入や他者からの尊敬は，社会人として働くことに付随して得られる結果だったのに対して，彼らにあっては「収入の額を大きくすること」（数値／金銭中心）や「他人から格好よく見られること」（外見／「他者の目」中心）自体が，働くことの最大の動機づけや目的になっているかのように見えます。

III　気分変調症にみられる自己愛性パーソナリティ障害

　本日はこの種の若者が陥る「うつ状態」を，主に自己愛性パーソナリティ障害（NPD）という観点から検討してみたいと思います。まず自験例を提示してみます。

【症例1】　26歳　男性
　初診はX年12月13日で，「帰宅すると，考え込んでしまってクライ」「今後どうしたらよいかと妻にしつこく尋ねて，妻が相談に乗らないと怒る」「ときに頭を壁に打ちつけたり，夜中に車で飛び出して行くので，対応に困る」という訴えで，妻の主導により受診した。
　X-3年にK大学経済学部を卒業したが，税理士試験を受験すると言って就職せず，専門予備校にX-1年5月まで通学していた。3回の受験に失敗したため，X-1年10月に大手自動車会社に就職した。本社で3カ月間の研修後，X年1月から当地の工場に配属となった。X-3年4月にK市で3歳年長の妻と知り合って，X年6月に結婚している。

　（今の悩みの種は？）三つくらいある。一つは上司が厳しい人で，一方的に論理的に追い詰められてしまう。こちらに話をさせてもらえない。自分を鍛えるためにと，たくさんの仕事を与えられた。9月頃，仕事がパンクしそうになって疲労と不眠を訴えたところ，仕事量を減らしてくれたが，上司への恐怖心がまだ抜けない。二つ目は，昔から性格的にマイナス思考で，ものごとを悪いほうにしか考えられない。大学受験のときも第一志望校に受からず，何を頑張っても達成できずに終わるから自分に自信がもてない。三つ目は税理士の受験に3回

失敗して，今の会社に入ったこと。
(K大学には浪人して入ったの？) いえ，現役です。
(それなら，「頑張っても第一志望校に合格できなかった」とまでは言えないと思うけど。K大学だって，いい大学ですし……) すみません……。
(税理士の受験にまだ未練があるの？) あるけど，迷っている。その場合は仕事を辞めなくてはならないし。
(奥さんに食べさせてもらう立場になる) そうですね。一緒に予備校で勉強していた仲間たちが，今年11月の発表で軒並み合格して……。
(今も眠れないの？) 全然眠れます。仕事を減らしてもらったから。
(今ある症状は？) 帰宅すると考え込んでしまってクライ。
(奥さんにそう言われるの？) 言われます。波があって，今週はいいけど，悪いと落ち込む。
(死んでしまいたいと思うこと，ある？) すみません。本気で思っているとは思わないけど……。実行には移せない。これを言うと，怒られるんだけど。
(誰に？) 奥さんに。「死ぬのが勇気ではない」と，いつも言われる。
(今の仕事は，①量的に多すぎる，②質的に難しくてできない，③興味がもてないからやりたくない。のなかのどれ？) ①ではないし，今後与えられる仕事への不安はあるけど今は②でもない。やはり③があって，税理士への再チャレンジをときどき考えてしまう。
(再受験に対する奥さんの反応は？) 否定はしないですけど……。
(出勤できないほどの「うつ」ではない？) そうですね。すみません。
(あなたは必要ないところでやたらと謝るクセがあるようだけど，年上の男性の前では緊張するのかな) そうですか。すみません。
(うつ病の薬を試してみましょうか) はい。

次に，妻と面接してみました。

(夫が司法試験に合格するまで，妻が苦節十余年家計を支える，といった話は昔から聞くけど……) 本人が真剣にその気なら，私が家計を支えてもいいんです。でもあの人は根本的にマイナス思考で，たとえ税理士に受かったとしても，また「これは自分が求めていたものではない」などと言い出すだろう。彼が安心できるのは，目標をもって勉強している自分の状態なんです。それにプライドが高くて体裁を気にするから，私に食べさせてもらうとなると，友達や親戚に会えなくなってしまうだろう。

(そんな「ええ格好しい」のどこがよくて，あなたは結婚したの？）就職する以前，受験勉強に頑張って打ち込んでいる姿を見て尊敬した。几帳面で勉強好きで無趣味なんですが，その当時は明るくて，友達もいた。それが就職後は仕事と現実のギャップがあって，暗くなってしまった。

(あなたは彼にどう振舞って欲しいの？）自信を持ってもらいたい。私は今の生活で十分だと思っているのに，彼は満足しない。

(食べるために働くことから逃げて，勉強だけしていればいい生活に戻りたい，ということ？）そう。逃げているんです。「今後どうしたらいい？」と私に毎日尋ねてきて，私がその話にのらないと怒る。「一緒に考えて欲しい」という。

(あなたを母親代わりに頼っているのだろうか）そうですね。

(自殺や自傷行為はある？）たまに頭を壁に打ちつけたり，夜中に車で出て行ったりするのでこわい。

(夫の父母に相談した？）10月末に相談しました。→「気分変調性障害（抑うつ神経症）」と診断を伝えて，トレドミンとリーゼを処方する。

X. 12. 25

(服薬してみて変化は？）あまり変わらない。

(仕事へは？）行ってます。

(つらい症状は？）家にいるとき，すごく暗くなる。

(税理士になれたら，病気は治ると思う？）あー，何かが変わるとは思うけど，それですべてがよくなるとも思えない。

(税理士試験に合格しても，気分は晴れない？）だいぶ晴れるとは思う。

(でも，やがてまた落ち込むの？）そういう気もする。今の職場に入ったばかりのときは，大手企業に入ったということで気分が晴れたのに，今は落ち込んでいるのだから……。勉強していたのはその企業に入るためではなかったし……。

(あなたは学生の身分で一途に勉強だけしている自分を望んでいるのであって，社会人として働くことからは逃げたいのだろうか？）そう考えたことはあります。そうかもしれない。

(それなら，受験するより今の仕事を続けて，社会人になる訓練をしたほうがマシかもね）はい。そうかもしれません。

　妻の報告によると，波が激しい。壁に頭をぶつけて黙ってしまうこともある。出勤はしているが，「会社へ行きたくない」と暗い顔で妻に言うことがある。妻というよりも，母親として求められている感じだ，とのことであった。

X＋1.1.17
（年末年始は？）ゆっくりできました。
（いま困っていることは？）朝，会社へ出かけるときに，気分的につらくて闘ってしまう。
（出社してしまうと？）行く前よりも，まだ楽です。
（壁に頭をぶつけたりすることは？）最近はないです。
（薬は効いていると思う？）いいえ。
（では，なぜよくなってきたのだろう）就職活動を最近始めたからだと思う。サービス販売会社に履歴書を送った。今の職場とはまったく違う分野です。

　妻の話によると，いまは就職活動の件で元気になっているのだと思う。この話がつぶれたら，また落ち込むだろう。移り気だから，いつも転職の話をもち出して一時的に自分で盛り上がり，じきにイヤな点を見つけて放棄してしまう。いつも同じパターンの繰り返しなんです。

〈症例1の問題点〉
　この症例では一見，税理士試験に受からずに不本意な就職をしたことがきっかけで「うつ状態」に陥ったように見えますが，たとえ念願がかなって試験に合格したところで早晩「自分に向いていない」と放り出すことが予想されるような生活パターンを繰り返しているという点で，問題はもっと深刻です。患者が求めているものは，税理士の資格や社会人としての現実生活ではなくて，「受験勉強だけに没頭することによって周囲から褒められる」状態の維持だというのですから，これはきわめて自己愛的な欲求です。
　社会人になっても毎年の東大の入試問題などに取り組んでいる「万年受験中年」が日本社会には時おり見かけますが，趣味の域ならともかく，受験問題が解けるか否かに自尊心がかかっているような，いわば受験期を自己の人生のハイライトとするような意識からいつまでも脱却できない人は，社会性の一種の未発達というべきでしょう。

IV　適応障害としての「うつ状態」

　うつ病ではない「うつ状態」としてもう一つ最近よく語られるのは，「適応障害」です。この病名は，皇太子妃に適用されてすっかり有名になりました。DSM-IVに

よる適応障害の診断基準を以下に示しておきますと，A) はっきりと確認できるストレス因子に反応して，そのストレス因子の始まりから3カ月以内に情緒面または行動面の症状が出現する。B) これらの症状や行動は臨床的に著しく，以下のどちらかによって裏づけられる。①予測されるものをはるかに超えた苦痛。②社会的または職業的機能の著しい障害。C) 他の特定のⅠ軸障害の基準を満たしていないし，すでに存在しているⅠ軸障害またはⅡ軸障害の単なる悪化でもない。D) 症状は，死別反応を示すものではない。E) そのストレス因子が終結すると，症状がその後さらに半年以上持続することはない，というもので，要するに，特定可能な原因ないしストレッサーがあって，それに対する反応として，抑うつ気分や不安が生じている，と理解できる病態を意味しています。ここで重要なポイントは，原因とみられるストレッサーが除去されれば半年以内に症状が消滅するという点です。次にそのような自験例を提示しておきましょう。

【症例2】　26歳　男性

　X年4月19日，「朝，仕事へ行くのがイヤで，起きる気がしない」「夜，仕事のことを考えてしまって，眠れない」という主訴で来院した。

　本人の話によると，4月2日にインフルエンザにかかって1週間仕事を休み，9日（月曜）から再び出勤し始めたが，朝起きる気がしない。昨日は夕方から頭痛がして食欲がなく，今朝出勤できなかったので来院したという。

　工業高校を卒業後，現在の大手自動車会社に就職して8年になる。ずっと生産現場のラインに配属されていたが，今年2月に「新機種の立ち上げに関わる事務部門」に異動となった。そこは大卒の職員ばかりの部門で，仕事が難しく，「何がわからないのかすら，わからない状態」で働いているという。苦手なパソコンに取り組まなくてはならない機会も増えた。もとの現場に戻りたいのだが，口下手だから上司に言えないでいる。そもそも患者が現在の部署に異動となったのは，大卒の前任者が，協調性がないという理由で患者と交代に現場へ移されたためだった。帰宅して，妻に甘えている長男を見ているとイライラしてきて，叱りつけてしまうということだった。

　私はこの症例を「適応障害」と診断して，「異動した部署が本人に適していないために，うつ状態に陥ったものと考えられる。現場に戻すことが望ましい」という診断書を書き，上司に渡すように患者に伝えました。薬は出しませんでした。すると1週間後に再診したときは明るい表情に一変しており，「診断書を提出したところ，来週から現場に戻してもらえることになった。いろいろな話を上司にきいてもらって，スーッと気が楽になった。もう大丈夫だと思う」ということで，治療は終

結としました。この症例の場合，「妻に甘えている長男を見ているとイライラしてきて，叱りつけてしまう」という程度の問題はありましたが，自己愛性・回避性・境界性といったパーソナリティ上の問題がほとんど見られず，環境調整も容易だったことが，良い予後に繋がったものと思われます。

しかし「適応障害」の症例でも，このような治りやすいケースばかりではありません。

【症例3】 32歳 男性

X年4月20日，「最近やる気が出ない，朝仕事に出て行く気力が湧かないから，うつ病ではないか」と言って当院を初診した。「ネットを見て自己診断したところ，うつ病に当てはまったので，うつ病について訊きたい」という。

「きっかけについて思い当たらないか」と問うと，父親が小さな工場を経営しているが，胃がんになって昨年10月に手術した。経過は良好で仕事に復帰したが，まだ半日勤務だという。患者は昨年8月に前の会社を辞めて以来無職だったが，今年3月に「後を継ぐ形で」父親の工場に入社した。従業員10名の同族会社で，父方の二人の叔父が役員をしており，1歳年長の従兄と患者の弟妹もここで以前から働いているという。

（同族会社に後から入ったのでは大変だね）何が，ですか。
（お父さんが亡くなられたら，誰が社長になるの？）僕です。
（それでは叔父さんたちが面白くないでしょう）でも，父親が叔父さんたちと話し合って，「それでいい」ということになっています。
（表向きはそういう返事でも，内心はわからないでしょう。呼び捨てで名前を呼んでいた甥に，職場では敬語を使って指示を仰ぐことになるのですからね。あなたが職場に出て行きづらいのは，もしかしたら彼らの視線が，重たい雰囲気を醸し出しているのではありませんか？）そうですか？ そんなことは，感じませんが……。
（食欲は？）普通にあります。
（睡眠は？）浅いけれど，まあまあ眠れています。
（うつ病ではなくて，職場環境への不適応だと思いますが）プライベートでも，2カ月前に失恋したこともあって，落ち込んでいます。
（失恋して落ち込むのは当たり前ですから，ますますうつ病的ではありませんね）薬が効きますか？
（ほんもののうつ病のようには効かないけれど，試してみますか？）効かないのな

ら，飲みたくないです。

　この症例の診断も「適応障害」としましたが，前の症例のように治りやすいとはとても思われません。曲がりなりにも社会常識があって相手の立場に立つ想像力が働く人なら，自分の「治療」にとっても会社の将来にとっても適切な解決策は，「自分はまだ経験不足だから平社員で修行することにして，社長は叔父さんに任せたい」とみずから言い出すことでしょうが，そんな考えはおよそこの患者に通じそうにありませんので，私は「うつ病」という患者の自己診断に疑義を投げかけるにとどめました。ここで治療を阻害する因子は，「自己を特別な存在とみなして」「周囲が自分の期待に従うことを当然と考える」ことにより「成功の夢に耽る」「共感性の欠如」といった自己愛性の意識であって，本症例を敢えて既存のパーソナリティ (disorder) 類型と関係づけるなら，自己愛性パーソナリティ障害ということになるでしょう。DSM-IVの診断基準を充たすからと言って，この種の症例を「うつ病」と診断したり，服薬治療に過剰な期待を抱かせるべきではありません。

V　自己愛性パーソナリティ障害 (NPD) の診断基準

　それでは「自己愛性パーソナリティ」とは，どのようなものなのでしょうか。DSM-IVにおける自己愛性パーソナリティ障害 (NPD) の診断基準は，次のようになっています。

1) 自己の重要性に関して誇大な感覚をもつ。
2) 限りない成功，力，才気，美，理想的な愛の空想に没頭している。
3) 自分は「特別」かつユニークな存在，と信じている。
4) 過剰な賞賛を求める。
5) 他人が自分の期待に自動的に従うことが当然，といった特権意識をもつ。
6) 対人関係で自分自身の目的のために相手を不当に利用する。
7) 共感性の欠如。
8) 他人に嫉妬したり，相手が自分を嫉妬していると思い込む。
9) 尊大で傲慢な行動や態度を示す。

　症例3は，この診断基準の1, 2, 3, 5, 6, 7を充たしています。NPDの診断基準で重要なポイントは，それを充たせるか否かが周囲の他者たちの態度に全面的に

依存している点です。4, 5, 6, 8などの項目を充たすには，周囲の人々が多少なりとも患者の期待に添った振舞いをしてくれなくてはなりません。他の項目にも当てはまることですが，患者が自己愛的な意識を維持するためには，ヨイショしてくれる他人の存在が不可欠なのです。しかし，社長とか教祖といった「お偉いさん」ならば周りからの賞賛や注目を期待できるかもしれませんが，精神科を受診するような普通レベルの自己愛的な人をそのように遇してくれる人々は，今日ほとんどいないことでしょう。患者が「自己の重要性」に関する幻想を抱きたくても，それに協力してくれる人が周りにいないので，現代社会ではもはやこの種の意識を維持することが困難になっています。つまりDSMの記述は，NPDの診断基準というよりもむしろNPDの不可能性を物語る診断基準になっているのです。

VI　パーソナリティ障害概念の核心の歴史的な変遷

　歴史的にみますと，わが国における自己愛的・対人依存症的な病態は「境界例→NPD→解離の普遍化」という順序で社会に広まりました[23]。周囲の人々に激しく依存することによってしか自己を保てないような人々は，1970年代までは境界例という名前を与えられていました[19]。
　この概念は，共同体とその外部を画する境界線 (borderline) を引くことが未だ可能で，中心と辺縁を二分できた時代の産物です。80年代の後半以降，たとえば民主主義社会の中心にも第三世界やテロリズムが出現してくるような世界全体のborderless化に伴って，二項対立思考に基づく境界線がもはや引けない世界となりました。それとともに（対人依存的な）パーソナリティ障害の核が境界例からNPDへ移り，従来の境界例は症候によって定義される境界性パーソナリティ障害 (BPD) 概念へと矯小化されたのです。しかし，前述したように，90年代には自己愛の維持も「並の人間」には難しい時代になって，人々はもはや「自己」探しとか「同一性」への固執を放棄し，「解離」に活路を見出すようになりました。21世紀は，「同一性」指向や「統合的自己」指向の崩壊によって，そのつど目前の状況に合わせた「複数の部分的自己」の並立と「健忘」が当たり前になった「解離の普遍化」の時代ですが，それに先駆する90年代の一時期に「多重人格＝解離性同一性障害」が流行しました。それは，「同一性」指向や「自己」性指向を残したままの「差異性」指向や「別の（本当の）私」指向によって形成されたもので，「解離」が一般化する時代を開く先駆者としての役割を果たした後に，21世紀に入るや衰退していったのです[1]。19世紀末から隆盛を誇った多重人格の症例報告が1920年頃

を境に劇的に減少し、それが再登場するのは1970年代を待たなければならない、とPutnamは書いていますが[16]、多重人格への関心はつねに短期間の流行現象であって、われわれは1990年代の日本社会で19世紀末のフランスやアメリカと同じ一過性の現象に立ち会ったのかもしれません。

VII　BPDはパーソナリティ障害ではなくて、症候群である

DSM-IVの境界性パーソナリティ障害（BPD）の診断基準は、以下のようになっています。

1) 見捨てられること（孤独でいること）を避けようとする懸命の努力。
2) 理想化とこきおろしとの両極端を揺れ動く、不安定で激しい対人関係様式。
3) 同一性障害。著明で持続的に不安定な自己像・自己感。
4) 浪費や性行為や薬物の乱用、無茶食いといった衝動的行為。
5) **自殺企図、自殺のそぶりや脅し、自傷行為の繰り返し。**
6) **感情不安定。数日以上続くことの稀なイライラや不機嫌。**
7) 慢性的な空虚感。
8) 不適切で激しい怒り。怒りのコントロールができない。
9) **一過性の妄想様観念や解離症状。**

BPDの診断基準には、パーソナリティ特性というよりも症候とみなす方が妥当な項目が多く含まれています。太字の項目などは、明らかに症候とみなすべきでしょう。BPDをパーソナリティ障害ではなく、症候群ないし状態像と考える研究者は少なくありません。境界例のような対人依存の病理をもつ患者は、①依存対象が安定して存在するときには抑うつの水準にとどまり、②それが失われる恐れが生じた場合には暴力や価値の切り下げといった対人関係の不安定を示し、③依存対象が不在になったなら自殺企図や小精神病を引き起こします[3]。この3段階は、高岡によればパーソナリティ障害のあらゆる類型に共通する特徴であって、BPDとはすべてのパーソナリティ障害が陥りうる③の状態像にほかならず、いかなるパーソナリティ障害であってもコミュニケーションの崩壊状況では「境界例化」し、コミュニケーションの再建とともにそれぞれもとのパーソナリティ障害へと「脱境界例化」されます。そしてパーソナリティ障害は、メンタルヘルス的な「かかわり」の対象であって治療の対象ではなく、ただ状態像としてのBPDのみが医学的な治

療の対象となる，というのです[25]。

VIII　職場でBPD患者から身を守るために

　BPD患者自体はありふれた存在ですから，敢えて症例を提示するには及ばないでしょう。ここでは職場でBPD患者に接するリスクのある人たちが心がけるべきポイントを，症例を通して説明しておくことにします。

　【症例4】　72歳　男性　学習塾の塾長
　X年1月から「気が滅入って，何もやりたくない」「ため息ばかりが出て，何をしても楽しくない」「子どもに教えることが，以前のように楽しくなくなった」「睡眠薬を飲んでも眠れない」という状態が続くために内科から紹介され，X＋1年4月12日に精神科を初診した。
　45歳のときから15年間，中学生相手の塾の塾長をし，その後は家庭教師として現在も5人ほどの生徒を教えている。X年1月，かつての教え子K子（35歳の女性）から患者の妻に突然，「先生に10年間，性的なイヤガラセを受けてきた。どうしてくれるのだ」という電話があった。
　患者がK子に関わったのは，彼女が不登校だった中学生時代に遡る。当時K子はいつも「死にたい」とか「人に見られている，悪意を持たれている」などと言って精神科に通院していた。その後K子は大学に入ったものの休学して，7，8年前には「復学したいから，個人的に勉強を見て欲しい」と言ってきた。患者はK子に請われるままに10年以上教え続けてきたという。大学時代のK子は作家志望で，書いたものを手紙でたくさん患者に送りつけてきた。今回「それを全部送り返せ」というので送り返したところ，7月に弁護士から呼び出し状が届き，「10年間のPTSDだから，3万円の月謝の倍返しで，600万円の損害賠償を請求する」とあった。患者が断ったところ，刑事が二人やってきて，事情を訊かれた。12月にも刑事の再訪問があり，「K子と直接話し合うように」と求められたので，X＋1年2月に患者側も弁護士を依頼した。弁護士から調停に出すことを勧められ，1週間後に初回の調停があるという。K子の両親も，娘の発言を信じ込んでいる。この件があって以来，そのことが頭から離れず，前記の「うつ症状」が出現してきたのであった。
　私は，リーゼとハルシオン，パキシルを処方すると同時に，女性側の訴えの真偽にかかわらず，いったん訴えられたら男性側の自己防衛はきわめて難しいのだから，今日では「満員電車内で痴漢と呼ばれる危険」に備えたり，「診察場面で女性

患者と二人きりになることを避ける工夫」が当たり前に要求される時代になったのだ，と話しておきました。

X＋1.4.26

（服薬してみて，どう？）うつ気分に変わりはないけど，夜はよく眠れるようになった。

（初回の調停では？）相手方の主張が全然違っていて結論が出ず，1カ月後に2回目がある。

（家庭教師の仕事は？）やれていますが，男の子だけにした。

（不安や意欲は？）不安はあまり感じない。→リーゼをトレドミンに変更する。

X＋1.5.10

（薬が変わって，どう？）喉が渇く。仕事が始まる夕方から，気分がよくない。以前は仕事の開始が愉しみだったのに，今は開始前にイヤな気分になる。今まで相手と闘う姿勢を持たなかったのだけど，そうした方がいいのでしょうか。

X＋1.5.24

2回目の調停に行ったが，やはりお互いの言い分がまったく食い違っている。「こんなことを続けていても仕方がないから，相手の言い値の何割かを解決金として出したらどうか」と弁護士に言われたので，250万を提示したところ，相手方から「話にならない」と拒否された。6月27日の3回目が最後の調停で，それが不調だったら裁判になる。

その後，抑うつ気分は次第に軽快してきて，調停は「160万円支払う」という形で7月末に決着しました。患者は，家族の急死という不慮の出来事に遭遇して，K子の件を気にしている暇がなくなったようでした。

〈症例4の問題点〉

K子がBPDの診断基準を厳密に充たすか否かは判然としませんが，ここではPTSDや過去の性的被害の問題を持ち出す恐れのあるような女性に対する対応の「脇の甘さ」が問題なのです。もちろん私はA子の言うような事実が絶対になかったと断言しているわけではありません。客観的な事実がどちらであろうと私の話は同じで，要は「個人的に見て欲しい」とか「作家志望で，書いたものを送りつけてくる」ような患者を特別扱いしてはいけないということです。私自身の経験は後に症例を通してお話ししますが，依存的傾向の強い女性患者への優しすぎる対応は危険ですから，教師や医師や上司といった人たちは相手から「誤解される」余地のないように距離を置いて振舞う必要がある，ということなのです。

IX　規律訓練型社会から環境管理型社会への移行[1]とBPDの増加

　Foucaultによると，近代社会はメンバーの一人一人に規律訓練を施し内面を育成することによって，「自発的に規範を守り，社会の目的に適った行動をする」主体を作り出しました。メランコリー親和型の人間はその典型です。これに対して現代社会は，もはや「自己規制しうる主体の育成」や「個人の内面の検閲」といった手間のかかる仕事は放棄して，IT技術を駆使した外面的なデータ管理（たとえば監視カメラの常設，個人をidentifyするのにDNAや虹彩や手の静脈を用いること，GPSによって空間的位置を特定することなど）によってメンバーの行動を直接コントロールする方向へ変わってきた，とDeleuzeは言います。
　要するに，現代社会はメンバーを単なる動物とみなし，生物としての身体に対する徹底した情報管理によって秩序を維持しようとするわけです。かつての「規律訓練型社会」（Foucault）が価値観の共有を基礎原理にして各人の内面に規範を植えつけたのに対して，「環境管理型社会」（Deleuze）では多様な価値観の共存を容認しながら個人の内面には関心をもたず，メンバーの行動を物理的に直接制限します。BPDの増加と人格形成における自己愛の肥大化や解離への親和性は，環境管理型社会への適応努力と関連した現象なのかもしれません。
　社会のこのような変化は，境界例に対する治療法にも変更を迫りました。患者の内面や内省能力の育成に重きを置いた従来の精神分析的精神療法は，今日では精神分析家ですら放棄するところとなって[30]，それに代わってケースマネージメント（Gunderson, 2001）や弁証法的行動療法（Dialectical Behavior Therapy：DBT；Linehan, 1987～）[12]といった患者の外面的行動の直接コントロールを目指す現実指向的な治療法が優勢になってきました。そもそもDSM-IVの第II軸は，パーソナリティ障害と精神遅滞の二つから構成されています。つまり精神遅滞が「知能の遅れ」であるのと同様の意味で，パーソナリティ障害は「対人関係や社会的能力面での遅れ」とみなされているのです。DBTでは，もはや治療目標を「理解や洞察の取得」には置きません。患者とわれわれの間で一致させるべきなのは「イメージ」ではなくて振舞い方の「規則」なのだという考え方を取ります[2]。そのためにはBPD患者を「一人前の大人」として扱うことなく，子どもに足し算や文法の規則を学習させるように，手取り足取りの技能訓練を行うのです。他方で，内省を期待できる患者たちは境界例一般から分離されてNPD概念のなかへ組み込まれ，Kohutの自己心理学による治療の対象となりました。

X　KohutによるNPDの治療モデル [11]

　Kohutの考えによりますと，人間は幼児期から，①「誇大自己」と，②「理想化された親のイマゴ」という二つの自己愛的欲求をもっています。前者は，幼児が自慢するのを褒めてくれたり注目してくれたりする人を周囲に得ることで「自分は認められている，偉くなれる人間だ」という感覚を育むために不可欠な自己愛的欲求であり，後者は，「自分もあの人のようになりたい」と思える相手を周囲に得て自分の理想化欲求をその人に引き受けてもらうことにより安心感や生き方の指針を得るための自己愛的欲求です。

　NPD患者というのは，幼児期に養育環境の側から共感的な対応を得られず，この二つの自己愛的欲求が充たされなかった結果，生涯それを希求し続ける病態なのだ，というのがKohutの見解なのです。したがって治療は，治療者が患者の自己愛的欲求の対象となることを引き受けて，親和な人物との関係作りのやり直しを患者にさせてあげることにより，停止していた発達を再開させることにある，というわけです。これは，言うは易い理屈ですが，一般の精神科医が日常臨床で行うにはかなり骨の折れるアプローチです。

XI　BPD患者への治療指針

　1970年代までの境界例からNPDを除去した残余が，内面的な精神分析療法の効果を期待できないとされるBPD患者でした [19]。彼らに対しては，行動のコントロールを主体にした外面的な治療法が適用されます。私はかつて，治療指針を箇条書きに書き出してみました [21]。

1) 言葉や感情よりも，行動とその結果を話題にする。お互いに言葉のニュアンスや感情に過度にものを言わせない態度で接する。
2) 一面的な見方を，多面的・複眼的に変える反復練習に努める。
3)「よい人」と患者に思われたい欲望を断念し，煙たがられることを恐れず，常識に則った，一貫性のある，率直な態度で接し通す。
4) 指示的・支配的にならず，患者に指示待ちの受身的姿勢をとらせず，患者自身に表現を促して，自立性と自己責任を持たせるように努める。
5) 治療者ができることとできないこととの境界をあらかじめ明示し，その後

も問題が起こるたびにそのつどこの点を明言し，再確認しておく。
6）現在の対人トラブルを過去の体験の再現（＝転移）とする解釈を避けて，そうした解釈を問題の「すりかえ」とみなすようにする[30]。
7）患者に深い自覚や反省を求めることは諦めて，中年になるまで「その場しのぎを重ねる」現実志向的な治療姿勢がよい。
8）完全に治すべきものではないし，医療の枠組み内でのみ引き受けるべき対象でもない，と考える視点が必要である。

　BPD患者に限らず，パーソナリティ障害患者一般への対応の基本として，決して相手のパーソナリティを「改造」しようと思ってはなりません。その人の現在の人格は，他人から，あるいは客観的立場から，いかに歪んだものに見えても，それなりの必要性があって現在の形に固まってきたものですから，折角出来上がったバランスを切り崩すような試みは，相手から手ひどい反撃に遭いかねません。道徳的な説教はもちろんのこと，安易に共感を示して心理的距離を縮めることも危険です。内面的な話し合いに持っていかず，ひたすら事務的に，現実的な経済原則にしたがって給与分の労働と仕事の成果を求め，達成できなければ減額する。そういう単純明瞭で誤解の余地のない原則に則った処遇が，患者には通じやすく，感情的なしこりを残しません。恨みを買わないということが，パーソナリティ障害患者を相手にするときにはもっとも心がけるべき点なのです。

XII　「自己愛社会」の成立と衰退

　日本社会に自己愛的な人間が増加した理由を，岡田尊司（1960年生）は次のように述べています[14]。わが国では1960年代の政治的理想に敗れた者たちにとって70年代は自己愛だけが信じられるものとなった。現代社会は，自我理想の達成による社会化を放棄し，「操作性」「幻想性」を発達させることによって幼児的な自己愛をそのまま満たす仕組みを作り上げた。この自己愛的な精神構造や社会構造が，パーソナリティ障害を生み出す恰好の培養装置として働いている。自己愛を温存しようとして生み出されるのがNPDや強迫性パーソナリティ障害であり，その失敗によって生み出されるのがBPDや依存性パーソナリティ障害や回避性パーソナリティ障害である。80年代になると現実社会がもはや「自己愛社会」として機能しなくなって多くのドロップアウツを生み，BPDのような負の自己愛性もナルシシズムの枠内で扱われるようになった。時代は，「自己愛の時代」から「自己愛障害

の時代」へと移り変わろうとしている。

　岡田と同年齢の香山リカも，自己愛的人間の増大について次のように書いています[9]。人々が「私」とか「こころ」に関心をもつようになったのは80年代末のことである。「明るい同一性拡散シンドローム」（＝同一性拡散への肯定感）がわずか二,三年の間に急激に失われて，「自分の『私』とか『こころ』が一つのはっきりしたまとまりとして存在していないと思う人は，一刻も早くそれを見つけなければならない」という世相になり，「いまの自分は本当の自分ではない。いまの自分を超える素晴らしい自分がどこかに眠っているかもしれない」といった思い込みから「私探し」や「かわいそうな私の物語」や「癒し」が流行するようになった。それと同時に，多重人格やACやストーカーが増加してきた。

　香山は7年後の2006年に，『貧乏クジ世代』[10]という名称で30代前半の「団塊ジュニア」世代を取り上げています。彼らは第二次ベビーブーム期（1970〜75年）に生まれて，進学や就職の際に熾烈な競争を体験したのですが，大学時代の日本はすでに不況に突入していたためにバブル景気の恩恵に浴せず，社会に出るときには就職難でした。そこで彼らは言います。「1972年生まれは，不幸の世代です」「僕自身はまじめに受験勉強して不良にもならなかったのに，社会人になったら目につくのは不良債権とか不良資産とかばかりで，周りが勝手に不良になっちゃった」「僕たちは貧乏クジを引いたようなものですよ。全然おいしい思いをしていないのに，競争だけはさせられ，将来は年金ももらえるかどうかわからない」と。つまり，彼らが生きている21世紀は，もはや「私探し」や「かわいそうな私の物語」が許容される「自己愛社会」ではなくて，岡田が言ったように「自己愛障害の時代」なのです。

XIII　貧乏クジ世代の勝ち組の「うつ病」

　『貧乏クジ世代』で興味深いことは，いわゆる勝ち組のあいだにも「うつ病」が見られるという香山の指摘です。香山が記載している症例を見ておきましょう[10]。

【症例5】 33歳　男性（72年生）急成長中の金融関係会社勤務
　結婚時に親から頭金を出してもらって購入したマンションに住み，子どもが一人いて順調な生活をしているが，突然「もう人生を終えてもいいかな」という思いに取り憑かれたため，「これって異常ですか？」と香山のクリニックを受診した。礼

容は整い，苦悩や煩悶の表情はなく淡々として，「心配事は何もなく，仕事にも家庭にも満足している」と述べる。自殺願望の原因を問うと，「大学生活はテニス部でエンジョイし，外国旅行や結婚式や子どもの誕生といった人生のハイライトも経験し，仕事でも大きな海外出張を含めてプロジェクトをいくつかやったので，楽しいことはやり尽くして，もう思い残すことは何もないという感じ」「欲しいものはすべて手に入れて，買いたいものがもう見つからないから」「あとは年をとるだけで，同じことの繰り返しでしょうから，生きていても意味がない」という。

香山はこのような症例について，「消費意欲の低下」と「未来の展望を描けない」ことが，「苦悩なきポスト・フェストゥム」つまり「バブル経済という祭りの後」という独特の感覚を生んでいるのだ，と指摘していますが，この種の患者の登場を私が理解するうえでもっとも説得的だったのは内田の議論でした[28]。

内田はまず，学習と労働について従来とは違う考え方をする新しいタイプの世代集団が生まれつつあることを指摘します。60年代までの子どもは（家の手伝いをして小遣いを得るなど）労働から社会関係に入り，自己をまず労働主体として立ち上げたのに対して，現代の子どもは，学校が「労働主体としての自立」を教える以前に，幼児期からすでに消費主体としての自己を確立してしまっている。労働主体は他者からの承認を得るまでみずからの主体性を確保できないのに対して，消費主体は他者からの承認に先立って，貨幣を手にした時点ですでに主体性を確保し終えている。この「幼児期における自己形成の完了」が，「時間のなかで発達する自分」を想像できなくさせる。彼らは「無時間モデル」でしか世界を見ることができない。学びは時間的な現象だから，消費主体として自己形成した子どもは学びの動機づけそのものを失う。彼らは，学ぶことや働くことの意味を，（金銭や不快を我慢したことへの報酬などと）「等価交換可能なもの」と思い込んでいる。そこで，消費意欲や未来の楽しみごとがなくなれば，何も無理して学習や労働に取り組む必要性が感じられなくなる，というわけです。

しかし，「貧乏クジ」世代にも古風な人物は存在します。香山はそのような例として，同じ1972年生まれのホリエモンと熊川哲也を挙げています[10]。堀江社長や熊川哲也は，「うつ病」に陥る同世代の勝ち組たちとどこが違うのか？　彼らは地方出身者で，バブル景気の旨みや華やかさとは無縁の子ども時代を送り，コネや家柄もなく，実力主義・競争主義で頭角を現しました。「貧乏クジ世代」を自称する悲観派の視線が「自分探し」に内へ内へと向かうのに対して，彼らは自分など見つめようとせず，得意なことに淡々と打ち込んで，外へ向かって現実主義的・合理主義的な生き方を拡げていきます。ホリエモンの青少年期は，物質的にも愛情的にも

恵まれていなかったようです[6]。彼は貧しさと欠乏の体験をバネに，現在の社会への適応を目指すことなく，「時価総額世界一の会社」を至上の価値として信奉することができました。既成社会と父親世代への挑戦が，彼の生きるバネになっています。彼はその点で，野心をもつことが可能な，古いタイプの人間，成り上がりを目指す田舎者なのです。他方で香山の症例たちは，ホリエモンのような「社会と対立する自己」をもっていません。野心や反抗のないところにはスマートな適応しかなく，過剰適応が「生きる意味」や充実感をもたらさないことはわかりやすい道理です。若い「勝ち組」たちの「新しいうつ病」もまた現代社会への適応過剰から生じたものだとすれば，うつ病の社会因説はメランコリー親和型と同様に，中身を変えて今日でも成り立っていることになります。

なお公平を期して付言するなら，NPDは若者ばかりに見られるわけではありません。若者を指導する立場の親や上司に，NPDが今日よく認められます。子どもや部下の意見に自己愛を傷つけられやすく，「長」としての対面を保つことに腐心して過剰な拒否反応を示したり，表向きは「君の将来のため」「会社のため」などと言って正義感を装いながら，隠微な形で部下に責任を転嫁したり報復したりする上司がいないわけではありません。崇め奉る信者たちがいなければ教祖は存在できないように，上司の存在もまた部下に依存しています。自己愛を充たすためには周囲にヨイショしてくれる人々が必要ですから，NPDの上司は必然的に周囲の部下たちに過剰な気配りや服従を求めて，相手を毀損しがちなのです[20]。

XIV　自己愛社会への反動

団塊の世代の一部は現代の「自己愛社会」を嫌っているようで，たとえば池田清彦（1947年生）は，さまざまな考えと個人的規範をもつ人々が共存する社会で「正しく生きるための公準」として，「人は他人の恣意性の権利（＝自分の欲望を解放する自由）を侵害しない限り，何をしても自由である。ただし，恣意性の権利は能動的なものに限られる」という規定を掲げています[8]。この公準にしたがうなら，「人は誰でも他人を愛したりシカトしたりする権利を有する一方で，他人に愛される権利とかシカトされない権利（といった受動的な権利）などはない」ということになります。シカトされる人やNPD患者が期待するような他者からの心理的支えの提供は「当然の権利ではないのだ」というのですから，これはかなり反時代的な主張ということになるでしょう。

ビートたけしもまた1947年生まれの団塊の世代ですが，彼は「社会的に無力で

家庭内では暴力をふるう」アルコール依存症の父親と、「子どもを専制的に支配する」母親という、まさにアダルトチルドレンを生む典型とされるような家庭で育っています[2]。そのせいか、彼の制作する映画は対話に乏しく、暴力の突発と過剰なまでの死の臭いに満ちています。実生活でも、たけし「軍団」による雑誌社への「殴り込み」事件がありました。病跡学でカフカや芥川龍之介を統合失調症圏の、ゲーテや夏目漱石を躁うつ病圏の天才というのに倣って言うなら、北野武は明らかに「パーソナリティ障害圏の才能」なのですが、今や大御所となった彼には誰もパーソナリティ障害のレッテルを貼れず、崇め奉っているわけです。ちなみに「ビートたけし」という名前はお笑い芸人としての生活史を担い、本名の「北野武」は私的生活史と映画監督のキャリアを担っています。両者は別人格でありながら相互浸透的で、社会に許容される「成功した解離」として機能している点が、彼の存在の現代性を物語っています。

XV 現代社会における解離現象の蔓延[23]

　ここからは「解離」の話に入ります。解離とは、「意識・記憶・知覚・アイデンティティといった、通常は一つに統合されているはずの機能の断裂」「通常の意識状態では意識したり記憶したりできない別の意識状態が存在すること」を意味します。
　解離にはさまざまな段階があって、現在ではおおよそ次のように区分されています。①正常レベルの解離——ゲームに没頭中とかリストカットの最中など、普段とは別様の、「とんでる」意識状態。②解離性健忘——昨夜の自分の行動を記憶していなかったり、過去の生活史に関する個人的なエピソード記憶を想起できなかったりする状態。③解離性遁走——出勤したまま行方不明になり、遠隔地で発見されて、自分の名前や勤め先や家族の顔がわからない、といった状態。④特定不能の解離性障害（DDNOS）——洗脳・憑依・トランス・部分的解離性同一性障害・ガンサー症候群（・離人症）などを含む。⑤解離性同一性障害——いわゆる「多重人格」。
　解離現象の心理学的な機能は、苦痛をともなう体験に対して意識を無関心ないし多幸的に傾かせることによって、本人を著しい苦痛から解放する点にあります。「病的」とされる解離にしても、その多くが個人的・目的論的レベルでは有効に機能していて、心理的苦痛を弱める効果を発揮していますので、生物学的に見れば正常レベルの解離と大差がありません。正常と病的との相違は、その解離による行動が対人的対社会的に許容される範囲内にあるか否か、また不適応を増大させるか否かという点にあるにすぎません。

XVI　解離性障害を論じる際の注意点

解離性障害を論じる際に注意すべき点を挙げておきますと，

①解離性障害は，個別のエピソードが過剰に強い印象を与えてしまうので，一時の強烈な印象に惑わされないために，長期の経過をみたり多くの症例を比較したりして概観し，あえて平準化する必要があります。解離現象の出現は状況依存的であって，独力ではなかなか維持しがたい現象ですから，実際にそれが見られるのは数年間に限られ，わずか1回から数回のエピソードにすぎないという症例が少なくありません。梅末が述べているように[29]，症状変遷は解離性障害の特徴の一つであって，「特定不能の解離性障害」(DDNOS)こそ残遺カテゴリーであるどころか解離性障害の核となる亜型なのです。そこで解離性症状の多くは，目くじらを立てて問題にさえしなければ時間の経過とともにおのずと解消に向かうように思われます。環境の劣悪や人格の著しい未発達がないかぎり，また解離を支持してくれる人たちが周囲にいないかぎり，解離現象に関する予後は意外に良好なのです。

②ことに「多重人格」などは，境界例以上に引用の連鎖やマスメディア情報のなかで再帰的に増幅された，バブル部分の大きい文化結合症候群ですから，自分の症例観察に基づいた議論をすべきであって，内外の文献や理論の正しさを頭から前提にした演繹的な議論は当初は避けたほうがよいでしょう。

③解離という現象の本質が健忘や自動症にあるのに対して，解離性同一性障害(DID)の本質は解離にあるのではなく，複数の物語にみずから別々の名前を与え，自分だけの手で「名前による同一性」を確保しようとする点にあるのです。しかし名前とは，そもそも他者から付与され，他者たちの間で使用されることによって成立するものですから，これはもともと無理な試みなのです。DIDが長続きするためには，遁走のような形で発病前とはまったく異なった他者環境のなかに生活の場を移す必要があるので，発病前と同じ生活環境に戻ったのでは，解離性健忘が新しい安定した「人格的同一性」を育む可能性はほとんどないでしょう。DIDでは，「部分的(＝不完全性)解離性同一性障害」の方が類型としての普遍性をもっているのであって，「完全な」DIDはむしろ特殊な例外と考えられます。それは，残遺カテゴリーとされる「特定不能の解離性障害」の方が，実は健忘や遁走といった類型よりも解離性障害の核をなしているのと同じ理屈です。

④治療的および記述精神病理学的に注目すべきなのは，健忘や別の意識や別の人格の出現に対して患者本人が取る態度の取り方です。それは，大雑把にいうなら「無関心な態度」なのですが，詳細に見るとさまざまな違いが見えてきて，精神病理学的な理解と治療法の選択に役立ちます。

病型の区分に際して指標にすべき点は，「別の人格状態が出現するか否か」，「その別人格が名づけられるか否か」，「急性に終息するか，それとも慢性的に持続するか」といった点でしょう。私が考えた実践的な分類試案は，I) 別の人格状態の出現にまでは至らず，本人には健忘ないし「意識のない状態での行動や出来事」と感受されているケース，II) 別の人格状態が突発するが，それは名づけられることなく，役割を果たすと消えていくケース，III) 別の意識状態が突発して，みずから名前を名乗る（＝交代人格化する）ケース，IV) 解離が慢性的に持続して，元来の人格に戻りがたいケース，といった区分です。I) とIII) は人格の未熟な，いわゆるヒステリー性格の女性に発生しやすいのに対して，II) はふだん萎縮した生活に傾きがちなうつ病圏の人に多く，彼らの人格発達を促す契機になる場合があるようです。またIV) は全生活史健忘の形をとることが多いのですが，その基礎疾患としては心因反応から統合失調症に至るまでさまざまなケースがあるように思われます。

この分類に沿って，以下に自験例を提示してみましょう。

1. 別人格は出現せず，本人には「意識のない状態での出来事」と感受されているケース

【症例6】　A子　X年1月初診時19歳

「12月中旬にN市であったことを覚えていない」「意識のない状態のときにまた何か盗まれるのじゃないかと不安で，一人で寝られない」という主訴で来院した。X－1年3月に高校を卒業して，N市の美容専門学校に入学し，一人暮らしを始めたところ，7月以降の5カ月間に5回も盗みにあったという。それで「12月12日の夜，親が車で迎えに来て，実家に帰ったらしいが，よく覚えていない」「翌日，電車でN市の学校に行ったらしいが，その日どうしたか覚えがない」という。「美容学校は自分に向いていないのじゃないかと思って，もう辞めたくなった」とも語る。

5回の盗みというのは，①7月初め，美容学校で自転車を盗られた。②その3日後の夕方，自室（1階）でウトウトしていたら，「ベランダを人が走っていく音が聞こえたので，窓をあけて見たら，干してある下着がなくなっていた」。③10月，「部屋のドアを開けて下着を干していたら，トイレへ行った隙に下着を盗られた。

外でガシャンと音がしたので，こわくなった」。④11月，原付を盗られた。⑤12月10日の午後2時ころ，N市へ戻るために実家の玄関に荷物を置いておいたら，彼氏の車を待っていた間に「玄関泥棒にあって，全部持っていかれてしまった」の五つである。

（何も覚えてないの？）補習を受けに1回，学校へ行ったと思う。人が大勢いる教室で，泣きながら授業を受けたことしか覚えていない。
（これまでに悩みを誰かに相談したことはある？）高2のとき，家に帰れないし，学校にも行きたくなくて，半年間カウンセリングに通ったことがある。小さい頃，自分は親の子どもじゃないと親に言われた言葉が思い出されて。兄はお父さんの子どもだよ，妹はお母さんの子どもだよ，「じゃあ，私は？」と聞いたら，「お前は橋の下から拾ってきたんだ」と言われた。
（今回はどうして，以前に治してもらった病院へ行かなかったの？）女の先生がこわい。小さい頃から女性のイジメにあっているから，男性のほうが話しやすい。
（次回は1週間後にしようか）明日N市に戻って，1月10日からの授業に出るつもり。

　次にA子が来院したのは2年半後，頭痛の訴えによる神経内科への受診でした。初診後ほどなく美容学校を中退して実家に戻り，1年前に結婚したのですが，離婚の危機にあるということで精神科に紹介されてきました。その際の問診によれば，健忘や解離症状は初診時以降まったく出現していません。
　この症例では，健忘期間における行動が自我親和的なために，通常の自分とは別の人格の出現だという意識が患者自身に存在しません。それは，ふだんの人格における意識ないし注意力の低下と感受されていて，患者は健忘期間における自分の行動を「意識のない状態のとき，自転車や洗濯物がなくなる」といった外的な出来事と等価とみなしています。
　短期間に頻回の盗みにあったという訴えは，作話でしょうか？　この種の疑問が解離性障害のケースではしばしば生じますが，この問題に関しては真偽のほどを敢えて確定しようとせず，「うさんくさいニュアンス」をそのまま留保するのがよい，と私は思っています。A子の場合，進路選択に関する自信のなさや一人暮らしの不安から錯覚や選択的不注意のような体験が頻繁に起こって，被害的な「作話」に結実したのかもしれません。すべては無意識ないし半意識のうちに生じているために事実関係が曖昧な印象を与えることこそ，この種の症例の客観的な特徴なのです。記憶の内部に部分的な健忘を含み，健忘の中に記憶が島状に残っているような健忘こそ，ヒステリー性の特徴と言えるでしょう。

このほか、少女期に親や同性から「トラウマを被った」体験、カウンセリング歴があること、母親の冷たさ、自己物語つくりの傾向など、解離性障害の文献上の特徴が出揃っています[22]。しかし、それらは実際にあったことというよりも、患者がメディア情報のなかから得てきた知識、あるいは「記述のための用語によって作り出された過去の記憶」[4]なのかもしれません。いずれにしても、この種の患者を概観して大掴みできる特徴は、いわゆるヒステリー性格に類した人格発達の未熟さです。

【症例7】　B子　X年1月初診時62歳

「昨日、午後から夜にかけての記憶がない」という訴えで、ご近所のXさん、Yさんとともに来院した。Xさんの話によると、昨日午後1時頃からXさん宅で主婦たちの新年会をやって、午後5時すぎに解散し、各自が帰宅の途についた。新年会ではB子も普段と変わりなくオシャベリしていた。ところが午後9時すぎに、W市に嫁いだ娘のアケミさんからX宅に電話があって、「いま電話したら、お母さんの応対がおかしいから、すぐに病院へ連れて行って欲しい」と頼まれた。娘の話では、「アケミ、アケミ、どこにいるの？」とか「お母さん、いま帽子かぶっているから」とか言ったらしい。そこでXさんがB子宅を訪れたところ、B子はコートを着て帽子をかぶったまま出てきて、「あんた、なんで来たの」という。「娘さんから電話があったでしょ」とXさんが問うと、「知らない」と答える。その日X宅で新年会をしたことも覚えていない。尋ねられたことを10秒後にはもう忘れてしまう（記銘力障害）。「娘はどこにいるの？」とB子が問うので、「年末にW市へお嫁に行ったでしょ」とXさんが答えると、「カズヤ（孫の名前）のこと？」などとトンチンカンな受け答えをして平然としている。しかし、自分が外出着姿で家の中にいたことには困惑を示して、「どうしてコートなんか着ているのだろう」「犬の散歩に行ったからかな？」などと不思議がる。何時頃、どのような道順で散歩したのかはもとより、犬の散歩に行ったこと自体の記憶がない。そこで10時半ころ、X夫婦とYさんがB子を夜間救急室へ連れて行った。救急室の医師からの紹介状によると、「原因不明の記憶障害で、神経学的所見や意識障害・見当識障害はないが、夫の命日（99.10.8）を解答できなかった」とある。0時すぎに帰宅し、その夜はX宅に泊まったが、「ほとんど眠れなかった」とB子は言う。帰宅後、傍らに寝ていたXさんに「10月8日は、何の日だったっけ」と尋ねている。

翌日の初診時、記銘力はすでに正常化していた［三宅式有関係言語対が、2回目で全問正答］。昨日の健忘部分に関してはXさんやYさんに今朝から聞いた知識ですでに補填されていたが、私の問診に際して、新年会でしゃべった内容・娘から電

話があったこと・犬の散歩に出たこと・夜間救急室で顔見知りのDrの診察を受けたことなどが記憶にないことを認めた。要するに、午後1時前後から約11時間ほどの健忘期間が残っていた。その期間中も一貫して、自分がB子であり、ここがI町の自宅であること、娘や孫の存在と名前、XさんやYさんの顔と名前などに関する健忘は認められなかった。

この症例は、「記銘力障害と逆行性健忘の発作的出現」を主徴としていますので、基本的には「一過性全健忘」(Transient Global Amnesia) の範疇と診断できるでしょう。これは身体医学領域の疾患ですから、産業医の皆様方も経験なさったことがあると思います。TGAとは、保崎・浅井の記述によりますと[7]、50〜70歳の正常人に、特に誘因なく、突然高度の記銘力障害と逆行性健忘の発作を起こし、困惑して同じ質問を周囲に繰り返し、教えてもすぐ忘れるが、昔のことは知っており、学習記憶や筆記・計算・運動・知覚・言語機能などは保たれていて、明らかな意識障害や自己に関する見当識障害のない状態が3〜10時間くらい続き、徐々に回復する。回復後は発作期間中に関する全健忘と（数分から数時間に遡る）逆行性健忘を残し、再発はほとんどない。脳波は正常で、神経学的所見も認められないが、心因がみられないことから、「一過性脳循環不全による急性錯乱」とか「海馬や脳底動脈の一過性虚血」といった器質的な機序が推定されている、という病態です。解離性健忘と違ってみずからの健忘に無関心な態度でいることができず、大いに困惑して不安がり、同じ質問を何度も繰り返す点が特徴的と言われています。

しかしB子の場合は、娘の再婚という生活史的なテーマが健忘の中心にありそうです。患者には息子と娘が一人ずついて、患者は息子と二人で暮らしているのですが、XさんとYさんは、B子の家庭環境を次のように語っています。息子は数年前の交通事故で腰痛を発して以来、満足に働いていない。B子は息子にひどく気を使っているが、息子は母親に冷たい。今回も「放っておいて下さい。甘えているだけですから」と言われたので、私たちが病院へ連れて来た。B子にとっては娘のアケミが話し相手で、とても頼りにしていた。娘は数年前に離婚し、7歳のカズヤを夫方に残して実家に戻ってきていた。それが昨年末再婚してW市へ嫁いでいってしまったので、淋しかったのだろう、と。

そうなると、娘からの電話が健忘発症の引き金になった点を無視できません。「再婚による娘の喪失」は、B子にとってアキレス腱だった、と考えられます。その電話で、あるいは母娘の間にちょっとした感情的齟齬があったのかもしれず、「あのアケミは、どこへ行ってしまったのか（あなたは本当に、優しかったあのアケミなのか？）」「いま（再婚先の）W市にいるのか、それともカズヤのもとにい

るのか（いて欲しい？）」といった混乱が一時的に生じた可能性は否定できません。犬の散歩を記憶していなかったり，「帰った後，コートや帽子を着用したまま何時間も室内にいた」ことが病的なサインとみなされていますが，実際にはB子は散歩に出かけていなかったのかもしれません。出かけようとしてコートを着たところで娘からの電話を受け，混乱に陥った後，逆行性健忘のために「犬の散歩をしなかった」ことを記憶していないと考えたほうが自然でしょう。そのような目で眺めると，発作期間中わりと平然としていて困惑する程度が少なかったことや，回復後に発作期間中の出来事を完全に健忘しているとは言いにくい点なども，TGAとはやや異質です。いわば心因性の要素がある分だけ，「解離性健忘のニュアンスが混在している一過性全健忘」と言えるでしょう。本症例では解離が，一般には器質性・非心因性とみなされているTGAの誘因として機能している点が興味深いのです。

2．別の人格状態が突発するが，名づけられることなく消えていくケース
【症例8】　C子　X年5月初診時19歳

　昨年3月に高校を卒業し，芸大に入学して一人暮らしを始めた。10月，2週間寝込んだので「うつ病ではないか」と思い，精神科を受診したところ，やはり「うつ病」と言われて服薬を開始した。部活の先輩男性がC子の下宿に「看病のため」と称して入り浸って，やがて同棲状態になった。「治らないので，薬がどんどん増えてきて，薬に依存症の状態になってきた」。未だに登校もできないので，「死にたい」と思うようになり，5月20日夕方，ハルシオン28錠を飲んだ。翌日病院のベッドの上で目覚めて，迎えにきていた父母とともに浜松の実家に帰ってきたと言う。

（今回が初めて？）何回も死のうとした。
（どうやって死のうとしたの？）よくおぼえてないんですけど，飛び降りようとして，先輩に止められたこともあるらしい。
（20日に大量服薬した直接の動機は？）もともと自分は思っていることを口に出さないのだけれど，それを言ってくれる人格が現れたんです。入眠剤を飲んだ後のことなので，私はあまり覚えていないのだけど，これまで抑えてきて話さないようなことまで言ってしまった。たぶん私自身が言ったのだと思う。「そういうことがあったよ」と先輩から知らされたことがショックで，もう生きていられないと思った。

　自分は長女で，下に弟が二人いたから，親に甘えられなかった。「J女子学園に合格すれば，親の注目が私に向くかな」と思って勉強を頑張った。でも，いざJ中学

に入ったら、お嬢様っぽく振舞わなければならず、憂鬱な気分になった。親の前ではいい子でいたかったので不満を顔に出さず、一人で抱え込んで、「中学時代から軽いうつ状態になっていたと思う」。今回そういう不満を親に全部ぶちまけたら、すっきりした。生まれ変わったつもりなので、実家に帰ってくる必要はなかったと思う。すぐにでも大学に戻りたい、と語る。

　母親の話でも、「しっかりした子なので、安心していた」「まったく気づかなかった」という。私が早期の復学と服薬の停止を勧めたところ、数カ月後には「服薬を止め、先輩とも別れて、元気に通学している」という報告が母親からあった。3年後の現在、特に異常は認められていない。

【症例9】　D子　X年12月初診時49歳
　自宅を訪れた近所の人に「何を言ってしまったのか記憶がない」ことに不安を覚えて受診した。本年4月に中古住宅を購入して転居した。もともと自分は人によく思われたいと思って努力する性格で、いつもニコニコした表情を作るように心がけてきた。専業主婦でいることに引け目を感じていて、ときどき他人にそれを指摘されることが気になっていた。「浪人中の息子が大学へ入ったら、パートに出ようと思っていた」と面接場面でも弁明する。11月末、あまり親しくない主婦が町内会費を集めに来宅したとき、「仕事をしないで家にいるの?」と言われた。そのとき、自分は下を向いたまま「今は仕事をしていませんけれど」と、冷静に答えたところまではよく覚えているが、それから後の記憶がない。相手をどうやって送り出したのか、まったく覚えていない。数日間は全然気にならなかったが、隣の主婦に「町内会費集めの人が来たか」と尋ねられたときから、上記の健忘が気になり始めた。実はそのとき、相手にひどいことを言ってしまい、それがご近所に伝わって、自分が苦労して築き上げてきたよいイメージを台無しにしてしまったのではないか。「今まで抑えてきたものを、何か出してしまったのではないかが気がかりなんです」。ひょっとしてムッとした顔をしたり、「働こうと働くまいと、アンタに関係ないじゃないの」と言ったりして、「いつもニコニコ挨拶して、感じの良い人だと思っていたのに、すごいこと言うね」とか思われたりしなかっただろうか、気になって仕方がないという。2週間前には「喉のつかえ」を訴えて消化器科を受診し、「異常なし」と言われている。

　C子とD子の二症例では、ふだん意識から排除してきた激しい感情と行動パターンの突出があり、それが自我違和的であったために「別人格の出現」と本人に受け止められています。しかし、その別人格もまた自分自身の抑圧された一面であ

ることに本人が半ば気づいていて，健忘は完全なものではありません。別人格の出現は，一面で「死ぬほど恥ずかしい」ものでありながら，ふだん言えずにいたことを代弁してくれる発展的な機能を果たしているのです。突出した別人格は名前を与えられず，一時的な役割を果たした後には他者関係のなかで生き残ることなく自然に引っ込むか主人格に統合されるかして，多重人格として独立することはありません。ここにも自己物語の制作はありますが，基本的に生真面目なうつ病圏の患者であって，ヒステリー性格や人格発達水準の著しい未熟さはほとんど感じられません。こういった別人格の一時的な出現ならば，ヒステリー機制によるものだからと言って必ずしも否定的に評価するには及ばないように思われます。

3. 別の意識状態が突発して，みずから名前を名乗るケース
【症例10】　E子　X年1月初診時18歳

　三姉妹の長女。小児期より小児科でカウンセリングを受けていたという。X−1年2月に高校を2年生で中退し，カフェや携帯電話ショップでアルバイトをしていた。X年1月25日，「アンタなんかもう要らない，と母親に言われたことがきっかけで，死にたくなって」，市販の頭痛薬22錠を服用して当院の総合診療科を受診し，精神科へ紹介された。父母によると，年末に階段から落ちて頭を打ってから約1週間，記憶喪失して自分の名前も家族の顔もわからなかったが［＝生活史健忘］，いまは回復じて夜間出歩いているという。今回は大量服薬による受診であって，生活史健忘はすでに治癒しており，交代人格の出現もなかった。しかし，その半年後，過換気発作を連日起こして本人の希望により呼吸器科に入院した際の7月17日，朝から頭痛を訴えていたが，夕方ナース・ステーションに泣きながら入ってきて「私は他人に迷惑をかけているので，死んだほうがいいか」と述べると同時に過換気状態に陥った。少し落ち着き，立ち上がろうとしたところで眼球が上転し再び意識を失ったが，数秒後には目を開けて「私はケイコ16歳，高校生」と名乗った。「父母とは3歳のときに死別して，兄弟はいない」という。目の前にいる妹を認知できず，どうして病院にいるのかもわからない状態で，彼氏の名前を「アキノリ」と誤答した。主治医が起立を指示したところ歩き出し，病室に戻ろうとして入り口の名札を見て「他の人の名前が書いてあるよ」と述べた。その後また意識を失って「E子」に戻ったところ起立できなくなり，今度は「父母は健在で，妹が二人いて，彼氏の名前は藤井たけし」と正しく答えた。

　夜になると，「ミチコ」や「ミユキ」が現れて，「ケイコに身体をとられそうで，こわい」などと訴えたため，急遽精神科に往診が依頼された。私が病棟に往診したところ，振舞いがやや子どもっぽいものの意識は正常で，頭痛などの訴えもなくす

でに落ち着いていたため、「解離性障害」であること、「別人格への話しかけは、人格の増加や固定化をいたずらに助長するから慎むこと」などをスタッフと家族に説明し、明日の退院を決めた。退院後は別の精神病院へ通院し、3年半になる。過呼吸・大量服薬・浅いリストカットやさまざまな身体症状を訴えて時おり当院にも来院しているが、交代人格の出現は認められていない。

　みずから別人格の名前を名乗る典型的な解離性同一性障害（DID）の患者ですが、別人格の出現はごく一過性の現象にすぎません。転倒時の頭部打撲や過呼吸発作などによる一時的な意識障害を理由に、あるときは生活史健忘が、その半年後には「別の人格」が出現していて、この二つの病態の近似性を窺わせます。「別人格」の出現自体はそれほど稀な現象ではありませんが、別人格を持続させることは実際には困難な作業です。みずから別名を名乗って他者からその存在を認めてもらうことは、別人格を維持するための有効な手段でしょうが、その別人格自体に予め相当の同一性が備わっているのでなければ、決して長続きするものではありません。別名は、他者たちの間で流通しなければ自然と消滅に向かうとともに、その名前をもった交代人格自体も引っ込んでしまいます。ビーチャム[15]やシビル[17]といった古典的な多重人格症例でさえ、交代人格がきちんと機能していたのは数年間にすぎませんでした。

【症例11】　F子　X年11月初診時33歳　コンピュータソフト会社勤務
　午後3時すぎ、小児科外来から「4歳の女児の母親が、娘がイタズラを受けたと訴えて、外来で不安がっているので診て欲しい」という依頼があったため、面接となった。小児科医によると、昨年6月に「口の中に湿疹ができ、股が赤く腫れて、排尿や排便のときに痛がる」と言って娘を連れてきた。転居とともに保育園を代わってまもなくのことだった。その夏、近所で老人男性が殺される事件があって［これが事実であることは新聞記事で確認できた］、まもなく娘が「助けて、助けて、おじいさん」とリフレインするなど、変な歌を歌うようになった、と母親はいう。12月に再び、「夏頃から、お腹や脚に赤い発疹が出たり消えたりしている」と訴えて来院。今年2月には「保育園からの帰途、娘が気持ち悪さを訴えて、もうろうとしていた。今朝は急に怒りだした」と言って3度目の受診をしている。
　本日は半年ぶりの来院で、「娘がイタズラされたから、陰部を診て欲しい」と、はっきり述べた。小児科医が診察して「異常所見はない」旨を伝えると、母親は、ウンチを拭いてあげるとき、「見ないでえ」とか「やさしくやってね」「痛いのは、いや」「強いのは、いや」と言ったり、脚を開いたり閉じたり白目を剥いたりする

ので，1年半前からおかしいと思っていたという．娘が最近，「その場にいたのは，ケンちゃんとおじさんとお兄ちゃん」だと述べて，絵に描いて説明してくれた．「お父さんには言わないでね」とも娘は言った．10月末にR警察署に訴えて出たところ，「まず病院へ行って，診てもらって下さい」と言われた［これも小児科医がR署に事実確認した］ために，本日小児科に連れてきたという．小児科医は母親の了承をとって児童相談所へ電話し，相談の予約をとった．

（最初に娘がおかしいと思ったのは，いつ頃？）すごく嫌な感じがしたのは1年半前，お尻がまたかぶれているのを見たときです．すごく不安になった．そのちょっと前に引っ越して，保育園を代わってまもなくのことだった．近くの医院に2軒連れて行ったがよくならないので，ここの小児科に連れてきた．そのうち近所でお爺さんが殺された後すぐに，娘が変な歌を歌い出した．その頃また，股が異様なほどかぶれた．
（夫にはこの件を話していないの？）してないです．してない．でも，わかっていると思う．こわいよぉー．助けてー．嫌だよぉー．いやーっ，叱らないでぇー，こわいよぉー，助けてぇー．［ここで私はナースを呼び，面接に付き添ってもらいましたが，患者はナースにしがみつくばかりで，ナースとの間でも会話は成立しませんでした．］

「お母さん，ごめんね，お母さん，ごめんね」「家に帰りたい．でも，こわい」「私はだれ？」「今のは，私じゃない！」「いやだよぉ」「行っちゃ嫌だよぉ，お母さん，行かないで」「お母さん！　私のお母さん！　行かないで！　許してよ，私のお母さん，どこ？」「今どこにいるの？」「お母さんに会いたいなぁー」「お母さんを返してぇー」「男の先生，こわい」などと喋り続けて止まらないため，セルシンを静注して入眠してもらいました．1時間後，私が診察室のドアを開くと，目を大きく開けてビックリしたような声を上げ，「お腹が空いた」と言って再び退行しそうな様子をみせましたので，小児科に預けていた娘を連れてきて引き合わせたところ母親として振舞ったため，そのまま帰宅してもらいました．

　診察中に医師の目の前で「子ども人格」が出現したケースで，F子母子には外傷性記憶や性的虐待や「作話」傾向といった解離性障害に特徴的とされる諸要素が出揃っています[22]．患者の陳述には多くの疑問点がありますが，それらに関する質問は「性的ニュアンスを帯びた恐慌・退行反応」によって阻止されますので，確認する手だてがありません．子ども人格が出現したとき，医師の側から「別の人格が出てきたね」とか「君は何者だ？」などと問えば，交代人格が名前を名乗ったり，

問われるままにさまざまな物語を展開した可能性がありますが，そのような診察はすべきではないでしょう．これだけの問題を抱えながら1年半も休まずに仕事を続けてきたという社会適応のよさに，むしろ解離現象のもたらす効果が窺えます．夫や母親の前では気丈に振舞っていて，家族は異常に気づいていないのかもしれません．この能力は治療のなかで極力保存すべきものと考えたので，本人の希望に反してまで夫に連絡をとることはしませんでした．別人格の出現はこのときが初めてのようで，1週間後に再診したときF子自身が驚きを表明しており，「あれは誰ですか？　私じゃない」とみずから述べて，完全な健忘がないことを示していました．

　ここで，いくつかの疑問点を推測の形で列挙しておきますと，

1. 「娘がイタズラされた」という主張は，空想ないし妄想ではないのか？
    1) 幼女の身体に，対応する所見が認められない．
    2) 「イタズラされたことの証拠」とされる幼女の言動が，できすぎていて創作の感じが否めない．たとえ母親からの求めに応じることが母親を喜ばせると思ったところで，幼児が実際にここまでの性的振舞いをすることができるものだろうか？
    3) 夫や実母に援助を求めることを頑なに拒否して解離を堅持する一方で，医療機関や警察を巻き込んでまで「娘との一体感」を強固に維持しようとする姿勢が了解しがたい．
2. 初診場面で私に示した「性的ニュアンスを帯びた恐慌・退行反応」は，幼児期虐待の記憶をもつ交代人格の出現を推測させる．それを娘に投影して，「娘がイタズラされた」という訴えが生じた可能性もあるだろう．
3. 患者自身（あるいはその交代人格）が，娘をいじめている可能性も否定できない．患者に対する娘の態度はオドオドしているし，小児科医は「娘の目がいつも赤い」という．
    1) その場合，推定される虐待は，客観的には身体にひどい傷をもたらすものではないが，心理的には患者にとって大きな負担となっている可能性がある．
    2) その罪責感が，娘を医療機関に連れてくる無意識の動機になっているのかもしれない．
    3) そうだとすれば，「代理ミュンヒハウゼン症候群」とも考えられる．
    4) 少なくとも，母親のほうが娘の存在に心理的に依存しているように見える．
4. 夫が虐待者である可能性も，少ないながらあるだろう．

こういった疑問を解決したい欲望を我慢して，私はこの症例を女医さんに紹介しました．すると5カ月後に，患者はまた小児科を訪れました．

X＋1.4.8

F子は，この日5カ月ぶりに小児科を予約外受診し，娘の両腕の湿疹を診てもらって塗り薬を処方された．その後，顔を俯けて，「ここが」と医師に言って自分の股の付け根を指差すと同時に両手を震えさせ，書く動作をしながら「紙を下さい」と小声で述べたため，医師が「危険を感じて」前回介助に当たったナースに取り次いだ．ナースがボールペンとメモ用紙を渡すと，次のように記したため，精神科に依頼された．「助けて下さい　ヤクザみたいな人にたぶん追いこまれてる　娘も家族も　私の親しい人も　みんな　ねらわれていくようで　暴力団の相談口　けいさつにいけばバレるし　どこにも伝えない　たんていも頼もうとしたが　すでにうらから　手がまわっているようで　常にかんしされている　とうちょうき等も　たぶん　しかけられている　放火　されそうで　集団ストーカー　夫婦　会話　手口」．今回は，精神科の診察に先立って職場の夫に電話して，来院を依頼した．妻の様子が以前からおかしいことは「知っている」という回答だった．夫は「会社の許可が必要」と言って来院を渋ったが，昼休みの時間帯に来院をお願いした．

〈夫との面接〉

（いつ頃から「おかしい」言動があったの？）昨年の秋頃ですね．「家にあった権利書が盗まれて，売却されたのじゃないか」と言い出した．実家の兄に来てもらって，権利書があることがわかった．子どもが保育園で虐待されてるのじゃないか，と言ったりした．

（あなたから見て，娘に虐待された形跡があるの？）僕が一緒に入浴することがあるが，股を洗うことを子どもが急に嫌がるようになった．大便をしたとき，拭いた紙に血がついていたりして痛がったこともある．

（あなたも，娘が性的イタズラを受けたと疑っているの？）幼稚園のほうでは……．確信というわけではないけど，娘の元気がなくなった．

（ヤクザやストーカーに狙われているとか，盗聴器が仕掛けられているとか言われたことは？）あります．「ストーカー」のことを言ったのは昨日だが，「ヤクザ」は数カ月前のことで，「さっきAさん［＝近所の主婦］が電話でヤクザと話しているのが聞こえた．百万円出すから始末してくれ，と言っていたみたいだった」とか，私に言った．

（「盗聴器」のことは？）それもずっと前の話なんですけど，近所の奥さんたちが私のウワサ話をしている［＝Aさんを中心にした4人ほどの井戸端会議］，私が

友達にかけた電話の内容を話していた，と。
(あなたの前でパニックに陥って，子どもっぽくなったことは？) ないです。
(実母との仲は，よくないの？) そんなことないです。何カ月に一度かは電話している。
(10月に警察に行ったことは知っている？) ええ。最初は3人で，2回目は私一人で行った。
(何を訴えに行ったの？) 娘の虐待の件で。証拠もあったから。
(どんな証拠？) 幼稚園で着る子どもの服に血がついていた。
(下着に？) 服はポリ袋の中に入れてあったから，自分はよく見ていないのでわからない。
(警察では何と言われたの？) 病院で検査してみてくれ，と言われた。
(2回目はいつ，どういう用件で？) 警察が「近所を内々に調べる」と言っていたので，数週間後にその経過を聞きに私一人で行った。妻はもう警察を信用できなくなったので。
(警察の返事は？)「証拠がなければ調べることができない」と言われた。
(まとめると，以下の件について，あなた自身は事実と考えているのかどうか？
　①まず，娘が性的なイタズラをされた件は？) 性的かどうかはわからないが，園で何かイジメのようなものがあったのではないかと思う。
(②隣人がヤクザと通じていて，あなたの家を潰そうとしていたり，家の中での自分たちの会話が外部に漏れていたりするという件は？) 盗聴を疑わせることはいくつかある。たとえば1, 2週間前の夕方，家族三人でドラッグストアに車で行ったとき，店で近所のBさん［＝Aさんの友達で，娘と同じ園に通う児をもつ奥さん］に会った。レジでBさんの買い物籠を覗いたら小物が一つ，二つしか入っていなかった。わざわざ車でここまで来て買わなくてもいいような物だったから，われわれをつけてきたのではないかと思った。妻には言わなかったけれど。
(③ヤクザにあなた方の始末を依頼する可能性がある？) そこまで感じたことはないけど。
(②家の中での会話や電話の内容がご近所に漏れているのは確か？) そう思います。家の電話に，気になるノイズが入っていたりしたので，盗聴器とか。
(どういう対抗手段を，夫婦で考えている？) 妻は引越しを望んでいる。
(あなた自身は？) 転居すると，妻の仕事も幼稚園も変わらなければならないので大変だ。
(このメモに書いたようなパニック状態が奥さんに続くようなら，向精神薬の服用

や入院が必要になるかもしれないが，その前にまず夫や母親の助けが必要だろう）はい。
（夜よく眠っているようですか？）物音を気にして，眠れていないみたいです。

〈ここで，患者にも入室してもらう〉
（どうしたの？）一昨日，昨日と仕事を休んで，転職先を探していた。狙われているる，つけられているので，居場所を短期で変えなきゃいけないと思って。私が今の会社にいても，娘が今の園にいても，危険だと思う。新年度の初日から，いろいろやられているので。
（誰にやられるの？）Y先生。その他にもこの子に手を出している先生が何人かいるので，園自体を信用できない。この子にあったことを園長と担任にだけ話したのに，この4月から娘に男の担任をあてがったんです。何故ですか？ Y先生は，私の会社にいるPさんの娘で，私は入社以来Pさんにイヤガラセを受けている。最近は携帯を見られたり，会社中に私の悪いウワサを流されて，親しい友達との仲も裂かれようとしている……。
（紹介したT病院へは行ってみた？）昨年末から通っていたけど，2月にS先生の都合で休みになったときから切れている。4月になって，S先生に伝えたいこともあるので，行かなきゃと思っている。
（メモに書いたようなことは，S先生に話してみたらどう？）どちらかと言うと，小児科の先生のほうが信頼できるから。……どこへ行っても，電話もかけられないんです。
（携帯なら，いいのでは？）いや，携帯もこわいです。かけようとすると，右翼の車が，私の前や後ろにいるんです。
（自宅を含めてどこにも安全でないとしたら，私にできることは入院先を紹介することしかないが）私も，どこまでが私の妄想や幻聴なのか知りたくて警察や興信所に電話をしたら，それも漏れてしまって……。この子に何かあるとこわいんですよ。「警察や興信所に行った時点で，やれ（殺れ？）」とか言われると……。
（病院に来ることは，大丈夫なの？）病院内なら携帯を使ってはいけないことになっているし，少しは安心かと……。本当は暴力団関係のことを警察に相談したいんです。新しい保育園へ行っても。昨日は職安に行ったら，暴力団関係の仲間が周りにいて，私を看視しているような気がして……。やはりトラウマが残っているのだと思う。
（いつ頃の，何のトラウマのこと？）ずっと出てますね。S先生の外来へ行って，

考えてみればあれもそうだった，これもそうだったと。
（あなたの不安・緊張が，子どもに伝わってしまう）娘に典型的なトラウマが出ている，とS先生も言っていた。
（母親に育児を助けてもらったらどうか？）母に言っても信じてくれない。夫と一緒にいても話す場所がない。どこへ行っても聞かれているから。

それほど打ちひしがれた状態ではなくて，多弁でいつまでも話していたがる。S先生への近日の再診を勧めて，この日は夫とともに帰宅していただいた。

この再診で判明したことは，①夫もF子の「妄想」に対して支持的で，「妄想」形成に参与している，②隣人たちによる尾行や盗聴は，今日の社会では「絶対にない」とは言い切れないが，プライバシーが洩れることへの耐性がやや乏しすぎる印象がある，③職安で暴力団に監視されるとか，幼稚園の先生が職場で自分にイヤガラセをする同僚の娘だといった話は，あり得そうにないだろう。④幼稚園で娘に対する身体的なイジメはあったのかもしれないが，性的な虐待があったとする根拠は薄弱である。それにもかかわらず夫婦は，性的虐待が事実あったかのように示唆し続けている，⑤S女医との面接を通して，F子のかつてのトラウマが次々に掘り起こされると同時に，「それが娘の身にもトラウマとして表現されている」といった母子の一体視ないし混同が助長されている。

5カ月前の私の疑問が解決をみたわけではありませんが，環境要因はより明らかになってきました。このような環境で育った娘は，成人後に」性的虐待をみずからの体験として構成するかもしれません。その場合，実際のトラウマがどこにあったのかは，見方によって異なってくることでしょう[22]。

4. 解離が慢性的に持続して，元来の人格に戻りがたいケース

解離現象を長い年月にわたって頻繁に繰り返す患者は見られますが，そのほとんどが毎回「数日以内に解離から覚めて，元来の意識や人格状態に復帰する」ものです。交代人格が何カ月間も出ずっぱりの解離性同一性障害を，私は経験したことがありません。交代人格の長期的持続が見られるのはむしろ全生活史健忘や統合失調症の場合であって，そこでは「発病前の人格への完全な復帰」というよりも，元来の人格に何らかの変化が加わった形での復帰が多いように思われます。最後にそういうケースを二例提示しておきましょう。

【症例12】　G男　X年3月15日　初診時14歳

　3月15日土曜日の夕方，友達と遊んで帰宅した際，袖口にタバコが入っているのを母親が見つけて患者の頬を叩き，そこへ駆けつけた父親が「お前はまだそんなことをやっているのか」と怒って殴りつけた．その後，2階へ引き揚げたG男を父親が階下へ呼び戻し，ストーブの前で「気をつけ」の姿勢を取らせて，「皆が信頼していたのに，お前は先生たちの期待を裏切った」「お前の部屋など，もうない」「食事もするな」「お前なんかもう要らない．出て行け」と言葉で追い詰めたところ，その場に倒れて意識を失ってしまったため，午後6時すぎに救急車で私の勤務する病院の脳外科に入院した．来院時は辛うじて痛覚がある程度の亜昏睡と評価されたが，バイタルサインや頭部CTに異常は認められず，点滴して様子をみていたところ，午後9時頃に突然目を開け，すごい勢いで周囲をキョロキョロと見回し始めた．言語理解は可能だが当初は発語がなく，翌日になって会話が可能になったものの自分の名前や身分を思い出せず，家族の顔も認知できないために精神科に紹介となった．

　父母の話によると，以前から以下のような出来事があったため，厳しく叱ったという．

1) 1月下旬に，友達二人と授業を抜け出してトイレで喫煙しているところを先生に見つかって，先生方からビンタを受け，1週間のグランド100周を課せられた．G男は生徒会の，父親はPTAの生活委員長をやっている．
2) 2月半ばに同級生から呼び出されて，6人を相手に一人で喧嘩した．その際，自分の友達は助けてくれず，ただ傍観しているだけだった．それ以降性格が暗くなり，「もう僕は人を助けない」「助けても裏切られるから」「学校が面白くない」と言うようになった．
3) 2月末に自宅で喫煙した形跡があったので，母親が「やめてくれ」と泣いて頼んだところ，G男は「わかった」と述べた．
4) サッカー部の主将をやっていて，試合で守備をきちんとやらなかったので，父親が厳しく指導していた．「今にして思えば，プレッシャーをかけすぎた」と父親は後悔している．

　患者はもともと負けず嫌いで，気性が激しい．正義感が強い一方で，ずるいところもある．塾へ行くと言って出かけて実際には行っていなかったり，先生に課された課題を「もう済ませたよ」と言って，実際にはやっていなかったりすることがよくあった．地道にコツコツ努力することが嫌いで，何でも閃きでやっていくほう

先生の話によると「この子は，ワルの子たちにも良い生徒たちにも幅広く友達がいるので，生活指導の表に立ってもらう」ということだった。それほど勉強せず，サッカーを熱心にやっていたが，成績は250人中の20番くらいだった。

　私が初診したのは3月17日で，G男はややボンヤリした，おぼつかない表情をしていた。

（○岡G男君だね）わかんない。
（痛いところや苦しいところはある？）ない。
（年はいくつ？）さっき，聞いた。
（何歳だって，聞いたの？）14歳
（中学生かな）……［キョトンとした表情で，返答はない］
（お昼は何を食べたの？）ごはんと，家のやつ。
（「家のやつ」って？）さっき来た人［＝父母］が持ってきたやつ。
（お弁当みたいなの？）そう。
（卵とかお肉とか，ほかに何が入っていたの？）イチゴとか。
（ここに入院したのは，いつ？）……。
（覚えていない？）［頷く］

3.19
　父親や看護師の話では，動作が機敏になってきたし，よく食べる。病棟内の生活に支障はなく，マンガを読んだりカセットで音楽を聴いたりして過ごしている。父母を指すのに，「昨日来た人たち」といった言い方をしている。

（私の顔は，覚えているかな）うん。下［＝1階の外来］で説明きいた人。
（父さんや母さんの面会はある？）うーん。……いつも来てくれる人たちは来た。
（誰？）男の人二人と女の人一人。背が僕と同じくらいの男の人は若くて，僕より
　背が大きい人は……テレビで見た顔の人。ええと，何と言うんだっけ，お相撲
　さんみたいな人。
（強そうな人？）そう。［父親を指している］
（好きな食べ物は何？）うーんとね。好きな食べ物は，あまりない。
（好きなスポーツは？）うーん［首を大きく傾ける］。本をたくさん買ってもらっ
　た。サッカーってやつの本。いつも来てくれる人がこんなにたくさん，48冊と
　21冊だから69冊持ってきた。
（それを読むのは初めてなの？）わかんない。それがサッカーのマンガだった。面

白そう。
(自分でサッカーをやったことはないかな？) わかんない。
(CDを聴いているけど，聴いたことのある曲はあった？) わかんない。でも，聴いていると，何かうれしい。
(退院したら，どこへ行く？) 病院。
(病院じゃなくて，おうちに帰るんだよ) [さかんに首を捻って，浮かない表情]
(おうちへは，あまり行きたくないの？) わかんない。でも，ここいい。
(君の名前は，何と言ったっけ？) 教えてもらった。○岡G男。
(それを忘れていたわけね) うん。
(君の生年月日は？) わからない。
(昭和とか平成って知ってる？) 後に言ったのは知ってる。アレ，紙，灰色でたくさん字が書いてあるやつ。テレビのとかが書いてあるやつ……，何と言ったっけ。
(シで始まる言葉でしょ。……シ……ン……) あっ，そう，新聞。それに平成って書いてあった。
(あなたの誕生日は5月20日だから，覚えておいてね) うん。

　PETを含めた画像検査で異常所見は認められず，三宅式記銘力検査の有関係言語対は2回目で全問正解した。WISC-Rでは言語性IQが65，動作性IQが86で，算数問題などは良好だが，単語理解や知識問題の成績が著しく悪かった。
　3月22日の退院に際して，今後の見通しや家族の接し方について以下のように指導した。

1) 記憶の回復に要する時間は，数日から数年に至るまでさまざまで，最後まで回復しないケースもある。それでも構わないのは，これまでの過去の記憶が今後の日常生活に占める重要性は時間の経過とともに減っていくからで，若者はこれから身につける記憶だけで一生を支障なくやっていける。身体で覚えた記憶を失った場合とは，訳がちがう。今はまだ，意識障害を起こした時点で体験したショックな出来事を忘れていることが，自分の身を守るために必要だから思い出さないのであって，解決困難な出来事をあまり早く思い出させようとすると，事実をゆがめた記憶を作り出したり，自殺の危険さえある。
2) 一緒にアルバムを見たり，小さい頃によく行った場所へ連れて行く程度の「誘発試験」はしてもよいが，本人が拒否反応を示す場合には強いてはいけない。あくまでも本人が自主的に興味を示すもの（たとえばマンガや

サッカーなど）に付き合って，偶然のきっかけから記憶が再生するのを待つほうがよい。
3）記憶の回復よりも重要な課題は，破綻した自己像の修復[13]と周囲世界との折り合いである。

意識喪失以前の自己像ではもう行き詰まっていたからこそ，意識が回復しても元の自己に戻らないのだろう。より柔軟で現実的な自己像と対人関係を新たに作り直すこと。それは時間を要する作業なので，焦らないこと。
3.28──**母親から電話あり。**
　自宅に帰ることは嫌がらなかった。家族の名前はまだ口にしない。アルバムを見せて本人や友達の顔を同定させようと試みたが，本人が関心を示さず，あまり見ようとしなかった。いま高校サッカーをテレビ放送しているので，熱心に見ている。「サッカーのルールがわからない」と言うけれど，楽しんで見ているようだ。食欲や睡眠は良好。
4.7
（毎日，何してるの？）うんとね。本読んだり，ギターひいたり，勉強もちょっとしてる。
（勉強は何が難しい？）難しいの，たくさんある。
（何がやりやすい？）英語。意味わかんないけど，読めるだけ読める。
（何か思い出したことある？）あんまりわかんない。
（君の部屋に置いてある物に，自分の物という感じがした？）わかんない。
（今日一緒に来ている人はお母さんだよね）うん。
（お母さんだという感じが少し出てきた？）ちょっと。
（ギターは弾けたのね）本見て，勉強して弾いた。
（アルバムに知ってる人が写っていた？）いなかった。
（いま困っていることは？）ない，あんまり。
（不安なことや悩み事はとくにないの？）うん。
（今日から中三の1学期が始まるね）うん。母さんとかが言ってた。
（どうしようかな……）わかんない。
（先生とか友達には会った？）うんとね。先生という人が来た。
（先生とどんな話をしたの？）あんまり，話しなかった。

〈父母の話〉
　夜遅くまで読書していて起床は9時すぎ。新聞のスポーツ面を見てから，少し勉

強する。算数は，加減はできるが掛け算ができない。国語や英語は読めるけれど，意味の理解が不十分。兄弟でキャッチボールをしたり体を動かしているときは，まったく普通だ。記憶のことには，本人はまったく無関心。「お父さん（お母さん）」と呼びかけてくることはないが，家族との会話のなかでは「お父さん（お母さん）」という言葉を使うようになった。

4.14
（元気がないように見えるけど……）……。
（サッカーは見ないの？）［首を横に振る］
（薬の効き目はどうだった？）［首を横に振る］（以前のことを何か思い出したかな？）［首を横に振って足をバタバタさせる］
（じゃあ，父さん母さんと交代して）［さっさと出ていく］

〈父母の話〉
　昨日までは機嫌がよかったのだが，今朝からよくない。ときどきカッと怒ったり，泣き出したりする。「母さんと兄ちゃんと弟はいいんだけど，お父さんが何か嫌だ」という。先日の夜，「気分がいい」と言ったので，学校へ連れて行き，グランドを走った。

4.21
（具合はどう？）いい。
（この頃，外出している？）うん。公園とか買い物に行ったりしてる。
（いま困っていることは？）ない。
（勉強はしてる？）うん。英語とか，そういうの，やってる。［穏やかだが，あっさりした問答］

〈父母の話〉
　ムッとすることはまだあるけれど，だいぶ少なくなった。サッカー部の練習を見たがる。昨日サッカー部の仲間が5人自宅にやってきたが，私たちが面会を断って帰ってもらった。

4.28——父親のみ来院する。
　今日はまだ寝ている。今までになかった感情が出てきたようで，弟が母親に甘えていたら，G男が足先で弟をつねった。初めて一人の友達［＝幼稚園以来ずっと一緒で，親同士も仲のよいA君］に会わせたところ，緊張して脚をガクガクさせて，その日は幼児言葉気味になって不安定だった。担任の先生に会ったときは，特に異常は示さなかった。写真を見て，親の顔は認知しないけれど，自分自身に関しては

認めるようになった。
5.12
（この頃，どうしてる？）外で日光浴したり，筋トレをやっている。
（最近，誰かと会ったかな？）うん。サッカー部のお友達，二人。
（一緒にボールを蹴った？）うん，やった。
（イライラしたり，腹の立つことは？）怒っちゃうこと？ うんとね，あんまりない。
（父さん母さんは優しい？）うん，優しい。
（こういう風になりたい，ということは何かある？）うんとね。今はあまりない。

〈父の話〉
　とても安定している。記憶の再生はないけれど，記憶を失った当時の話をしても，人と会っても，不安を示さなくなった。昨日はユニホームを着て，中学のサッカーの試合に参加した。朝は8時半に起きて新聞を読み，シャワーを浴びて筋トレをし，読書したりテレビを見たりして情報を仕入れている。→私は父親に対して，「家庭復帰はほぼ達成したから，次は学校復帰を考える段階で，不登校児童のふれあい学級などはどうか」と提案しておく。
5.26──父母のみ来院する
　「困ったことはない，と先生に伝えておいてくれ」と伝言された。あまり病院に来たがらない。いまテレビで記憶障害の男性を主人公にした連続ドラマを放送していて，それを見るようになって以来，人に会いたがらなくなった。中学生が通ると，家に引っ込んでしまう。家の中では普通に会話ができる。→学校への復帰問題が持ち上がったり，現実認識が出てくるにしたがって，うつ的・対人忌避的になってきたのだろうか。
6.9──父母のみ来院する
　父母と車で四国の父の実家へ4泊してきた。田舎では元気で，満足していた。一昨日，サッカー部で一番の仲良しだったT君から電話があって，T君の家に出かけた。「内申」とか「期末テスト」という言葉がわからなかったらしいが，帰宅後は落ち着いていた。昨日は試合に途中から出してもらって，得点に絡む働きをした。服も一人で買いに行けた。数学の先生が勉強を見に来てくれて，小6から中2の学力があると判定された。
6.25
（四国へ車で行ったって？）そう。疲れたあ。
（いつも同じこと聞いて悪いけど，いま困っていることは？）あんまり，ない。
（入院する前のことは，思い出さないの？）うん。

(それでも，不便はないの？）うん。
(この紙に「実のなる木」を1本描いてみて）［非常にためらって］見ないと描けない。……わからない……。
(想像上の木でいいんだよ）［途中まで描いて，「わからない」と言って放棄する。実も葉もない弱々しい枯れ木が，画用紙の下半分に描かれた］

〈父母の話〉
　家では快活だが，サッカー部の中に入ると元気がなくて，しまらない。担任の先生が毎週月曜に家庭教師に来てくれる。そのときまでに小学5年生のドリルを自習しておく。国語と社会と数学は中学レベルの力がある。初めて習うのとは違って，教えてもらえばすぐに理解できるようになる。
7.9──父母のみ来院する
　昨夜「僕は本当に○岡G雄なの？」「実感がわかない」と述べた。「七夕って，何？」とも聴かれた。日曜にサッカーの試合に出たが，行動や話し方が少しずつキビキビしてきた。
7.30──父母のみ来院する
　床屋へ行って，「治ってよかったね」と言われて，喜んで帰ってきた。「床屋なんて，一生行くもんか」と宣言していたのに。外へ出る意欲が出てきた。今日は担任に呼ばれて，放課後の教室へ行くことになっている。今晩はサッカー部の解散式にも参加する。
8.27──父母のみ来院する
　30日の夜，部の解散式でB君の家に集まった後，送られて帰宅した。体よく二次会から外されたため，「嫌なやり方だ」と言って不機嫌だった。親のいない子どもの施設にサッカーのコーチに行くようになった。そろそろ友達に遊びに来てくれるように，担任から話してもらうことにする。→私から父母に対して，「勉強や身体的能力という点で問題がなくとも，対人的・社会的な側面でそういった問題が不可避的に起きてくる。高校に入れば，新しい顔ぶれになるから，ラクになるだろう」と話しておく。
9.22──父母のみ来院する
　半年たって，だいぶ積極的になってきた。同級生と釣りに行ったりして自信をつけたのか，「塾に行ってみようか」などと言っている。担任が相変わらず週一回自宅に来て，勉強をみてくれる。長時間の読書にも耐えられるようになってきた。同級生たちとしゃべっているのを傍から見ていると，やはり少し身を引いた立場にいる。これまで呼び捨てにしていた子に「○○君」と呼びかけたりするので，サッ

カー部の連中や古い友達はあまり来なくなった。中3で初めて同級になった子のほうが、今はよくやって来る。→私は父母に対して、「記憶はもう再生しないかもしれない。甦ったら儲けもの、という程度に考えていたほうがよいだろう。再生なしでも十分にやっていけることが証明されつつある」と述べた。

10.27──父母のみ来院する
　調子いい。一日に2時間勉強して、自転車で外出したり、ギターでロックを長時間弾いたりしている。サッカーを指導している施設に60歳くらいの男性児童カウンセラーがいて、そこに通っている。

11.14──母親から電話あり
　今朝起きてくるなり、「記憶が戻った」「こうしてはいられない。学校へ行かなきゃ」と言って登校した。親が試しに小学校時代の先生の名前を尋ねたら正答した。昨夜C君と長時間話をして、やや気を高ぶらせて就寝したのだが、詳しい事情は本人が下校してから尋ねてみないとわからない、とのこと。→私は、「この時期は悪いほうへ急変する危険もあるので、無理はさせないように」と指示した。

11.18──母親のみ来院する
　昨日も元気で登校した。目の輝きが、今までと全然違う。記憶が甦るきっかけになったのは、11月13日の夜、C君から3月15日〔＝父親に罵倒されて意識を失った当日〕の行動を詳しく聞いたことのようだ。「その日、○○橋に自転車を置いて、ヒッチハイクでDの家まで行って、お前が持っていたタバコを皆で吸って帰ってきたんだぞ」とC君から聞かされて、まったく忘れていた親友D君のことを思い出しそうになったという。また2月半ばに同級生から呼び出されて6〜7人を相手に一人で喧嘩した事件についても、C君が話したらしい。C君は帰りがけに私に「もうG男は正常に治っているよ」と言い、G男もC君に「今日はありがとう。何だか思い出せそうな気がする」と言って就寝した。そして翌朝、起きてくるなり、「夢にD君とか友達が一杯出てきて、目覚めたら記憶が戻っていた」と述べ、学校へ飛び出して行った。

11.19
（思い出したって？）はい。
（100％完全に？）そう。
（14日から登校して、同級生の顔と名前は？）全部わかった。
（勉強も、思い出した？）そう。数学なんか2回やったことになるから、以前よりわかる。
（登校するようになって疲れない？）やっぱり疲れます。もう慣れてきたけど、眠くなったりもする。

（思い出すきっかけになったのは何だろう）よくわからない．C君と話し込んだせいかもしれないし……．
（いま心配事や不安は？）もうないです．
（「実のなる木」を描いたことを覚えてる？）描いたけど，描けなかった．
→面接時の表情が，以前とはまったく違う．「子どもっぽく，ボヤーッとした表情」から「男っぽく，大人を容易に寄せつけない青年の顔」に一変している．

〈父母の話〉
　私たちはまだ，狐につままれた感じがしている．9月からサッカー部の連中との付き合いがなくなって，不登校のS君の家へ行ったりしていたが，10月半ばに帰り道でC君に呼び止められて，「俺はお前と仲が良かったんだぞ」と言われた．その晩，そのことを母親に告げて，「あの子が誰だか確かめたい」と言い出し，中学校から全員の写真アルバムを借りてきた．それを見て，「Cだ」とわかった．ほかに40人を認知することができた．11月13日の夜，C君がやってきて，5時から9時頃まで二人で話し込んでいた．C君はワルだけど，正義感があって喧嘩の強い子．G男はもともとC君よりも転校したD君と仲がよかった．D君は素行がよくないので，G男が先生に命じられて中1のときからお目付け役をしていたのだが，中1の2学期に事故を起こして転校して行った．G男はしばらく，「Dがいないので，クラスが面白くない」と言っていた．実は8月半ばにD君のほうから電話があったので本人を電話口に出したのだが，そのときは話が合わず短時間で電話を切ってしまった．3月15日にはG男から「Dの家へ行こう」と言い出して，C君ともう一人を誘ったらしい．
　友達と話していて，最近は高校入試のことを気にし始めた．10月の実力テストは250人中70番で，普通高校への進学が可能な成績だとのこと．

12.22──父母のみ来院する
　普通に生活しているが，高校入試の件で「出席日数が不足しているので内申点を評価しようがない」と言われ，困っている．担任から「高校受験の申し込みに診断書を添えて出したい」という要望があったので今日来院した．→『病名：全生活史健忘．3月15日に意識障害を生じて当院脳外科に入院し，その後8カ月間，生活史健忘を残したために登校できず，当院に通院していた．11月14日以降，意識は完全に回復しており，学校生活にまったく支障はないと思われる』という診断書を書いて渡した．

　これをもって外来通院は終了した．10年後，予後調査のために母親に電話で尋

ねたところ，記憶障害の再発はなく，高校卒業後は上京して専門学校に入学し，現在はアルバイトをしながら好きなバンド活動をしている，ということであった。

　この症例では，忘却していた親友D君の想起を核にして当日の行動を思い出すことにより，すべての記憶が一挙に回復しました。ここで再生したのは通常の言語的意味記憶ではなくて，身体を巻き込んだ情動記憶やエピソード記憶の共感覚的な想起と考えられます。回復を受け入れる準備が整った時期に，（D君と直接会うのではなくて）一緒に行動したC君から間接的に，学校での出来事と絡めて，サシでじっくりと説明を受けたことがよかったのかもしれません。
　発症のきっかけは，学校および父親から負わされた生活委員長の役割と自己のワルの部分とを両立させられず，それまでの自己像が維持できなくなったためと考えられます[13]。治癒過程には両親の辛抱強い努力と学校や地域の協力による適切な環境作りが役立ったと言えるでしょう。私が初診以来8カ月間馴染んでいたG男は，実は子どもの交代人格に相当するものでした。発病前の「本物」のG男に近いのは，むしろ記憶回復後のG男の人格のほうでしょう。私はむろん発病前のG男を知らないのですが，G男は単に8カ月前の彼に戻ったのではないように思います。身体の成長は連続的ですが，精神はむしろ不連続に，画期的な出来事を介して突如成長したり変容したりするものではないでしょうか。記憶再生後のG男の人格には，この8カ月間の，夢の中のような状態で体験した人間としての苦労が取り込まれているのかもしれません。

【症例13】　H子　X年5月　初診時27歳
　母親の話によると，中2のとき，朝礼中などにしばしば意識を失って倒れたために医大の思春期外来に1年間通院し，3年生のとき大量服薬したことがあるという。祖母に可愛がられて育ったのだが，その祖母が50代半ばでボケてしまい，祖父からよく怒られるのを見て以来，倒れるようになった。高校・短大時代は「友達関係がうまくいかなくて，数日間家にひきこもる」ことがあったが，まずまずの状態で通院はしなかった。自分から要求を出す子ではなく，ときどき自分の殻に閉じこもって話をしなくなってしまうので，扱いにくいところがある。21歳で短大を卒業して会社に2年間勤めたが，「職場に嫌な男性が一人いる」とか「人間関係がうまくいかない」と言って退職し，X-3年から設計事務所で働いていた。その夏，暑いのにH子が自宅の窓を閉めて回っていたのを不審に思った母親が問い質したところ，「隣りのコンビニに来た客が，ついでに私を見に来たので」と答えた。1年前からお見合いを数回させたところ，相手は気に入ってくれるのだが，本人はみ

な断ってしまった。X年2月半ばから「耳が聞こえにくくなった」と言って耳鼻科に通院していたが、会社は「楽しい」と言って香港への社員旅行にも参加し、帰った後も元気だった。しかし、3月末に職場のトイレで意識混濁状態になっているところを発見され、当院の脳外科に緊急入院した。意識はすぐに回復し、検査結果に異常が認められないため、翌日退院したが、5月6日夜に再びボーッとしているところを発見されて当院に再入院し、5月9日に精神科に紹介された。

(今の気分は、どう？) ……頭が少しボーッとしてますけど。
(お仕事は？) 設計事務所の事務員。今年で3年目になります。
(これまでに倒れたことは？) 中学生のとき、自律神経失調症で思春期外来に1年間通っていました。
(高校生になったら治った？) 完全ではなくてときどき倒れましたけど、年を取れば治ると。
(今回の入院理由は？) 5月6日に薬を飲んで吐いたらしいんです。それでまた入院して……。
(何の薬を飲んだの？) 覚えてないです。
(今後は週1回、ここに通ってくださいね) はい。

　その後、5月18日、25日、6月8日と外来を受診したが、毎回浮かない顔をして、こちらの問いに対して「別に何も」とか「そうでもない」といった消極的な返答しか得られず、疎通性に乏しかった。母親によると、家から一歩も出ずに昼頃までよく寝ているということだった。
　ところが6月8日の受診後、午後から行方不明になって、家族が警察に捜索願を出したところ、10日深夜に横浜市の警察署から保護の連絡が入った。警察官の話によると、本人から電話で「自分はどうしてここにいるのか、名前もわからない。どうしたらいいか」と言ってきたので保護したという。某ホテルの備品と包丁を1本所持していて、6万円使っていた。帰宅後2日間は寡黙だったが、その後は本人のほうから母親に日常的な事柄を話しかけてきたり、少し甘えてくるようになったという。H子はこれまで、家を離れて生活したことはない。
7.6
　母親によると、自宅の隣がコンビニの駐車場になっていて、夜遅くまで客の声が聞こえてくるのを気にしている、とのこと。

(あなたのことが言われていると思うの？) いえ、内容はわかりません。ただ、本

当に聞こえているのか，それとも自分の空耳なのかな，と思って。
(その他に，気になることはある？)自分がまともに考えて，まともにしゃべっているかどうかが気になる。
(「まとも」とは？)自分のしてきたことの記憶をちゃんと持っていて，その記憶に基づいてしゃべっているかどうか，です。
(記憶が失われているの？)そうですね。それと，自分の考えていることが本当にあったことなのか，実際にはなかったことなのか。
(「なかったこと」というのは，「空想したこと」という意味？)はい。
(いま一番つらいことは？)話し声がすると，本当に人がいるか確かめずにいられないこと。

9.7
(どうですか？)どうしても，自分が気が狂っているとしか思えない。
(どうして？)夜中に駐車場にいる人たちが，私の様子を見に来ていると思える。
(知っている人なの？)はい。間接的に。去年4月頃，通りすがりに駐車場でからかっていた男性です。「ここにそういう娘がいるんだよ」と言ってた。お見合いを断ったりすると，「断ったのは，他に好きな人がいるせいだ」なんて言ってる。好きな人なんていないのに。
(「気が狂っている」というのは，駐車場でウワサの事実はないから？)そういう風に，人に教わったから。
(誰に教わったの？ 家族？)じゃないと思う。「そういうことはあり得ない」という事実を教えてもらったような気がする。
(「そういうこと」って？)ええと，駐車場のウワサは「あの娘は山本さんが好きなんだ」と言ってた。でも私は，山本さんとウワサになるようなことは何もしていないはずです。
(山本さんって，会社の同僚？)そうじゃないです。
(まったく知らない男性？)覚えていたんですけど，忘れたみたいだ。「そういうことはあり得ない」と聞いたときに，私のほうが気が狂っていると教えてもらったような気がする。
(「そういうことはあり得ない」と誰が言ったのだろう)たくさんの人から聞いたのだと思う。だから，ウソじゃないと思う。思い出そうとしても，誰だかわからない。

　母親によると，SFや歴史物など読書三昧の毎日で，このごろ小説を書き始めた。ときどきボーッとしてジーッとしているので，妹からよく「姉さんがまたワープし

ちゃってる」と言われるが，母親の留守には夕飯を作ってくれたりする。学生時代のアルバムを見せても，同級生の顔や名前を認知できなかった。「山本」という名前は，30歳台の課長として会社の名簿に載っている，とのこと。

9.19
　パスポートの件で妹と揉めた。「お姉ちゃんは外国（香港）へ行ったことがあるから，パスポートの取り方を教えて！」と言われたが，私は外国へ行ったこともないし，パスポートを取った覚えもない（逆行性健忘？）。それなのに，パスポートがあるのはどうしてだろう。

10.15
（困ったことは？）なんで駐車場がこわいのか。こわい理由とか「気が狂ってる，と誰に言われたのか」とかを思い出そうとすると，頭の中が真っ白になる。
（思い出そうとしなくてもいいよ）でも，思い出さなきゃいけないような気がする。
（思い出せば治るかもしれないと思うの？）［頷く］好きでもない人［B氏］のために好きな人［A氏］を断られた。そのことと駐車場とが何か関係あるのじゃないかと思う。最初Aさんが，「H子さんと付き合いたいから紹介して欲しいと」ミノルさんに頼んだんです。そしたらミノルさんが「あの娘はBさんが好きにもなれないような娘だから，よしなさい」と言ったんです。ミノルさんがそう言ったから，私は「AさんともBさんとも付き合わなければいいんだ」と解釈した。ところが，しばらくしたらBさんのほうが「H子はオレを好きにならないから，性格が悪い」と言い始めたんです。私のほうがBさんの誘いを断ったのだったら「Bさんに悪いことをした」と思うけど，Bさんは私に対してデートに誘うとかの素振りを見せたことはなかった。誰も「私がBさんを嫌う可能性がある」ことを考えていない。それが変だ。だって，ふつう好きになってもらいたい女性に対して「アイツは変な女だ」なんて言う男性はいないでしょ。
（Bさんはあなたを好いていたのだろうか？）好いてはいないと思う。ただ後輩として親切に指導してくれた。だから，Bさんが「アイツは変な女だ」なんて言うはずがない。
（「言うはずがない」とは，「言っていない」ということ？　それとも「言ったのは事実だけれど，その理由がわからない」という意味なの？）後のほうです。だけど，ここまでおぼえているのに，AさんやBさんやミノルさんが誰なのか，名前も顔も思い出せないんです。でも，このことが駐車場の件と深く関わっている，と思うんです。
（どうして？）ミノルさんもBさんも，言うはずのないことを言っている。その理

由がわからない。駐車場のほうも，私の名前を呼ぶ人がいても，それは現実じゃないし，その理由もわからない。その点で似ている。
(Bさんは会社の先輩だろうか？) うーん。そうかな。仕事を教えてもらったような気がするけど，自分の記憶に自信がない。
(Aさんは先輩？ 後輩？ 同輩？) さあー。ミノルさんがAさんをすごく大事にしなければいけない立場にある人だったことはわかるけど。
(ミノルさんは，年上の人なの？) 年は私とそんなに変わらないと思うけど，上司であることは間違いない。その反面，ミノルさんは私の頭が作り出した妄想かもしれないとも思う。一時期，ミノルさんだけを信じていれば大丈夫と思っていた。
(今はそう思えないの？) ミノルさんが誰だかわからないから，気が狂ってるんだなと思いますけど。
(彼らが誰なのかを，毎日思い出そうとしているわけ？)［頷く］それさえ思い出せれば，駐車場の件もこわくなくなるんじゃないかと思って。母親によると，ミノルという名前は，本人が書いていた小説の主人公の名前だったかもしれないとのこと。

10.19
きちんと化粧して来院し，いつもの「しかめ顔」も見られない。主治医の求めに応じて，原稿用紙にきちんと書かれた自作の物語を持参する。今昔物語をヒントにしたという平安王朝ものであった。

(物音や声が気になることは？) あまり気にならないです。
(困ることは？) タンスとか整理していると，知らないものが出てくる。「これ，私が買ったのかなあ？」と思ってしまう。

その後，翌年8月にも失踪して，近くの公園のベンチに長時間座っているところを警察に保護された。X＋2年8月に別の精神科を初診した日の夜にも行方不明になって，翌朝市内でぼーっとしているところを発見された。このような遁走の直後は，親の顔や自分の名前を忘却しているが，1，2週間後にはなし崩し的に健忘が解消することを繰り返している。最近10年間は家にひきこもって不活発な生活を続けることにより安定し，遁走などの解離性症状は見られなくなっている。

この症例は，解離性の遁走と健忘を反復するたびに陰性症状が後遺症として増してきた統合失調症と考えられます。中学生の頃からストレスのかかる場を解離性の

意識障害によって切り抜けてきた女性が，年頃になってお見合いや恋愛や受診のプレッシャーをきっかけにして，解離機制を健忘や遁走へと発展させたケースです。単なる解離性障害と決定的に異なるのは，忘却された社内の人間関係が，駐車場という実在の場所を窓口にして，本人の半ば空想的な，エロス的世界の健忘と繋がっており，それに合わせて登場人物たちが二重の意味を帯びた不可解さを示している点でしょう。自分を含めた登場人物に対して患者が抱く「誰」という問いには，現実世界の人間を超えた意味が含まれていて，この謎は患者が試みたような事実と空想，正常と狂気を二分する思考によって解決できる性質のものではありません。幻聴や関係妄想や陰性症状を参照しなくても，これは明らかに統合失調症の世界です。解離に基づく家族否認や自己に関する健忘が頓挫して長続きしない点も，統合失調症性の過程が勝っているためと考えられます。人格の発達という観点から言うなら，解離性の健忘や遁走をきっかけに発動した統合失調症の過程が人格の発達を停止させ，発病前の人格よりも退行した形の人格に変化し固定化したということができるでしょう。それによってH子は，対人関係や恋愛関係のスキルを磨かなければならないという圧力から解放されて，今日では陽性症状もなく，自閉的ながら両親と平穏な日々を送っています。

解離という現象はこのように，厳しい現代社会を生きる人々に今日さまざまな形で心理的な逃げ道を提供しています。しかし，自己愛が1990年代以降の日本社会で許容されにくくなったように，解離を受け入れないような時代社会が今後いつやって来ないとも限りません。そのとき日本人は，果たして次にどのような術策を開拓して社会の荒波に対抗しようとするのでしょうか。今はまだ見えませんが，興味深いところです。

文献

[1] 東浩紀・大澤真幸：自由を考える――9.11以降の現代思想．NHKブックス，日本放送出版協会．2003.
[2] ビートたけし：菊次郎とさき．新潮社，2001.
[3] Gunderson JG : Borderline Personality Disorder. A Clinical Guide. American Psychiatric Press, 2001（黒田章史訳：境界性パーソナリティ障害．クリニカル・ガイド．金剛出版，2006）
[4] Hacking, I : Rewriting the Soul. Multiple Personality and the Sciences of Memory. Princeton University Press, 1981（北沢格訳：記憶を書きかえる．早川書房，1998）
[5] 広瀬徹也・内海健編：うつ病論の現在．星和書店，2005.
[6] 堀江貴文：稼ぐが勝ち．光文社，2004.
[7] 保崎秀夫・浅井昌弘：記憶の障害．現代精神医学大系3A，精神症状学I, pp.125-165，中山書店，1978.
[8] 池田清彦：正しく生きるとはどういうことか．新潮社，1998.

［9］香山リカ：〈じぶん〉を愛するということ——私探しと自己愛．講談社新書，講談社，1999．
［10］香山リカ：貧乏クジ世代．PHP新書，PHP研究所，2006．
［11］Kohut H：The Analysis of the Self. A Systematic Approach to the Psychoanalytic Treatment of Narcissistic Personality Disorders. International Universities Press, 1971（水野信義・笠原嘉訳：自己の分析．みすず書房，1994）
［12］黒田章史：弁証法的行動療法（Linehan, M）は境界例治療に何をもたらしたか．精神療法29，284-292，2003．
［13］武藤誠司・村上伸治ほか：全生活史健忘をきたした男子高校生の2症例——その自己像と回復過程．精神科治療学7：735-742，1992．
［14］岡田尊司：人格障害の時代．平凡社新書，平凡社，2004．
［15］Prince M：The Dissociation of a Personality：The Hunt for the Real Miss Beauchamp. Longman's Green and Co, New York, 1906（児玉憲典訳：失われた〈私〉を求めて——症例ミス・ビーチャムの多重人格．学樹書院，1994）
［16］Putnam FW：Diagnosis and Treatment of Multiple Personality Disorder. Guilford, 1989（安克昌・中井久夫訳：多重人格性障害——その診断と治療．岩崎学術出版社，2000）
［17］Schreiber FR：Sybil. The Truestory of a Woman Possessed by 16 Separate Personalities. Henry Regnery, Chicago, 1973（巻正平訳：失われた私．早川文庫，1978）
［18］下田光造：躁鬱病に就いて．米子医学雑誌2：1-2，1950．
［19］鈴木茂：境界事象と精神医学．岩波書店，1986，1999．
［20］鈴木茂：人格障害とは何か．岩波書店，2001．
［21］鈴木茂：境界例患者の二定点観測——20年間の変化．なだいなだ編：〈こころ〉の定点観測．岩波新書，岩波書店，2001．
［22］鈴木茂：PTSD概念の整理・再検討．熊精協会誌No.120：1-22，2004．　　［本書 第4章］
［23］鈴木茂：時代による精神疾患の病像変化——境界性人格障害などの人格障害．精神医学47：157-164，2005．　　［本書 第14章］
［24］鈴木茂：職場に見られるパーソナリティ障害——躁うつ病に関連したパーソナリティ障害について．第55回産業医研修会レポート，第12巻2号，サンユー会，2006．　　［本書 第9章］
［25］高岡健：人格障害のカルテ［理論編］．批評社，2004．
［26］樽見伸：現代社会が生む「ディスチミア親和型」．臨床精神医学34：687-694，2005．
［27］Tellenbach H：Melancholie. 3 Aufl. Splinger, Berlin/Heidelberg/New York, 1976（木村敏訳：メランコリー．みすず書房，1978）
［28］内田樹：下流志向．講談社，2007．
［29］梅末正裕・坂本仁美：解離性同一性障害は究極の解離性障害か？．精神科治療学12：1177-1187，1997．
［30］牛島定信：境界性パーソナリティ障害治療のガイドライン作成をめぐって．序論．精神神経誌109（6）：561-565，2007．

IV
精神医学の若干の概念

11. 精神病理学的に内因をどうとらえるか

I 外因・心因・内因

　精神医学を初めて学ぶ者は，精神疾患の全体が外因性・心因性・内因性の三つに分割できると教わります。何を学習するにしても，取り掛かりの枠組みとして大まかな区分は必要でしょうから，この三分法が誤りとは申せません。しかし，初学者の域を脱した臨床家ともなれば，「ヒステリーを見たら，脳疾患を疑え」とか「心因性の出来事に引き続いて発生する身体疾患が少なくない」といった事柄が常識化します。

　内因性概念を外因や心因と対立させて併置する考え方は，本家のドイツ精神病理学で，たとえば内因・反応性気分変調症（endo-reaktive Dysthymie；Weitbrecht, 1952）といった疾患概念が提唱されたり[28]，内因性うつ病の状況因が多くの研究者によって主張されたとき，すでに終わっているのです。TellenbachのEndonをめぐる議論は[24]，従来の人間学に倣って生命的事態のリズム性や自己産出的な自然の次元を強調したもので，内因性の概念に新たな認識論的光を投じたものとは見えません。「世界との関係性」の契機が希薄であり，「関係としての自己」に内因の座を見るといった観点に乏しいことは[14, 15]，木村が批判したとおりです。その後は，新たな疾患概念を提起するに当たって，Gratzelのendogene juvenil-asthenische Versagenssyndrome（1968）のようにendogenという形容詞を冠する場合でも[6]，それは単に外因にも心因にも帰属させ得ないことを暗示する符丁に過ぎなくなりました。山下格先生は「若年周期精神病」（1989）の提唱に際して[30]，敢えて内因性と銘打つことを避けておられます。内因性にまつわる不毛な観念的議論に巻き込まれないためには，その方が賢明と言えるかもしれません。

　しかし，内因性という言葉をあからさまに使うにせよ使わないにせよ，それを使用したくなるような文脈ないし状況が依然として存在していることは確かであって，だからこそ今またこのようなシンポジウムが持たれているわけです。そこで私

は，内因性（Endogenität）にまつわる問題点を，この概念を構成している「内」（Endo-）および「因」（Genese）という二つの契機が抱えている二重性格の混同として，以下に検討してみたいと思います。

II 「内・外」概念の二重性

　医学において使用される「内・外」概念の典型は，内科と外科の区別に表れています[27]。医学における「内・外」の区分は，標的とする器官が身体の内にあるか外にあるか，ということとは関係がありません。身体の外部を扱う皮膚科は外科系ではなくて，歴史的に内科から分離してきた部門です。それでは何が内科系と外科系とを境界づけているのかと言えば，それは薬物とメスという治療方法上の違いです。要するに医学における「内・外」の概念と疾患のLokalisationは，物理的空間に即して成立ずみの身体空間に現れるのではなくて，治療行為の違いが「内と外」との間のこのような対立関係を，空間性の新たな一標識として作り出しているのです（図1）。

　一般に「内・外」という言葉によって人がまず表象するものは，A）のように一つの閉鎖線で二分された領域の「内と外」というものでしょう。これを三次元に広げて，家や自分の会社の「ウチ」と「ソト」という言い方で空間的にして心理的な

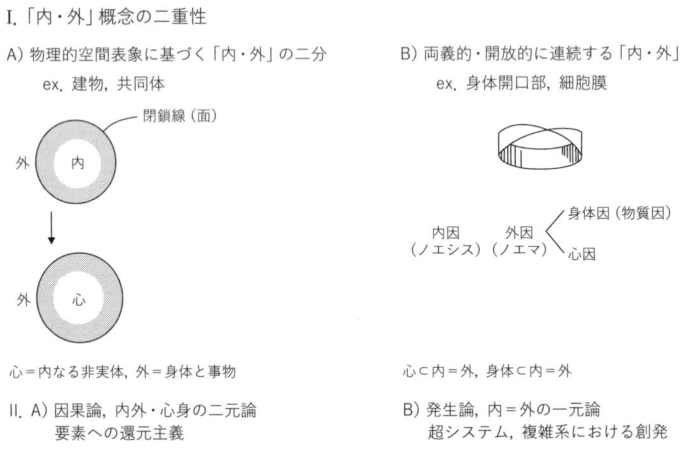

I.「内・外」概念の二重性

A) 物理的空間表象に基づく「内・外」の二分
　　 ex. 建物, 共同体

B) 両義的・開放的に連続する「内・外」
　　 ex. 身体開口部, 細胞膜

閉鎖線（面）

外　内

↓

外　心

内因　外因　　身体因（物質因）
（ノエシス）（ノエマ）　心因

心＝内なる非実体, 外＝身体と事物　　　　心⊂内＝外, 身体⊂内＝外

II. A) 因果論, 内外・心身の二元論　　　　B) 発生論, 内＝外の一元論
　　　 要素への還元主義　　　　　　　　　　　超システム, 複雑系における創発

図1

閉鎖空間の内・外を表現することもできます。心＝内とみなして，事物＝外に対置させる傾向は，このようなA）閉鎖線による内外の二分とまったく同形の感受性によるものであって，これは内因を心因化してしまう道でもあります。この考え方に従うなら，私が知覚によって「内」なる心に取り込むものは，「外」界に客観的に実在する事物のコピーにすぎず，私は常に実在の影にしか到達できなくなってしまいますし，私の身体も事物＝外の側に属せしめられて，体感に関連した症状に本質的な直接性と主観的生彩が失われてしまいます。この図から明らかなように，心因と外因は本質的に対立するものではなくて，実は同一の二元論的思考から発しているわけです。

内外および心身の二元論は生物学的事実にそぐわない考え方です。われわれの身体に関する「内・外」は，むしろ図1Bのように，内側を追ってゆけば自然に外側へ出てしまい，外側を追ってゆけば内側へ出てしまうメビウスの帯のような形で表象されるでしょう。口から肛門に至る消化管や鼻から肺へ至る気管は，体内にありながら外に開放されています。細胞の内部は膜だらけであり，外の膜が中へ，中の膜が外へとつながることによって内外の物質や情報のやりとりをしています[19]。見方によって内でもあれば外でもあるという両義性や反転可能性や非閉鎖性こそ，生物の身体空間を特徴づけているのです。そして，個体発生にせよ系統発生にせよ，発生という現象を考える際には，物理的な内・外概念が派生してくる根底に，外と一元化した内（内と外とを穿つinterface）という次元を想定せざるを得なくなります。

III 因果論の非科学性と心身の連関

心身の二元化は，必然的に両者の因果関係を問題にする考え方を呼び寄せます。内因性という言葉に含まれる「因」という契機が，それを表しています。「因」はGeneseの訳でしょうから，一次的には当然「発生」の意味ですが，同時に因果（Kausalverhältnisse, Ursache-Wirkung）という意味の二重化を帯びてきます。「発生」は今述べたように内＝外の一元的な超システムの展開であって，「生むもの」と「生み出されたもの」との関係は，さほど厳格でも論理的でもない，一つの制約条件に過ぎません。それに対して「因果」は，二つの要素的な事象間のきわめて厳格な時間的かつ論理的な関係を意味します。そのような因果律が理論物理学で成立しないことは常識となっていますが，科学哲学の分野でも因果の概念は曖昧なもの

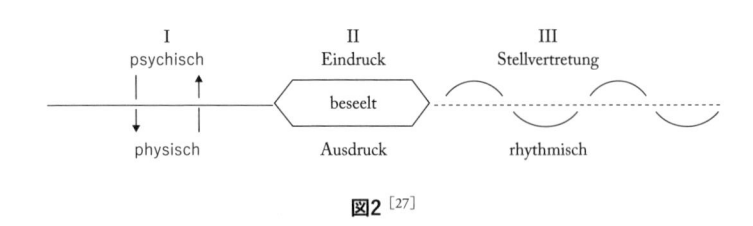

```
    I              II              III
psychisch       Eindruck       Stellvertretung
  │              beseelt
  ↓           ╱╲────────╱╲    ‿‿‿‿‿‿‿‿‿
physisch        Ausdruck        rhythmisch
```

図2 [27]

にすぎないと見られています [9, 17]。たとえば地震で家が倒壊したとき，実際にそこにあるのは事象のある系列だけです。倒壊の「原因」を地震に求めたり，建物の各部の強度に求めたり，そうしたければ重力の存在自体に求めたりするのは，当事者の問題意識と状況に依存しています。つまり因果関係とは，現実そのものに内在する客観的な原理であるよりは事象の系列をまとめる一つの形式にすぎず，実用的ではあっても理論的な概念ではないというわけです。養老も指摘するように [31]，一般に形態学は因果関係を扱わず，二つの時点における機能の変化を形態上の違いに対応させるだけです。また技術は，入力と出力の間のブラックボックスを大幅に許容して，科学ほど強迫的に事象間のギャップを埋める目的で因果的説明を持ち込みはしません [17]。医学も技術の立場に留まって，因果的説明の過剰な導入を見合わせることが望ましいのかも知れません。外因性精神疾患や心因性精神障害や心身症という概念の中に含まれる心身の因果関係も，巨視的世界の諸事象をまとめるための非科学的で実用的な見方にすぎないのです。

ドイツの神経生理学者で心身医学の先駆者でもあるWeizsäckerは [27]，神経症にせよ身体疾患にせよ，その発生には病原体への感染や打撲・損傷といった物的出来事が，同時に怒りや辱めや無力感などの心的体験でもあるという，心身の競合ないし二重化が存在していて，どちらが先なのかはしばしば決定不能である，と言います。心身の間には因果関連を逆転させる任意性が存在していて，それが，たとえば感情の阻害から身体疾患が発生すること（Psychogenie）と，身体疾患から感情の阻害が発生すること（Somatogenie）の双方を支配しています。疾患の中には精神化されることも身体化されることもできるような何ものかが潜んでいて，お互いに相手を代理するものとして入り込んでくる，と述べて，これを図2のようなシェーマで表象しています。彼自身の叙述によりますと，

「原因の二重性」とか「因果性の逆転」という矛盾からの回避策は，心身の連関がそもそも因果的な連関ではなくて，疾患の発生のなかで一時的な通過点としてのみ発生し，再び消滅してゆく，と考えることであって，このシェーマ

はそれを表象している。Ⅰは，心身の因果性であるが，ここではそれが双方向的に考えられている。Ⅱでは，心的なものが身体に被った刻印の表現になったり，身体が心的印象の表現になったりする。ここでは身体がまさに心を吹き込まれ，心身は根本において単一であることを強調している。Ⅲは，因果連関に代わる発生（Genese）を表わしたもので，身体と心の両方が発生に寄与する際の，疾患における新しいものの変転する生成を意味している。この事態は，もともとシェーマでは表現できないのだが，一方から他方へ行ったり来たりのリズミックな揺れ動きによって暗示されている。この揺れ動きに際して，身体はいつも心の代理人であり，心はいつも身体の代理人である。両者はお互いに等価ではあるが，やはり別々のものであり，一方は他方の比喩であって，両者の間に等号は存在しない。

また，脳を含む物質の世界を心的事象からまったく影響を受けない，閉鎖的で自存する世界とみなすことは，心身連関の因果的説明に傾きがちな脳科学者でさえ反対するところです[4,12,18]。

Ⅳ 遺伝と環境，脳と環境，主体と環境の「相互作用」

一般に遺伝的素因は「内」であり「環境」が「外」に対応しますが，遺伝子は物質である点では「外」に属し，細胞内の環境は逆に生物にとっての「内」を形成する，といった内外のネジレが含まれています。ゲノムは遺伝子の総体，つまりヒトなら約30億の塩基対であると同時に，それを超えるものでもあります[19]。まず遺伝と環境の二要因に分けておいて次にその相互作用を云々する思考法では，動物の知覚や行動も，個体の発生や病気の成立もうまく捉えられません。その例として，免疫の成立や神経系の発生を「超システム」と呼んだ多田富雄の論述を見ておきましょう。彼は次のように述べています[23]。

> 発生過程は遺伝的にすべてが決定されているわけではない。受精卵に含まれる遺伝子の総体（ゲノム）は，設計図のすべてを含んではいるが，設計が実現されてゆく過程には，環境からの働きかけや偶発的な事象（すなわち後成的な現象）が多く含まれる。ゲノムは，DNAによって合目的に構築されたシステムではなく，自分のルールを作りながら生成拡大していった超システムの典型なのである。

超システムの一つである免疫系では、すべての細胞が、単一の造血幹細胞に由来する。当初は分裂するたびに自分と同じ細胞を作る自己複製だけをやっていたところに、重力や空間的・時間的位置関係などの偶然が働いて、細胞の不揃いが生じる。幹細胞が、胸腺に偶然流れ着けばT細胞になるし、別の条件では白血球になったり血小板になったりする。

　その後、細胞は自己多様化し、自己組織化して種々の臓器を作り上げてゆくのだが、それを誘導するサイトカインがまた、ある細胞には分裂を起こさせるが、別の細胞には蛋白質の合成を促すというような、冗長性・重複性・だらしなさ・多目的性・不確実性・曖昧性といった、およそ科学にふさわしくない特質を持っている。すでに形成済みの構造にうまく適応できた細胞だけが生き残り、適応できなかった細胞は容赦なく殺されてしまうという、適応の上に適応を重ねて出来上がってゆく個体や「自己」でありながら、常に外界に開かれ、その刺激に応じて、またそれまで存在していた「自己」に照合しながら、やり方を大幅に変更しないように自己を変えてゆく（閉鎖性と開放性）。

　要するに超システムは、自己を構成する要素を自ら作り出し、システム自体を自分で生成してゆくシステムなのである。多様な要素を作り出した上で、要素間の関係まで創出する。組織化されたものは、固定した閉鎖構造とはならず、外界からの情報に向かって開かれ、それに反応することによって自己言及的にシステムを拡大してゆく。その全プロセスは、DNAによってあらかじめ予定されているわけではなく、結果として何が生じるかはもともと完全に決定されているわけではない。最終的には矛盾が生じて自己崩壊が起こるかもしれない。ある種の病気や老化や個体の死は、超システムの自己崩壊の現れと見ることもできるだろう。

　人工的なシステムが特定の目的を持って構成されるのに対して、超システムには目的がない。種の維持や個体の生存を目的とするのなら、免疫系や脳神経系のような複雑で冗長なシステムを作り出す必要はなかった。免疫系など持たないシジミやうじ虫も、散在した神経節しか持たないクラゲやハエも、はるかに単純な構造で種や個体の維持に成功している。ヒトはむしろ、脳や免疫系が超システムとして発達してしまったために、精神病や自己免疫疾患などさまざまな矛盾を内包するようになったとも言える。超システムは自己目的化したシステムなのである。脳神経系の発生も、免疫系の発生と同じく、単一の神経上皮細胞の自己複製から始まり、多様化や自己適応、内部情報をもとにした自己組織化によって成立する超システムである。脳を作り出す遺伝子のプログラムは、一つ一つの神経線維の結合までは規定していない。ニューロンがどのよう

につながり合い，どんな回路を形成するかという段階では，多分に偶然性が入り込む．

多田の叙述に出てくる空間性や時間性や偶然性は，もちろん遺伝的要因ではないでしょうが，だからといって普通の意味での環境に属するとも言えません．「環境」という言葉には，遺伝や脳や主体と二元論的に対置される意味での環境を超えるものが常に含まれています．大地や水という環境抜きでは，歩行や泳ぎという運動の形式を決して身につけられないでしょうし[26]，動物が環境内の事物を知覚するのは常に身体行動との関連においてです．空間性とはGibsonのいうaffordance知覚[5]，つまり行動の可能性と意味の充満した場所であって，均質な空っぽの物理的空間ではありません．事物や世界が空間や時間の中にあるのではなくて，空間や時間の方が，事象の進展の中でそのつど成立しては消えながら，世界の中に物のもとで見出されるのです[26]．さらに時間性ということになると，決して生命機能には還元できず科学的思考によっては説明できない原現象としての一回的な体験の継起が，内的生活史とか来歴といった概念によって繰り返し言及されています[3,8]．生命機能が再現性と比較可能性を原理とする科学的思考によって私の体験を常に一般化する方向で捉えるのに対して，生活史は同じ一つの体験を「他ならぬ私」にとっての一回的な現象とみなし，そのような体験の継起に独自の人格的な連関を認めようとします[10,22]．

近年では，身体医学でさえ個体の唯一無二性・独自性を強調するようになりました[19]．もともと疾患のwas（疾患概念）は疾患のwieやwarumに連動して変化するものですが[27]，特に今日では個体の遺伝的変異から生じる病態の違いが疾患単位を形骸化する勢いで[1]，たとえば同種のガンでも働いている遺伝子の個体ごとの相違からオーダーメイドの治療が要求されるようになってきました．神経回路の形成も，学習体験の記憶に応じて個人ごとに当然違ったパターンをもっているとみなされますし[18]，多田の免疫学的「自己」に至っては，同一性や連続性さえ破綻して「来歴否認」を示すことまで考慮されています．下条のように[21]，「脳の来歴」を生活史的「来歴」の中へ据えつけようとする試みも現れています．たとえば幻覚の原因を専ら脳の内部に見つけようとしで脳だけを切り離し，ニューロンのレベルまで下りていくと，正常な知覚と同じ神経薬理学的法則に従っていることが見出されるばかりで，錯誤と正常の区別は蒸発してしまいます．従って，知覚や行動の錯誤は脳と外界の関係のうちに求められねばなりません．神経回路の正常な発達には，臨界期以前の環境からの適当な刺激が不可欠であって，幼児期の感覚や行動

の経験が脳の構造を決めるわけです（たとえば，縦縞だけの視覚環境で飼育された猫の視覚世界の発達とか7歳前後を臨界期とする母国語や言語野の決定）。脳のもっとも本質的な機能が，学習し記憶しそれを適応に役立てることだとすると，これは遺伝的に決められない部分を経験によって補う機能に他なりません。脳は過去を現在に反映させつつ，環境に適合するように自らを変えるのです。

そもそも知覚の錯誤とかphantom limbとか運動や色の残効などが起こり得るのも，脳に来歴があるからです。脳が過去の学習や適応的な経験を引きずっているからこそ，現在の環境との間にズレが生じた場合に知覚の錯誤が起こるのだ，と下条は強調します。実は通常の知覚の瞬間，瞬間にも，脳の重なり合った来歴が露呈していて，瞬間の経験でありながら過去のすべてがそこに凝縮されている。「脳の来歴」の中核をなすものは，遺伝情報と発達初期に環境体験を通じて形成された神経系でしょうが，その後も各時点でどんな環境要因が働き，それまでに獲得された身体機能がどのように感覚経験を変えたのかが「脳の来歴」に関与してきます。環境そのものが実は認知システムの一部であり，記憶の外部装置なのであって，「来歴」は脳の中だけでなく，環境世界にも遍く存在していると考えるべきなのです。「来歴」とは，遺伝子や脳神経の活動や個々の記憶に尽きるものではなくて，過去から現在に及ぶ脳と身体の経験と，それを提供した世界の総体を意味しています。記憶は，個々のニューロンに貯蔵されたりニューロン間の可塑的な結合パターンという形で脳内に「痕跡」として局在しているものではなくて[12, 25]，環境や経歴その他にもたれかかる形で成立しており，この「もたれかかる」在り方そのものが記憶の唯一可能な在り方なのだ，と下条は主張しています。

「脳の来歴」は，それぞれの個体に固有のものです。昆虫の嗅覚系でさえ，神経細胞の発火パターンは個体ごとに一定で，他の個体とは異なっているということで，固有の来歴が発火パターンに凝縮されています。個体の来歴の固有性は，当然一回的で「他ならぬ」ものであり，内的生活史と不可分の統一をなすことになります。

還元主義と因果論的思考に惑わされなければ，このような身体的でも心的でもない一元論を重視することは専門の如何によりません。たとえば神経生理学者の塚原は[25]，音声言語という環境の成立が大脳皮質の高度な発達を促したり，文字の発明による外部記憶環境の出現が遺伝子や脳に直接依存しない第三の記憶システムをヒトに提供したことを重視しています。またBalintが[2]，精神分析家は患者に対して「魚にとっての海」や「ヒトにとっての大気」のような一次対象であれと要求するとき，「エラの中の海水」や「肺の中の空気」は主体と環境のいずれか一方に決して帰することのできない，遠く「真核細胞の発生現場」にまで遡る媒質を射程

に収めたものです。さらに八木のような向精神薬の専門家が[29]，慢性統合失調症患者の脳に認められる形態の異常は，決して統合失調症が脳病であることの証拠ではなくて，心の深刻な混乱を立て直すための適応反応として「常態から逸脱した脳の働き」が必要となり，その結果最終的に神経疾患に近づくほどの器質的様相を示したに過ぎない，としているのも，「生体と環境の二元論」に異を唱えるもののように思われます。

V　複雑系としての生体

多田は，次のようにまとめています。「現代の科学は，その還元主義的解析能力を結集して，生命の機械的側面をめざましい勢いで解明しつつある。その結果明らかになるのは，当然ながら機械的側面に限られる。機械を超えた部分については，もともとの設問にないのだから見えてくるはずがない。超システムという概念は，逆に設問そのものをたて直して，システムを超える生命の技法について考えてみようという試みであった」，「細胞は，多数のオプションの中から条件に応じてひとつの反応様式を選び出す。生体は，こうした場と時に応じた細胞の選択が集積されて初めてうまく運営されている『複雑系』と捉えられなければならない」と。

生命・脳・社会といった「生きている」システムは，「従来の科学で扱うことのできた」システムとはまったく異なる非平衡の開放的なシステムで，近年では『複雑系』と呼ばれています[11]。「生きている」システムの本質は，それを構成する物質にではなく，その組織化の在り方に隠されていますから，要素に分解するとその本質が抜け落ちてしまいます。複雑系とは，局所的な相互作用によって全体の振舞いが決定されると同時に，全体の文脈をもとに個々の構成要素のルール・機能・関係性が不断に変化していく循環システムであって，下位の階層には存在していなかった性質が上位の階層で新たに「創発 (emergency)」してきます。「創発」とは，局所的な相互作用のみから成立しているシステムが自らメタレベルを創り上げる能力のことですが，これを原子や分子から物体の形や色という性質が発現したり，細菌の切り取った一部分が全体として機能するようになるといったイメージで捉えることは，還元主義を内包させた超越的視点を混入させることになりかねません。図3に示したように[11, 27]，諸学問や実践行為の結実段階を階層的に序列化し階層間のギャップに創発性を見ることも，この現象に含まれる矛盾と飛躍を平板化してしまう恐れがあります。われわれは創発という概念によって，実際には完全な制御も予測もできず，下位の階層における区別や規則や公理系に従っている限りでは単に

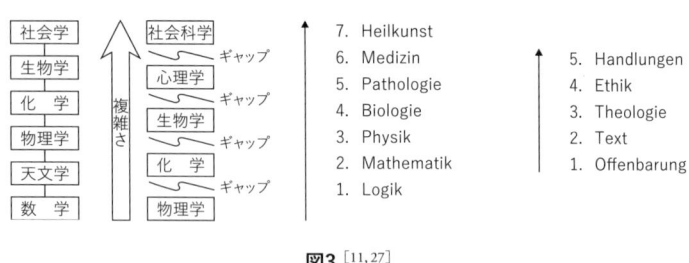

```
社会学  ↑   社会科学
生物学  複       ギャップ
化 学   雑   心理学
物理学  さ       ギャップ
天文学       生物学
数 学        ギャップ
             化 学
                ギャップ
             物理学
```

7. Heilkunst
6. Medizin   5. Handlungen
5. Pathologie   4. Ethik
4. Biologie   3. Theologie
3. Physik   2. Text
2. Mathematik   1. Offenbarung
1. Logik

図3 [11, 27]

矛盾としか見えない事態を，矛盾を隠蔽する形で擬似的に理解するという点がむしろ重要なのです [7]。

　生物の知覚や行動は，遺伝的に規定された生得的なものと思われる場合でも，矛盾した状況に直面すれば，もとの規則や公理系を変化させる構造変動を起こします。たとえば馬の歩行は，速度が早まれば必然的にその形式を転換させなくてはなりません [26]。一つの秩序からもう一つの秩序への断続的な移行ないし飛躍は，主体の連続性と同一性を放棄する危機を招きます。要請される速度の変化に見合った新しい運動形態を創発できなければ，サラブレッドが脚を骨折するように馬の歩行は挫折してしまいます。郡司は [7]，ひたすら前進し続けることや，裸の他個体を補食することを生得の行動とするヤドカリの個体二つを，背中合わせに張りつけるという，矛盾した状況に直面させる実験によって，一方が前進するのに合わせて他方が後進する「対としての行動」や，殻から抜け出した裸の個体をもはや攻撃しないとか，裸になった個体の防御姿勢が変化するといった，まったく新たな行動形式と暫定的なルールが創発される現象を観察しています。内因性の領域は複雑系であって，内因性精神病の不可解さは創発現象に伴う逸脱した構造変動であるために還元主義の論理で扱えないのではないでしょうか。

VI 「創発」される不確実さを自己組織化することの失敗

　さて内因とは，さしあたり身体因にも心因にも帰し得ないような，現象の発生の仕方と規定できるだろうと思います。内因的現象の発生のわかりやすいイメージを挙げれば，シェイクスピアやギリシャ悲劇の主人公たちの運命的な行動でしょう。ハムレットの憂鬱や不決断，リア王の怒りや苦悩には，17番染色体にある5HTT遺伝子のプロモーター領域における「繰り返し配列多型」が関連していたり [13, 16]，

辺縁系の情動的な価値判断系と皮質の認知情報処理システムを経由した二次的な価値判断系との間の二重処理における誤作動があったのかも知れません[18, 20]。あるいは，叔父によって父親を殺された上に母親を奪われるとか，信用していた娘たちには裏切られる一方，親思いの娘を裏切ってしまうといった，心因と考えてよいような出来事の前駆も認められます。けれども，そういった身体因や心因を主人公たちが狂気に陥った真の「原因」とみなすことには，誰もが浅薄さを感じることでしょう。彼らの心的かつ身体的な危機は，一種の「内的」発展の結果として迫られた行動が，身体や心よりも上位水準の関連系に組み込まれるときに発生してくるように見えます。統合失調症やうつ病の発病状況にしても，内因性の障害とはそのような形で新たに創発してきた現象に対して，先ほどの馬やヤドカリのように新しい形式ないし規則を事後的に与えることができない場合に，「内」からの自己崩壊に見える形で発生することでしょう。このように考えると，内因性精神病は，Schneiderの考えとは正反対に，身体因へと回収される見込みがなくなります。

　内因性の領域は，身体や心が常にその現れに過ぎないような上位の領域であって，その活動（Endokinese）や障害は常に身体や心の領域に投射されることになります。それは身体因と心因の領域から相対的に独立していて，還元主義的な思考法では無化されますが，逆に総合的な考え方では常に新たに創発される媒体を取り込む性質をもっています。内因性の領域はTellenbachのEndonのように最初から実体化すべきではなくて[8, 24]，総合的な考え方の中で最終的に要請されてくるものではないでしょうか。

　内因性疾患を身体的治療で「正常化」する試みは，そこから締め出される領域を必然的に創発させます。生物学的研究の進歩によって内因性とか本態性と言われた疾患の身体因が続々と解明されているにもかかわらず，奇妙なことに内因にまつわる問題は消滅するどころかますます増加して，今日では医療倫理の問題に形を変えて現れているように見えます。死を含む内因性の過程は，医療技術の進歩によって自然に展開するものではなくなり，人為的（倫理的）な選択の対象となりました。アメリカにおけるプロザック現象も[21]，また然りでしょう。こうして内因性の概念は，身体的・生命的な出来事や生命の（超）論理の領域のみならず，倫理的・人格的な領域をも巻き込むことになってきたのです。

　要するに，内因性の変化とは複雑系の中で創発される，正常ではあるけれどもルール外の非決定論的な現象であって，それに対しては生命機能の面のみならず生活史的にも社会倫理的にも暫定的な秩序を与えることが要請されます。個体がその試みに失敗したとき，種々の形の内因性精神病がもたらされるのだ，と考えてみることが，内因性という概念に今日的な意味を与える道であるように思われます。

文献

[1] 阿部達生：遺伝子と日常の病気．医学書院，1994．
[2] Balint M : Psychosexuelle Parallelen zum biogenetischen Grundgesetz. Imago 18 : 14, 1930（中井久夫他訳：生物発生基本原則と性心理には平行性がある．一次愛と精神分析療法．みすず書房，1978）
[3] Binswanger L : Ausgewählte Vorträge und Aufsätze, Bd I, Zur Phänomenologischen Anthropologie. Francke, Bern, 1947（荻野恒一他訳：生命機能と内的生活史．現象学的人間学．みすず書房，1967）
[4] Eccles JC : How the Self Controls its Brain. Springer, Berlin/Heidelberg, 1994（大野忠雄他訳：自己はどのように脳をコントロールするか．シュプリンガー・フェアラーク，1998）
[5] Gibson JJ : The Ecological Approach to Visual Perception. Houghton, Miffin, Boston, 1979（古崎敬他訳：生態学的視覚論．サイエンス社，1985）
[6] Gratzel J, Huber G : Zur Phänomenologie eines Typs endogener juvenil-asthenischer Versagenssyndrome, Psychiat Clin 1 : 15-31, 1968.
[7] 郡司ペギオー幸夫：生命と時間，そして原生——計算と存在論的観測．現代思想 24（11）：156-181, 1996.
[8] Häfner H : Prozeß und Entwicklung als Grundbegriffe der Psychopathologie. Fortschr Neurol Psychiat 31 : 393-438, 1963（鈴木茂訳：精神病理学の基本概念としての過程と発展．（木村敏編：分裂病の人間学），医学書院，1981）
[9] 廣松渉：身心問題．青土社，1989．
[10] 生田孝，濱中淑彦：脳と心の関連について 2——精神医学の立場から．臨床精神医学講座 21 脳と行動．中山書店，1999．
[11] 井庭崇，福原義久：複雑系入門．NTT 出版，1998．
[12] 伊藤正男：脳と心を考える．紀伊國屋書店，1993．
[13] 神庭重信：躁うつ病の脳科学．星和書店，1995．
[14] 木村敏：内因性精神病の人間学的理解——「内因性」の概念をめぐって．精神医学 21：573-583, 1979.
[15] 木村敏：現象学的精神病理学と「主体の死」——内因の概念をめぐって．精神医学 30：381-388, 1988.
[16] 功刀浩：分子遺伝学からみたストレス脆弱性．臨床精神医学 28：263-270, 1999.
[17] 黒崎宏：科学の誘惑に抗して．勁草書房，1987．
[18] 松本元：愛は脳を活性化する．岩波書店，1996．
[19] 中村桂子：自己創出する生命．哲学書房，1993．
[20] 岡崎祐士：脳発達からみたストレス脆弱性．臨床精神医学 28：255-262, 1999.
[21] 下条信輔：〈意識〉とは何だろうか．講談社，1999．
[22] 鈴木茂：伝統的診断．臨床精神医学講座 2 精神分裂病 1．中山書店，1999．
[23] 多田富雄：生命の意味論．新潮社，1997．
[24] Tellenbach H : Melancholie. 3. Aufl. Springer, Berlin/Heidelberg, 1976（木村敏訳：メランコリー．みすず書房，1978）
[25] 塚原仲晃：脳の可塑性と記憶．紀伊國屋書店，1987．
[26] Weizsäcker Vv : Der Gestaltkreis. 4. Aufl. Thieme, Stuttgart, 1950（木村敏，濱中淑彦訳：ゲシュタルトクライス．みすず書房，1975）
[27] Weizsäcker Vv : Der kranke Mensch. Eine Einführung in die Medizinische Anthropologie. Gesammelte Schriften 9, Suhrkamp, Frankfurt am Mein, 1988（木村敏訳：病いと人——医学的人間学入門．新曜社，2000）
[28] Weitbrecht HJ : Zur Typologie depressiver Psychosen. Fortschr Neurol Psychiat 20 : 247-269,

1952.
[29] 八木剛平:向精神薬療法の基本問題——脳の治療か心の治療か. 精神経誌 101:303-309, 1999.
[30] 山下格:若年周期精神病. 金剛出版, 1989.
[31] 養老孟司:唯脳論. 青土社, 1989.

12. 臨床的方法としてみた記述と了解概念
Karl Jaspers批判

はじめに——Jaspers批判の意味と論点

　記述と了解という概念が，精神病理学の理論に占める枢要な位置については今さら言うまでもないが，とりわけ重要なことは，これらの言葉によって指示されるような行為を抜きにしては，われわれの日々の臨床実践がまったく成り立たないという点にあるだろう。したがって，精神科臨床に携わる者は，自分が臨床的方法としての記述や了解を日常どのような形で行っているのかについて時おりは反省してみる必要があるのだが，そのような自己吟味はあまり行われていないように見える。私の知る限り，島崎・宮本[11]，内沼[15]，安永[17]，渡辺[16]，中安[9]の議論が目につくくらいである。

　その理由はいろいろ考えられる。が，何と言っても最大の理由は，Jaspersがこれらの言葉にあまりにも窮屈な枠をはめてしまったことにあるのだろう。上記の自己吟味を果そうとするとJaspers批判を避けて通れなくなり，それが質量ともに気の重い仕事と映るのである。かの総論の厖大かつ無味乾燥なほどの綿密な叙述が，読む者の気力を萎えさせる。他方で，彼の概念枠に縛られずとも精神科臨床は実践できる，という臨床家の自負が，彼の高踏的・抽象的な議論を非臨床的とみて遠ざける側面もあることだろう。精神科医になった者の多くが，職業人としての自己形成の途上で幾度かJaspersに遭遇しながら，結局は敬して（？）遠ざかる結果に帰着しているのが現状ではあるまいか。

　今回，日本精神病理学会第15回大会のシンポジウム『精神病理学の意義と展望』に参加し，シンポジストの中安氏[10]と鈴木氏[13]が，おのおの記述と了解に関してJaspersに言及する発表を聴いた。それを機会に，筆者もこれらの概念について反省してみる気になって，Jaspersを初期の論文[2,3,4,5]から読んでみた。テクスト自体にあたってみると，Jaspersの議論は，定説のごとく言われるほど「方法論的に厳密」とは思えないし，叙述に矛盾や曖昧さが感じられる箇所が少なくない。概

して具体例に乏しく，議論が抽象的にすぎるのだが，たまたま提出する具体例や比喩は，彼の理論的な主張を裏切っているように見える。総論の中で槍玉にあげたり禁止したりしている当のことを，彼自身が（同じ総論の中の）別の箇所で自ら犯している感がある。

たとえば，現象学と因果関連と了解関連の三者の方法的峻別を要請しておきながら，実際の適用場面においてはもちろん，総論の叙述においても自ら他の二者を混入させることが稀でない。これに関して，弁明はあるが［上巻71頁］，可能な限り解消しようとする努力が感じられない。同一の事象をこの三者のいずれで扱うかに関しても，原論[6]（総論の初版）と総論[7]とで食いちがいをみせており，たとえば，原論で「精神生活の全体」という章を構成していた知能と人格が，総論になると，知能が作業心理学の章の中へ，人格が了解関連の第4章へと移されてしまう一方，「精神生活の全体」は疾病学やBiographieが占めることになる。自分が立てた了解心理学と哲学的実存開明との区別，普遍的了解と個別例への適用との間の区別に自ら違反しているように見える箇所もあれば，哲学を排したと称する割には頻繁に引用するニーチェの扱いにしても，大きな疑問が残る。象徴解釈においてJungをおとしめ，Klagesをもち上げるくだりなども，頁数が多い割には，具体的な論証がほとんどなくて，Jaspersの個人的な実感ないし信条表明に終始しており，このような態度は，彼自身が戒めている当のものである（「学問が可能な領分では，われわれは常に名人肌よりも学問を選び，直観的な達人性を決して是認しない」［上巻3頁］とする自らの主張を裏切っている）。

理想型や明証性といった，討論を受けつけないかのような概念が，経験的な具体例への十分な参照なしに絶対性を帯びて使われることも問題だし，Jaspersの場合，豊富な言い換えが，一般の場合のように論旨を収束させる方向に機能せず，かえっていよいよ曖昧模糊と拡散させてしまう傾向がある。要するに，彼の批判や要請は，まず彼の総論の叙述自体の中に反映されて然るべき，と思われる部分があまりにも多いのである（総論の序論部分は，読者に対する要請ないし導きのためというよりも，現実の，あるいは想定された批判に対する自己防衛＝弁解として書かれたのではないだろうか）。

筆者が本稿で行いたいことは，このようなJaspersのテキストに対する内在的な批判である。つまり，別の理論や評価尺度に立って外からこれを批判するのではなく，彼の方法と叙述に沿って議論を進めながら，Jaspersにおける暗黙の前提や矛盾や問題点を明らかにしてゆき，最終的には記述と了解という概念を，もっと臨床に即した方向へ動かすことを提起したい。執筆に際して筆者が心がけたことは，1）総論における，かなり体系的に叙述された思考産物よりも，初期論文にみられ

る思考形成過程の方を重視すること，2) 彼の哲学や個人的な信条に属する領域には，あまり立ち入らないようにすること，3) 臨床に具体的な指針を与え得ることを，理論の最大の価値とみなすこと，4) 議論をできるだけ具体的に行うために，包括的・体系的であるよりも，一点突破から芋づる式に関連問題を引き出すやり方をとること，などである。

紙数の関係で引用文を少なくし，その代わり，当該の議論に関係するJaspersの著作中の箇所を，邦訳書における該当ページでそのつど［　］内に示した。総論からの引用は，上巻 (中巻・下巻) 〜頁と記し，初期論文からの引用は，研究I（研究II）〜頁，総論初版本への参照は，原論〜頁とした。訳文は，ほぼ邦訳書のままだが，一部は改訳してある。

I 記述（現象学）について

1. 記述(Deskription, Beschreibung)

精神科医はみな，日々の臨床で患者の陳述や状態をカルテに記述しているし，精神医学の雑誌を開ければ，ただちに症例記述にぶつかる。もともと記述という言葉は，このように一般的・前学問的な意味合いで使用されることが避けられない。けれども，Jaspersが記述と呼んだものは，このような日常的用語法から懸け離れ，はるかに限定されており，(因果的・理論的) 説明や (発生的) 了解から明確に区別されるべき方法的態度を意味する。それは，現象学的な分析を通して個々の事実を把握する行為であって［研究II12頁；上巻38, 40頁］，彼の精神病理学にとっては了解関連よりも重要な地位にある。たとえば，真正妄想の了解不能性とは，現象学的＝静的な了解が不能ということであって，しばしば混同されるような，発生的な了解の不能を意味するのではない。

総論の第一部第一章の冒頭［上巻82頁］には「現象学の課題は，a) 患者が現実に体験する精神状態をまざまざと我々の心に描き出し，b) 近縁の関係に従って考察し，できるだけ鋭く限定し，区別し，厳格な術語で名をつけることである」という有名な一文が掲げられている。

> Die Phänomenologie hat die Aufgabe, a) die seelischen Zustände, die die Kranken wirklich erleben, uns *anschaulich, zu vergegenwärtigen*, b) nach ihren Verwandtschaftsverhältnissen zu betrachten, sie möglichst scharf zu *begrenzen, zu unterscheiden* und mit festen Terminis zu belegen.

12. 臨床的方法としてみた記述と了解概念　233

　これはただちに,「単に心に描き出し,感情移入し,了解する」とか「事実存在するものについて,了解し,分別し,記述できるものだけ向わねばならぬ」[上巻83頁]と言い換えられるところを見ると,前者の文章が総論冒頭のaの部分に,後者の文章がbの部分に重なることはほぼ間違いない。つまり,彼の現象学は,aの働き=共体験と,bの行為=限定・区別・術語付与の二つから成り立っていて,記述という概念でJaspersの念頭にあったのはおよそbの行為に相当することになる。
　この点は,彼の初期論文の中に一層はっきりと確認することができる。『精神病理学における現象学的研究方向』[3]において,彼はおおよそ「単なる共体験的な了解の態度は主観的なものにすぎず,確固とした概念へと規則化することなしにこのような全体了解から個々の主張がなされたとしたら,それは個人芸で,学問と呼ぶことができない。心理学的学問は,了解的な体験を伝達や追試が可能な,討議の余地のある知識にするために,意識的・心理学的に概念を確定しようとする」と述べた後,「ここで学問的把握への第一歩は,一定の心的現象の分解・境界設定・区別および記述であり,それを通して現象は明瞭にありありと心に描き出され,一定の表現で規則的に命名される」とする［研究II200頁］。つまり,「心的現象を孤立させ,特徴づけて概念的に確定する」こと［同202頁］,もっと端的に言って,恒常性をもつ(と仮定された)共体験の仕方を伝達するための術語の作成こそ,彼が考える(現象学的)記述なのである。
　したがって,初期の大論文『妄覚の分析』[2]において実行された知覚の分析——知覚を感覚素材・時空間直観・作用体験といった構成要素から区別し,合わせて表象や実在判断から分離してゆく手続き——自体が,彼の言う記述の範例なのだ,と言ってよい(「分析の目的は,記述であって説明ではない」[研究II12頁])。「こうしてわれわれは諸種の幻覚,妄想体験,強迫現象,人格意識や欲求などを記述する」[上巻38頁]のである。
　これは,記述という言葉の,かなり特異かつ常識離れした用法である。一般的な見方からすれば,明らかに客観的・説明的な方向性をもった手続きであって,これを現象学,すなわち主観的精神病理学ないし主観的心理学[研究II199頁；上巻85頁]とみなすことが果して妥当であろうか,とさえ思えてくる。さしあたり,以上の点を確認しておき,次に私が問題としたいのは,現象学の課題を構成する前述の二つの契機,つまりa)患者の心的体験を静的に了解ないし共体験する行為と,b)それを概念的に区別し,術語を付与する記述行為,との間には少なからぬ隔たりがあって,この二つは何の議論も要せずに結びつくものではないだろう,という点である。この二つが切り離してほぼ独立に遂行できる方法であることは,たとえばKohutの自己心理学の共感的方法がa(共体験)だけを,またDSM-IIIのような客

観主義的精神医学がb（記述）だけを，ほぼ純粋に指向していることをみれば明らかであろう。

　Jaspers自身は，精神病理学者の記述を，組織学者が形態学的要素を記載する行為にアナロガスなものとみなしている。すなわち，現象学的記述の役割は，ある組織学者のひとたび記載した形態学的所見が，他の研究者が別の材料の中に同一の所見を再認する手がかりを与えるのと同じであるという。組織プレパラートと患者との相違は，aの契機のみによって担われる［研究II203, 215頁；上巻84頁］。これは要するに，Jaspers自身が，この二つの契機のアマルガム性と，bの手法の自然科学性＝非現象学性を自ら認めてしまっているようなものではないか。

　異質な二つの契機を強引に結びつけたところにJaspersの現象学の特徴があり，そこから（真正妄想のように）aの不可能性をもってbの行為を可能にするというような道も開けてくる。しかし，一般にbの操作があまりに容易で慣用化された現象に対しては，われわれはaなどいちいち行わないし，実はかえって遂行困難なのかもしれないのである（Husserl流の現象学的還元の困難さ）。現象学的記述を組織学者の形態学的記載と等置して，誰かがひとたびaを通じてbに成功しさえすれば，その後の人々は，先人の作ったbを指標にaを容易に遂行し得るとするJaspersの考え方は，現象学を，共体験の仕方を他者に伝達・教育するための技術にまで矮小化している。ある特定の医者が特定の患者との間にもった共体験から心的現象を孤立させ，常に不動の一つのものを意味する概念として規則的に命名することが可能だとしても，そのような概念が，他の医者や他の患者との間で生じる共体験をも全面的にカバーできるとは限らない。他者の体験形式の中に自己のそれとは同型でないものの存在可能性を最初から排除してかかることは，理論的にも治療実践的にも，大きな問題を含んでいる（後述）。

　Jaspersの記述は，現象学としてでなく科学的方法として読むならば，それなりの説得力がある。『妄覚の分析』において，知覚の中にその構成要素（ではあるが知覚そのものではない感覚素材，時空間直観，志向作用）を区別し，次いで（意識内で行われる）判断作用を（意識外で成立する）知覚から分離して，妄想を実在判断の異常形態と把えてゆく区別・限定・術語付与行為は，なかなか鮮やかである。しかし，それはほとんどbに関する議論であって，彼の記述現象学においてaは，言ってみれば要素主義的とみなされないための補填物にすぎないように思われてくる（今日一般に流布しているJaspers理解は，この点を逆に見ているように思われる）。

　このような分析＝記述を通じて孤立させられ，概念的に確定した心的現象の，（それ以上他の意識要素へ還元できない）窮極的な体験形式としてJaspersが挙げるものが，知覚・表象・判断作用・感情・自我意識・偽幻覚・（実体的）意識性・真

正幻覚・真正妄想などの個別現象なのである［上巻88, 202頁；研究II203-209頁］。ちなみに総論の現象学の章は，個別的な現象が（10足らず）対象意識から自我意識に至るまで羅列されており，その項立ての必然性が一見判然とはしないのだが，これらの項立ては，『妄覚の分析』における知覚の分析の途上で派生し区別されてきたものとみれば，納得がゆくだろう。

2. 実体性（Leibhaftigkeit）

『妄覚の分析』[2]では，知覚を他の意識要素へと還元できない根元的・究極的な現象として孤立させるための議論が，①実体性の有無を指標として知覚（妄覚）を表象（偽幻覚）から絶対的に区別するとともに，②その区別の根拠（実体性）から実在判断を分離し排除する，という二重の区別立てによって行われている（それゆえ，この論文は，「実体性と実在判断」という副題をもっている）。

真正幻覚から病的表象（偽幻覚）を区別したKandinskyの仕事こそ，Jaspersにとっては現象学のモデルなのである［研究II216頁］。彼はKandinskyの見解，つまり，①現象の実体性（＝客観的性格）と実在判断との間に記述的な差異を認めて，この二つを分離して取り扱ったこと，②幻覚・偽幻覚・表象の区別は前者（つまり実体性）の中でなさるべきこと，③偽幻覚と表象との間には移行的な現象があるのに対して，偽幻覚と幻覚とは深淵をもって分かたれること，などの見解を賞揚するとともに，後のGoldsteinなどが，このような現象学的区別を曖昧化したために議論に混乱を招

	知覚	表象
一	知覚は實體的である（客観性の性質を有する）。	表象は模像的である（主観性の性質を有する）。
二	知覚は外部的客観的空間に現われる。	表象は内部的主観的表象空間に現われる。
三	知覚は定まった輪廓を持ち，完全で，あらゆる点で極く細部まで現われる。	表象は不定の輪廓を持ち，不完全で，細部は部分的にしかわからぬ。表象においては，少数の要素がこれに該当しているときもある。しかし大多数の要素に関しては，表象がこれに該当していない。のみならず視覚的には何でも灰色にしか表象しない人が多い。
四	知覚においては，個々の感覚要素は感覚的新鮮さに充ちている。例えば色彩は燦然と輝く。	表象は浮動し，溶け去り，たえず新たに産出されなければならない。
五	知覚は恒常で，容易に同じ工合のままで固持しうる。	表象は意志に左右され，任意に生ぜしめられうる。そして能動性の感じを以て産出される。
六	知覚は意志に左右されず，任意に生ぜしめたり変化させられたりできない。そして被動性の感を以て受取られる。	

いたのだ，と主張する。客観性性格＝実体性や偽幻覚といった術語自体も，Kandinskyからそのまま踏襲したものであるらしい［研究II9-12, 94-96頁］。

知覚から判断過程を分離する必要性や，知覚（と表象）の中に三つの構成要素（感覚素材，空間直観，志向作用）を区別してゆく操作は納得のゆくものである。それに対して，これら三つの構成要素のおのおのについて知覚と表象の間に質的な差異を認め，結局は実体性と模像性の対立へと収束させてゆくJaspersの議論［研究II24-38頁］には曖昧な点が多く，論点先取（知覚の実体性vs.表象の模像性という結論を前提とした議論）の疑いもある。知覚と表象の対比に関する最終的な結論は，次頁に掲げた有名な表［上巻104頁；原論54頁；研究II210頁］で，結局のところ知覚と表象を絶対的に区別する標識は，実体性vs.模像性および外部空間性vs.内部空間性の二つだけ——これを一つにまとめれば，客観性性格vs.主観性性格——ということになっている。

知覚と表象の区別に関するJaspersの標識が誤っている，というのではない。問題にしたいのは，実体性の有無による区分を核にして現象学全体を構築しようとするJaspersのやり方にどれだけの意味があるのか，という点である。Jaspersの知覚論，ひいては現象学全体の中で，このように決定的意味をもたされている実体性とは，いったい何なのか？

実体性とは，上巻91頁の言い換えによると，「生き生きと感触されているとの感じをもって」「触れ得るように現前して」の意味である。

> In den Wahrmehmungen steht der Gegenstand *leibhaftig* (andere Ausdrücke: als "fühlbar gegenwärtig" mit dem Gefühle lebendigen Ergriffenseins, mit Objektivitätscharakter), in den Vorstellungen *bildhaftig* (als abwesend, mit Subjektivitätscharakter) vor uns.

そして彼は，実体性をただちに（さしたる説明もなく）客観性性格と言い換える。彼が実体的なものとして挙げているのは，正常知覚の対象のほかに，残像・錯覚・真正妄覚・かすかな物音や燈火・意識性などである。「これらの諸現象は，発生的にも，また他のあらゆる点でも異なっているかもしれないが，実体的であるという一点では共通している。この実体性は，実在性とはまったく別の事柄であって，実体性の確認は，実在判断から本質的に異なったものとして分離されねばならない」［研究II36頁］。

Jaspersの現象学が，諸現象の間に境界設定と分離をもたらしたばかりではなく，逆に，従来は存在していた諸現象間の区別を撤廃したり入れ換えたりもした，とい

12. 臨床的方法としてみた記述と了解概念　237

う点は銘記されねばならない。たとえば，知覚と妄覚との間の形式的な区別は，実体性という共通性格の強調によってかえって曖昧にされる（渡辺が述べるように[16]，両者の実体性そのものに差異を認めようとする視点が彼にはない）し，もともと思考の領域に属する意識性（Bewußtheit［Ach］）の概念に，実体性の概念を継ぎ木することによって（「表象することなしに文字の意味がわかる」思考的意識性から類比的に，「感覚なしに，誰かがいるのがわかる」現象を実体的意識性と命名し），これを"意識性の錯誤"として"感官の錯誤"に対立させた[5]などは，その例である。実体的意識性の概念は，彼がKandinskyの偽幻覚に倣って，自ら取り出した記述現象学の成果の範例（現象学的に窮極な体験現象）なのであろう［上巻91頁；研究II361頁］。しかし，この概念が精神医学のその後80年の歴史の中で誰からも取り上げられずに終わったことは，宮本[8]が述べているとおりである。偽幻覚にしても，厳密な定義にしたがって使おうとする傾向は，今日では稀薄である。

　Jaspersの現象学にとって一次的に重要なものは，正常現象と病的現象との区別（たとえば知覚と幻覚との区別）ではなくて，実体性の有無の区別や実体性と実在性との区別の方なのである。このような考え方にどれだけの臨床的意義があるかはさておき，彼が実体性と呼ぶものの性質について，もう少し立ち入って考察してみよう。

　知覚を表象から区別するふつうの標識は，対象の与えられ方の恒常性や受動性とか，輪郭や細部の明瞭性など（つまり，Jaspersの表で言えば，標識三，五，六）に求められるのが常識的であろう。Jaspersの実体性を特徴づける，lebendigとかfühlbar gegenwärtigといった形容は，表象にも——特に発病前野において——十分当てはまるものではなかろうか。知覚は感覚的な新鮮さに満ちている一方，表象は灰色である（標識四）という見解についても，（灰色という言葉を比喩的意味にまで拡張すれば）逆の印象をもつ人が少なくないであろう。つまり，彼のいう実体性には，客観物としての"冷たい"性格と，lebendigでfrischな性格とが混在しているのだが，彼は後者を主観性性格に由来するものとは認めないのである。これに相応して，表象の主観性は生命的要素を失ったもののようにみなされる。こうした見方が臨床的事実と合致しないことは，たとえば非定型精神病における表象活動の活発化ひとつをとってみても明らかなことであろう。

　要するに，私は実体性を客観性と同一視する彼の考え方を理解できないのである。したがって単一の実体性を現象学的区分の要として，至るところに持ち出してくるJaspersのやり方の有効性には疑問をもつ。実体性概念を臨床にとって役立つものにするためには，種々の病的現象と正常現象における実体性の相違をこそ問題にしなければならないだろう。彼の現象学は，知覚に対する幻覚の形式的特性を概

念化(しようと)していない。また,彼は客観性および主観性という言葉の意味と区分点を,都合により頻繁に移動させて使用する［上巻39頁］。総論の叙述のわかりにくさは,その点にも起因しているように思われる(後述)。

3. 実在判断(Realitätsurteil)と現実性(Wirklichkeit)

実在判断は,前項で述べたように知覚(妄覚)の実体性から分離された。後者が意識外の過程によって説明されるべき直接の所与であるのに対して,判断の成立は意識の内部で生じる。つまり,判断作用は,知覚の一部ではなくて,知覚にひき続き,知覚に基づいて行われる過程とみなされる［研究II18, 93頁］。実在判断は次に,判断過程の中で,心理学的判断,すなわち自分で体験した事柄の真偽に関する判断からも区別され,純粋に外部の現実性に対する判断とされる［同21, 94頁］。この相違を具体的に言い表わすと,心理学的判断が,

> ich erlebe dieses und jenes, ich bin sicher, dies leibhaftig zu sehen und zu hören, diesen Vorgang wahrzunhmen.

という,ich erlebe型の,主観的文章形式をとるのに対して,これに対応する実在判断は,

> ich bin sicher, daß dies und jenes existiert, daß dieser Gegenstand wirklich ist, daß dieser Vorgang wirklich geschieht.

のように,自動詞型の,客観的な命題形式で表現される［同47頁］。つまり,実在判断は(意識内で遂行されるにもかかわらず)その志向的性格を否定(＝脱現象学化)されているのである。このような区別立で——最近ではSpitzerが用いている[12]——は可能ではあろうが,それは実在判断というものをかなり抽象的な,論理レベルに限局する方向性をもたらすことだろう。それに,客観的な言述形式と言っても,話し手がいる限り純粋に客観的なものとなり得ないことは,Jaspersが実在判断の客観的な表現を,ich bin sicher, daß～によって括らざるを得なかったことからも明らかである(ここにも,彼の二元論的整理がもたらす曖昧さを見ることができる)。

この二つの判断過程は必ずしも同調せず,心理学的判断が明瞭・適切であっても実在判断があやふやないし誤っている症例［研究II64頁のクラウス夫人］もあれば,逆に,妄覚に際して即座に正しい実在判断を示す(その実在性を否定できる)

ケースもある。しかし後者の場合は，実は妄覚ではなくて偽幻覚にすぎない，とJaspersはいう［67頁，メルク嬢；70頁カンディンスキー］。Jaspersにとって重要なのは，もちろん実在判断の方である。それは，妄覚に対する正しい実在判断が病識の一部を構成するからであり［63頁］，また妄想を妄覚その他から導出できない"了解不能な"誤った実在判断として規定しようとする意図からである［同94頁］。

実在判断の過程は，次の三つの段階に区別される［研究II21，42頁］。①対象の単なる現実性性格，②無媒介性実在判断，③媒介性実在判断。①は，未分化な状態，つまり判断形式がまだ明確に生じない間（たとえば意識混濁時やどちらでもよい対象を相手に注意力が不足している際），知覚作用の中で思念されている対象に備わっている性格である。知覚には必然的に判断過程が接続すると考えるJaspersにとって，①の現実性は明確な実在判断によって排除され，交換されるべきものとみなされている。無媒介性実在判断とは，その実在判断が一つの現に体験されている実体性のみを根拠とする場合のことであり，それは（より広範な経験や無矛盾性のような論理的明証性に基づいて批判的に吟味される）媒介性実在判断へと進んでゆく。Jaspersは②から③への移行を天動説から地動説への思考転換にたとえているが，これは妄覚の体験的な実体性を論理的な（媒介性）実在判断によって訂正することへの要請に他ならない［同40頁］。現実性性格のみが体験されるのであって，実在判断は体験されない。"現実性性格"について語ることは，精神生活のある低次の段階においてのみ意味があるにすぎない，というのである［同44頁］。

しかし，体験の現実性が論理や経験に基づく実在判断の中に解消されるべきものと考えると，あらためてJaspersの言う実在とは何か，また実在と現実との関係を彼がどのように考えているのかが問われねばならなくなってくる。結論的にいうと，彼の場合，現実という言葉が非常に広範な領域をカバーする一方，実在性の方はひどくやせており，単に知覚（妄覚）や表象（偽幻覚）に対する正誤の判断機能を要請するための科学的・方法的な抽象物のように思われてくる。idealに対する意味でのrealや，Janetの実在機能（fonction du réel）なども，Jaspersにとっては実在ではなく，現実の方に属するのである［上巻142頁］。Jaspersの現実概念は，本来は実在の方に帰すべき領域をも包含するために静止的であり，また他方で（拡張しすぎたために）その相対性・浮動性が強調されすぎて，生成的・活動的なアクチュアリティの要素が，不明瞭になっている。

総論における現象学の第四項「実在性の意識と妄想」は，実在意識に関する論理学的および心理学的前置きをもつが，実際に論じられているのはほとんど現実の方ばかりである。彼は，現実という概念に，まず論理的立場から四つの用法を区別した後，実践の立場から現実には現存性（Gegenwärtigkeit）の体験が付け加わらねば

ならないとする。現実は，①実体的知覚の中に感覚的実在性として，②実在判断の基底にも未分化な現実性性格として，③静的了解の中にも，まざまざとわれわれの心に描き出すべき患者の体験として，さらには④媒介性実在判断の吟味によって演繹される真理・万人に共通の知識として存在する。中巻［39頁］によれば，現実とは，客観的に確定したものではなく，一共同社会の信念に従ったもので，自然界であり，社会の秩序であり，個々の他者である，というところまで拡散してしまう。

なるほど，「現実的なものは，われわれに及ぼすその抵抗によってわれわれに実在性の意識をもたらす」とか，「私に関する実在性は，私が育った文化の伝統によって私に対し構造を与えられ，内容的に発展されたところの一般的実在性の中に埋包されている」といった表現は認められる［上巻143頁］ものの，Jaspersにおける実在概念の内包の乏しさと観念性は覆うべくもない。それは，外界に存在する対象やその知覚でさえなくて，知覚に対する正誤の判断要請を確保するために作り出された領域にすぎない（彼においては，判断抜きの実在は存在しないも同然である）と思われる。

他方で，実在判断と了解関連との関係が問題になる。真正妄想を了解心理学の外部に（現象学の領域内に）維持するための実在判断の領域に，随所で了解関連が混入してきてしまう。「実在判断は動機から"了解"される」［研究II 93頁］，「実在判断における了解関連を解明する」［同84頁］，「実在判断において捕捉される現実というものの標識は，次のようになる。即ち現実は，経験の関連において現実とわかるもののみである」［上巻144頁］。

実体性との対比を鮮明にしたいあまり，実在判断を安易に了解関連の次元にあるとするならば，真正妄想はもちろん彼の現象学自体が，了解心理学の中に包含されてしまうではないか。実在判断は，現象学と了解心理学のいずれの領域にあるのだろうか？　二股をかけた形の曖昧さは，Jaspersの多くの概念に認められる特徴である。

Jaspersが，記述という言葉をこのように特殊な意味で使用したこと自体に問題があるわけではない。現代論理学（ラッセル）における記述の理論が，固有名によらずに個物を指示する方法を「確定記述による方法」としたことなども，記述概念についての特殊な，方法的使用と言えるだろう。Jaspersを離れて，筆者自身の念頭にある記述という概念は，「さしあたり患者の心的体験に対する詳細な意識的理解は棚上げにして，患者の陳述をできるだけそのまま忠実に書きとって記録する方法的行為」といったものである。これは一見，いかにも未分化かつ無自覚な記載行為のように思われるかもしれないが，そうではない。これによって，Jaspersその

他の記述ではまったく気づかれない事柄,たとえば書き取り困難な言語表現が含む統合失調症性の問題などが,明るみに取り出されるのである[14]。もちろん筆者としても,患者を前にしてJaspersの意味での共体験や記述行為をまったく行わないわけではないが,あまり深読みはせずに上記の態度に移ることを心がけている。

その理由は,患者の心的体験を,その場の音声言語による陳述のみから,直接的に把握しようとしすぎてはいけない,話し手(患者)の体験および音声陳述と聴き手(医師)との間には文字を介在させた方がよい,と筆者が考えるからである。その場ですんなり了解できる言述でさえ,分析が必要である。もともと陳述は,単に話し手の内面を表現したものではなくて,話し手にとっても聴き手にとっても不透明で外的な,言語というものをも表現している。この外的なものに迫るためには,音声表現に万全の信頼を置いた記述や直観主義的な明証性信仰では不都合であり,書字記録への変換によって臨床現場の直接的な表現をいったん間接化し,いつでも読みうるテクストと化する方法があることが望ましい。

この記述記録は,患者に属するものでも私に属するものでもなくて,私や患者の外部にある。記述によるテクスト化によって,患者の陳述(とそれに対する聴き手の了解)があらかじめ絡めとられていた言語という外部性が確保されるとともに,その限界内で私固有のパースペクティブ(テクストの暫定的な"私有化")も可能となる。Jaspersの分類でいえば,これは患者の陳述を,現象学ではなくて"意味ある客観的事実"として把えようとする態度である。

記述されたテクストは,得られた現場から時間・空間を隔てて読まれるとき,そのつど異なった意味を読み手に与え得る。それは,読み手の気分次第で変化する不正確な解釈を意味するものではなく,言語の複線性や外部性の正当な反映なのである。同一の言語内容であっても,自分が言った場合と他人から言われた場合とでは大いに効果が異なるし,患者の陳述を逐一そのまま医師がオウム返しにすることによって同一のパロールが異なった意味を帯びてくる。これらの事態は,しばしば非言語的な表出レベル(いわゆる身振り言語)の問題として扱われがちだが,本当はもっと構造的なレベルの問題(自他の非対称的構造や音声の一次元性から文字の多次元性への解放など)を含んでいるはずである。Jaspersにあっては,もちろんそのような観点が欠けているから,現象学的記述と客観的に意味あるものの表現了解と冗長な症例記載への意図[研究I143頁,研究II353頁;上巻50頁,75頁]の三者が,必要以上に分離し,非現実的なものになってしまっている。

筆者のいう記述方法の,具体的な症例への適用については,別稿で行われる予定である[14]。

II 了解(関連)について

　Jaspersの現象学は、前述のような問題点を含むとはいえ、それでも方法に関する規定——"科学的"な分析作業によって事象を区別し概念化してゆくこと(記述)、および静的了解を通じて"普遍的な"共体験を試みること——は、明確かつ具体的であった。筆者自身は、彼のやり方に大きな(臨床的)意義を認めることができないものの、それが精神科医の行為に一つの具体的な指針を提供することは確かである。これに比べると、了解心理学という方法に関する彼の規定は、はるかに曖昧である。精神科医は、患者に対して自分がいま行っているこの了解行為が、果してJaspersのいう了解心理学という方法に適っているのかいないのかについて、いつも不確かな気分から抜け出せない。それは、了解関連に関する彼の規定が、具体的内容を欠いていて矛盾の多いものであると同時に、彼が了解心理学を非常に中途半端な、現実には維持できそうもない中間的存在として位置づけてしまったことにもよると思われる［中巻16頁］。

　ここでも、総論の中から具体的な叙述を取り出して論じてゆこう。Jaspersは、発生的了解の試みが、次の二つの限界(つまり了解不能なもの)に突き当たる、と繰り返し述べている。一つは、自然＝因果性＝身体＝意識外の機構であり、いま一つは、実存＝自由性、可能性である［中巻10, 15, 85, 88, 95, 194頁］。この二つの了解不能なものが、心理学的な了解可能性の前提または基礎となっていると強調することで、彼は了解心理学の枠を狭めようとする。さらに、了解関連の章を締めくくるにあたって［中巻95頁］、彼はやや唐突に、了解心理学の限界を三つに再編成してしまう。「実存の現実」、「器質的疾患と精神病という現実」の二つに加えて、ここで登場する第三の了解の限界は「生来の経験的性格という現実(Wirklichkeit des angeborenen empirischen Charakters)と呼ばれ、「これは最後決定的に認識できず固定させることもできないが、了解可能なものは、浸透できないもの、変えられないものとしてのこの性格のところにまで、境を接しているのである」とされる。続いて「人々は同じように生まれついたものでなく、種々の程度に、種々の大きさに、高貴で、あり卑俗である」と記されているのをみると、これはJaspersが、性格の個人的な差異を了解関連の枠外に締め出そうとした意図とも読みとれる。しかし、それでは、性格を了解関連の全体と定義して、了解心理学の内部で(第4章として)取り扱おうとする総論全体の姿勢とは明らかに矛盾してしまう。ここに表われた発生的了解に際しての個人的・性格的な差異の消去こそ、彼の了解心理学の臨床的意義を疑わせる大きな弱点と思われる。

二つの限界のうち,自然＝因果性＝生物学という限界設定に対しては,「因果的説明には限界は少しもないのに反して,了解は至る所に限界をもつ」[中巻5頁]という彼のテーゼが取り上げられ,それに対する批判がある程度は行われてきた。了解は,そもそもの初めから説明を内に含んでおり,両者の関係は密接不離・相互浸透的である,とする安永の批判[17]などが,その代表と言えよう。安永も言うとおり,説明と了解の分離や明証性といった概念は,臨床の実際問題にあたるとたちまち維持できなくなるのである。そもそもJaspers自身でさえ,「意識外機構を条件とした了解関連」といった章を設けて,(意識外機構という)説明の導入による了解関連可能性の拡張を試みているではないか[同15, 97頁]。

説明と了解を,理論上で完全に分離しようとする試みには無理がある。とはいえ,臨床実践の上で,自分の個々の了解行為がどのような説明図式を内に含んでいるのかについて自覚し,できるだけ区別してゆこうとする態度は至当なものである。これと違って,第二の限界,つまり心理学的了解を哲学的実存開明から峻別しようという要請に関しては,理論的にはともかく,この区別を臨床実践に求める姿勢は,不自然かつ反治療的なものとなりかねない。

そもそもJaspersは,具体的に言って,現象間のどのような関連を了解関連と考えていたのだろうか？　実はその点が,必ずしも明瞭ではないのである。了解関連についての彼の叙述は,随所で実存開明や説明に関するそれに脱線しており,了解関連そのものに関する叙述は,きわめて貧弱なのである。了解関連の章の分量は,原論(第3章第1節)ではわずか8頁にすぎない。総論では,それが77頁と大幅に拡大されるが,その大半は欲動の概念や象徴研究に関する抽象的な議論や,発生的了解を形式的に規制することに費やされて,「内容的了解関連」という章題を裏切っている。了解関連の章の冒頭[中巻21頁]で,彼はただ,「誰でも自分の経験から教えられた(何度も反復したからということによるだけでなく,同時に自分が出会った実際の個々の例の了解性によって)精神生活における多くの関連を知っている」と,あたかも自明なことのように述べる一方,自らは実例を示すことなく,了解関連の具体的内容については神話や文学作品や哲学から学ぶように,と指示するのみである。そこから考えると,了解関連という言葉で彼の念頭にあったものは,"偉大な了解心理学者たち"(彼は,20名近くの名前を挙げている)によって発見された"創造的な"関連の総体といったものになるのであろう。しかし,それが,われわれ凡人が社会経験から教えられる通俗的な了解関連とただちに一致しないことは言うまでもない。通俗的普遍性と創出的"真理"性のどちらに了解関連の範例をみるのか？　Jaspers自身は,これらを区別する意識に乏しい(後者はただちに,普遍的・客観的真理として万人に流布するのが当り前とみるかのような,楽

天的姿勢である）ので，彼の議論には理解困難な曖昧さが生じてくる。
　筆者は，議論を具体的に行うために，邦訳で200頁余りある総論の第2部（了解心理学）全体の中にJaspers自身が自分で挙げている了解関連の実例を探してみた。驚いたことに，ほとんど次の四つしか見つからなかった。

　a）攻撃された者は腹を立て防御行為をするし，欺かれた者は邪推深くなる［中巻2頁；原論180頁］。
　b）道徳的要求や宗教が，弱さや惨めさの意識から（反応形成として）発生する。それらは弱者の怨恨(ルサンチマン)から了解できる，というニーチェの洞察に対する肯定［中巻3，7，32，37，99頁；原論185，195頁；研究II224頁］。
　c）パンの値上がりと窃盗の増加との間，秋の空と自殺との間に，統計頻度によって帰納的に確認される以外の型の関連（つまり了解関連）が存在する［中巻4頁；研究II225頁］。
　d）弱い者やみじめな者は，資質豊富で幸福な強い人に対して嫉みや復讐心をもつに違いない，と恐らく了解される一方，逆に，彼らは彼らの現実に対して誠実で，分に甘んじ，彼ら自身がそうでないものを愛し，困苦によって育成されて純一な魂となるということ——これを我々は同じく了解する「中巻87頁］。

　Jaspers自身が了解関連と認めたこの四つの具体例を材料にして，彼の抽象的な議論の背後にある了解関連観の混乱ぶりを検討してみることにしよう。
　まず，aであるが，これは筆者が通俗的普遍性をもつ了解関連と呼んだものの典型例とみてよいだろう。一見きわめて明証的であって，Jaspersが望むとおり，確信させる力を事柄自身の中に持っているかのように見える。しかし，この種の発生的了解を臨床に適用しようとすると，次のような問題がただちに生じてくる。まず第一に，相手の状態ないし人格を「腹を立てている」とか「邪推深い」などと言語で同定することや，その人が誰かから「攻撃された」とか「欺かれた」と称するに足る行為を被ったと判定することが，必ずしも全員一致の同意を得られるとは期待できそうにないこと。第二に，われわれは毎日の臨床で，「攻撃を受けた」とまではとても言えそうにない他人からの行為に接して激怒している境界例患者や「怒り出すのが当然」と思われる状況の中で平静に振舞うアレキシシミア患者などと出会っている。明証的な了解関連に従わないこれらの患者は，それゆえただちに(特別の素質や病気を想定するという)因果的説明に供されるべきなのであろうか？否，われわれはここで，意識外の機構を導入し，als ob verstehenを行うよりも以前

に、この現象自体をあり得ることとして了解しているのではあるまいか。いずれにせよ今日の臨床家は、Jaspersのように了解関連に単一的な普遍妥当性という形式を要求しなくなっていることは確かであろう。

　bは、偉人による創出的"真理"を担った了解関連の範例であり、Jaspersは至る所でニーチェのこの洞察を、好んで例に引いている。しかし、その扱いに関しては、Jaspersに奇妙な動揺が認められる。「キルケゴールとともに、もっとも偉大で無比な了解心理学者」［中巻23頁］であるニーチェのこの見解を、Jaspersは、人類がこれまで気づかなかった精神的関連を了解心理学にもたらしたものとして高く評価する。これによってわれわれは、「まったく非個人的な、私的なものから解き放たれた了解的関連に対する直接的明証性を体験する」というのである［中巻3頁］。ところが、その数行後には、「ある了解的関連の明証性があるからといって、この関連が何か個々の場合にも現実であるとか、一般に事実生起するということが証明されているとは限らない」と述べて、「ニーチェがこの了解関連を、キリスト教の発生という実際上のある特定な事象へ転用することは、この関連の一般的（理想型的）了解は正しいにもかかわらず、誤りであることがある」とする。「なぜかというと、個々の場合における了解的関連か真か否かの判断は、その明証性のみに基づくのではなく、客観的材料（言葉の内容、精神的創造物、行為、生活様式、表情運動）にまつところが大きいからである。しかし、これらの客観的なものはいつも不完全にとどまり、個々の実際の事象の了解は皆、したがって多かれ少なかれ解釈を出ない」ということになる［中巻3頁；研究II224頁］。

　上述の引用部分は、Jaspersの論理の特徴がよく表現されているところだが、臨床的観点からみても、ニーチェ理解という点からみても、疑問を呈せざるを得ない。まず後者に関して述べるなら、ニーチェが一次的に問題にしているのは、（自分が牧師の息子としてその中で育ち、今もその中で生きている）キリスト教という個別宗教の発生自体なのであって、（Jaspersが一次的とみなしたがるような）宗教一般や道徳一般の発生に関する議論などは、むしろ二次的な派生物にすぎない。ニーチェは、宗教一般の発生に関する理想型的了解関連をキリスト教の発生問題に転用したのではなくて、キリスト教道徳の発生という特定事象に対する経験的洞察から、理念的な了解にも言及したのである。このことは、少しでもニーチェを読んだ者にはほとんど誤解の余地がないほど"明証的"と思われる。にもかかわらず、Jaspersのように本末転倒の解釈を行うこと自体が、実は、（ニーチェがキリスト教とともに怨恨の典型的な産物とみて糾弾した）プラトニズム＝イデア主義のなせる技と言えるだろう。Jaspersの精神病理学においては、常に個別性・具体性・主観性・臨床性が不足する一方、一般性・理念性・客観性・抽象性が先行し、過剰に重

んじられている。多くの研究者が前者から後者へと進むのに対して、彼は最初から最後まで後者にとどまって、めったに前者へと降りてくることがないのである。

臨床的観点から言えば、臨床家にとって問題なのは、目の前の患者がもつ信仰と彼の性格や生活史的困難との間の了解関連（Jaspersの言う解釈）であって、学としての了解心理学を完成させることなどではない。了解関連の明証性が、個別ケースへの適用に対して何の判断基準も与えないというのならば、そのような理想型的了解は臨床的に価値のないものである。理想型にせよ明証性にせよ、議論を受けつけない種類の絶対性を付与されたかのような、筆者にはよく理解できない概念である。しかし、筆者は少なくとも、Jaspersが疾患単位の理念に関する箇所で述べているように、理念は「個々のどの症例の中にも決して実現されない」としても、「望み多い研究方向をわれわれに指し示し、経験的な個々の研究にとって真の目標点となっている」［下巻21頁］という程度には実践との関連を持たねばならない、と考える（同一の理念が到達すべき唯一不動の目標であり続けることはむしろ問題で、経験的な個々の研究をそのつど押し進める力となってさえいればよい、と考える）ものである。

発生的了解の関連が理想型的関連であって、それ自体において明証的である一方、個々の実際の事象の了解には客観的材料（つまり、意味ある客観的事実［上巻394頁］）が不可欠であり、（それは常に不完全なものにとどまるから）個々の了解は解釈にすぎない、とJaspersはいう。しかし、彼は、この客観的事実に対しても、「了解される」という術語を常用する。「了解されたものが表現運動や言葉による表明や行為によって十分呈示される場合、これを了解という。一方、解釈とは、既に以前他の例で了解された関連を、今の例にある程度の確からしさをもって転用するのに役立つ手掛りがわずかしかないものをいう」［中巻9頁］。了解と解釈の対比に関するこの二つの定式化の間には明らかに懸隔がある。言い換えを重ねるたびに——ふつうの著者とは反対に——概念の内容が拡散し、論旨が不明瞭になる。これはJaspersの総論の随所で認められる特徴である。

Jaspersが本来の了解関連と考えていたのは、aのような通俗的関連ではなくて、bのごとき創出的な関連の方であったろう。しかし、ニーチェやキルケゴールの洞察にせよ、デカルトの「我思う、ゆえに我あり」にせよ、このような了解関連はいつの世でも大衆にはむしろ隠された"真理"であって、決して多数者が明証的に確信するものではないだろう。後世の哲学者たちにとってさえ、決して一律に、明証的に了解されるわけではないからこそ、現在も多様な解釈が行われているのである。「ニーチェが（この了解関連を）われわれに確信的に了解させるならば」とか「発生的了解の直接的な明証性を、われわれは体験する」とJaspersは記すが、この

「われわれ」とは，いったい誰なのか？　だいいち，このような了解関連を普遍的な真理として承認するように万人に求めることは，彼のいう実存的了解の問題であって，了解心理学から逸脱しているのではないだろうか。ここには奇妙な主観主義ないしロマン主義の影がある。彼によって了解関連の明証性に課された二つの契機——個人に直接，疑問の余地なく体験されるということと万人に普遍的な妥当性を有すること——は，両立しない場合が少なくない。こういう点にこそ詳細な分析が必要と思われるのにもかかわらず，Jaspersは，たとえば「われわれは認識者として，平均なるものをすべてに対する尺度とすることを反省しなければならない。人間一般としての人間の中に隠れて，気づかれぬ位に，可能性として存在するものは，稀にしか現れなくても差支えないのである」[中巻187頁] といった高踏的・抽象的な言い方を残して，彼のいう実存の中へと逃げこんでしまうのである。

cのように，一見頻度統計から帰納的に得られたかに見える（常識的な？）関連，つまりパンの値段の上昇が社会に窃盗犯の増加をもたらしたり，（どんより暗い？）秋の空が人を自殺に誘う（もの寂しい雰囲気をもつ？），といった関連について，Jaspersは，統計調査では秋より春の方に自殺が多いという事実を挙げて，これらの例に（統計にはよらない）了解的な関連性を認めているようである。そのすぐ後に，「たとえば，ある作家が，まだ起ったことがないような了解的関連を異論の余地なく提示するということが確かに考え得る。それは，非現実的ではあるが，理想型の意味で明証性をもっている」[中巻4頁] と書いているところをみると，彼はたとえばカミュがアルジェリアの太陽と殺人行為との間の了解的関連を説得的に提示した方法を認めているようだ。しかし，この二つの了解関連は，果して類比的な関係にあるだろうか？

ここでも筆者は，実際患者への適用可能性について考えてみたい。さて，私が，私の患者の窃盗行為や自殺行為に直面して，それが（本人の陳述やそれ以外の情報から）物価上昇や秋の空に関連がある，と感じたとしよう。しかし，私がそれを，重大な，唯一の理由とみなすことは，まずあるまい。物価上昇や秋の空は，さまざまな動機連鎖の中でかなり遠隔的・末梢的なところに位置する間接的な理由とみなされて，もっと大きな理由が他に探究されるはずである。つまり，実際臨床場面においては，この了解関連は，Jaspersに反して，ほとんど明証性をもち得ない（客観的材料の不足のためにではなくて，関連を想定された両項の性格上の相違によってもち得ないのである）。その明証性のなさは，経験的な解釈一般がそうであるのとは違った意味での（つまり，客観的材料が最高度に増えても解消されない種類の）明証性のなさである。

他方，ムルソーの行為に関する了解関連は，客観的意味ではもっとありそうにな

い。しかし，われわれがこの小説の中でムルソーに感情移入するとき，ある独特の意味でこの関連が"明証的"に体験される。それは，物価上昇→窃盗犯の増加や秋の空→自殺の了解関連とは見方の次元が異なる，(理想型的であるというよりも)個別において普遍的であるような了解関連ではあるまいか。Jaspersは，ある人の行動予知の確実性は，了解から発するものではなくて，一方では，経験の頻度から，もう一方では，交通(コムニカチオン)の実存的な確実性から由来する，という［中巻89頁］。しかし，後者を了解から区別する必要はないし，また後者から誤る可能性を奪うことは，実存の自由性を奪うことでもあるだろう。

　dは，了解関連が，相反するものの間の弁証法的運動の循環によって拡張されてゆく，という形式を論じたところ［中巻63, 69, 87頁］に関連して出てくる例である。Jaspersは，この例から，「反対のものは，同じく了解可能である」「可能性は常に二義的である」「それの反対を了解的に辿らず除外することは，経験的全体に着目していないために，先験的了解に走るに至る(誤りである)」といった形式的テーゼを導く［中巻88頁］。

　筆者は，これらのテーゼを大筋において認めることにやぶさかではないが，問題は，このような形式的テーゼを，単なる特徴としてではなく絶対的，先験的な拘束であるかのごとく持ち出してくるJaspersの姿勢にある，これらを形式上の原則として，あらかじめ個々の了解に先立ち，それを規制するものとして強調することは，果して至当だろうか？　これらは絶対的な原則ではない。子どもを亡くした親が喜びにあふれる姿を，誰が(嘆き悲しむ姿を了解するのと同様に)了解するだろう。こういった定式化こそ，彼が序論で非難したところの「不可避ながら絶えず克服すべき形式論理的横道」［上巻46, 55頁］にあたるのではあるまいか。実を言うと，このようになくもがなの，非生産的な形式的拘束が，総論には多すぎるのである。

　Jaspersは，初めからこれほど抽象的・形式的な議論の信奉者であったのか？　初期の論文を読むと，必ずしもそうではなかった──このような傾向は，彼が臨床から手を引いて，哲学の世界に移り，純粋に文献の中だけに身を置くようになって初めて，全面的に可能になった──ように思える。了解関連をテーマとした初期の重要論文である『早発性痴呆(統合失調症)の場合の，運命と精神病の因果関連および"了解"関連』に即して，以下に彼の臨床性を観察してみよう[4]。

　この長大な論文は，Jaspersが，自ら提唱する三つの方法(現象学，因果関連，了解関連)を実際の症例に適用してみせたという点で，(その方法論の臨床的有用性がしばしば疑問視される彼にとっては)特に重要な価値をもつ。二つの症例報告部分が全ページの3分の2以上を占めており(症例部分は小文字である点を考慮する

と，字数の比率から書えば，もっと多くなる），彼が症例から引き出している具体的成果の少ないことが，一つの特徴となっている。彼の臨床をみるのに役立つのは，症例2のメンデル博士に関する記載と考察である。これは，彼が主治医として，ある程度以上緊密に接した，ほとんど唯一の症例報告ではなかろうか（彼の論文に出てくる症例のほとんどは，大学病院の古いカルテや他医師による患者記載や裁判記録から作成されたものであり，それに関しては弁解めいた陳述も残している［研究I 144頁]）。

　症例メンデル博士は，最初は処世の動機から法学を選びながら，哲学に対する志向を捨てきれず，後に哲学科に転じ，しかもフッサールに代表されるような論理学的・純学問的な哲学ではなくて，いわばアマチュア性を残した形而上学（つまりJaspersのいう"哲学すること"）を目指した。この生活史が，Jaspers自身のそれに重なることは，あまりにも明瞭である。Jaspersによる症例報告や，患者がJaspersに宛てた手紙を読むと，メンデル博士がJaspersに好感をもち，彼が主治医だからこそ詳述し，その陳述の中にJaspersの影響さえ感じられる箇所が少なくない。ほとんど患者を受け持ったことのない青年精神科医Jaspersにとって，この知的な症例は，自らの職業的なidentityを形成する上での個人的な"大症例"だったのではないか，と推測される（が，Jaspersはもちろん，そのようなことは一言も明言していない）。

　実際，この症例に対する了解関連の考察は，およそ了解心理学を逸脱して，Binswangerばりの"世界観"論や"懐疑論"論が半分以上を占めており，Jaspers側の思い入れ（"運命的"な共感）さえ感じられる。にもかかわらず彼は，自分とこの患者との間に生じていたであろう感情的交流には一切言及せず，主治医としての彼自身が，この症例の運命にいささかも関係していないかのような態度に終始する。この，あまりの無関心ぶりは，Jaspers自身が意識しながら敢えて言及を避けたというよりも，むしろ抑圧ないし否認が働いたことを思わせるほどである。彼の了解関連は，臨床で現実に生起している対人的事態を切り捨てた上に成立しているのである。しかし，このようなことを問題にする以外のどこに，自己反省や自己了解［上巻200頁，中巻72，169頁］があり得るのだろうか？

　長大な症例報告をすること，および文献引用に関するJaspersの考え方などは，研究I 143頁や研究II 353頁に述べられている。その素朴さもまた，興味深い考察の対象となり得るが，紙数の関係上，ここでは論じられない。

III 問題点のまとめ

　Jaspersの立場は二元論的だと言われる。主観－客観，自我－対象，精神－身体，了解－説明をはじめとして，個別－全体，形式－内容，知覚－表象，体験－判断，臨床－学問（実践－理論）など，あらゆる領域に二項対立を導入して議論を進めてゆく。二元論的思考法は，精神－身体，形式内容のように，対立する二項を分かつ境界線が大筋において一義的に分離・確定されるような領域では，成果を上げやすい。しかし，主観－客観，個別－全体などのように，意味の対立が多義的なところでは，多くの矛盾や曖昧さを生じる温床となる。

　個別－全体からみてゆこう。Jaspersは多くの章で，個別的な事象（Einzelnen）から叙述を始めて全体的な事象（Ganzheiten, das Ganze）へと論を進める［上巻45頁］。「心理学的把握には多くの種類の"要素と全体"がある。すなわち，現象学的要素には現在の意識状態という全体が対立し，個々の作業には全体の作業が対立し，症状には症状群が対立する。さらに包括的な全体となれば，人間の体質，疾患単位，人間の経歴全体などがある。しかし，こうしたものの最後にくる経験的全体すらもやはり比較的なものであって，人間存在そのものの全体ではない。人間存在を包括するものは人間の自由性から発するもので，これは人間の経験的探究の対象とはならぬ」「全体自体はいつも理念のままにとどまる（Das Ganze selber bleibt Idee）」と書く。ここでは，個別（個体）が，全体に対する部分Teilないし要素（Element）と同一視されている。それは，全体＝一般（理念）との関係においてのみ捉えられており，決して一般性には解消され得ない一回性としての個別性の深さがまったく看過されている。一回性，単独性（「他ならぬ，この――」）という個別的なものの本質的な性格が，一般理念の中に消去されてしまうのである。先に述べたキリスト教道徳の発生問題に関するニーチェ曲解などは，その実例と言えるだろう。この問題は，彼の主観概念があらかじめ徹頭徹尾客観化されていることにも関連してくる。

　主観的－客観的の対立については，Jaspers自身が五つの意味を区別している［上巻39頁］。第一に，客観的とは感覚的に知覚しうる現象の中に現れるものすべてをいい，主観的とは先方の心的なものの中へ私自身を移し入れることによって把捉されるもののすべてを指す。第二に，客観的とは先方の心の中に自身を移し入れることなく，思考によって合理的に了解される内容をいい，主観的とは感情移入と共体験を通じて把握される心的なもののことである。この二つの用法は，筆者にも当り前に肯定できるものである。ここでは，主観的とは現象学のaに他ならず，その限りで医者側の主観性も問題に含まれている。

ところが、Jaspersは、第三の意味として「まさに主観的であったものの一部が、結局客観的と名づけられることがある。即ち、患者の表出運動の中へ無媒介に感情移入することによって把握された心的なもの、たとえば患者の不安がそれである。これに対立する主観的とは、われわれが間接に患者の判断を通じて聞き知ったもので、たとえば客観的に何の不安も示さぬ患者が『私は不安だ』と陳述する場合がそれである」と述べることによって、医師側の客観性を、外見観察や感情移入によって得られるものにまで拡張する一方、患者側の判断や表現は即、主観的なものとみなす立場をとる。ここに至って医師側の主観性はもはや問題にならず、医師の行う心的行為は、計測にせよ感情移入にせよ外見観察にせよ、最初から客観性を保証される一方、主観的という形容は、もっぱら患者側の言動に帰せられる。そして、第四の用法の説明では「たとえば患者が抑制状態にあるとき、われわれは客観的に反応の緩慢さから、あるいは客観的に感清移入によってそうと認めるが、主観的には患者みずからがそのことを意識しているとは限らない。そこに客観的抑制と主観的抑制の対立区別がある」という叙述となって、感情移入自体がもはや客観的方法と宣言されることになる。

　「精神生活は、たえず客観化の過程にある」「精神的客観性の中に形を得るもののみが心にとっては本来的存在である」[上巻448頁] と考えるJaspersは、医師の側から主観的なものを次々と消してゆく。主観―客観対立の最後の意味は「客観的症状とは追試論議できるもの、主観的症状とはそれが不可能な、根拠をあげられぬ漠然とした印象やまったく個人的な意見のみに基づくものをいう」ことになる。

　もはや、Jaspersにおける主観的なものの蔑視という言い方をしてもよいと考えるが、これはどこから由来しているのであろうか？「我々は、現象学という言葉を、個人的な（individuell）心的体験という、ずっと狭い範囲に対して用いる」[上巻85頁] と彼は書いている。つまり、彼の現象学は、心的体験が個人という形で一般化されたあらゆる主体に共通なものという前提の上に成り立っている。私（や相手）は、他の個体と対称的で交換可能な、"われわれとしての私"（や他者）にすぎない。主観はすでに客観化ないし一般化されてしまっている。自他の非対称性・交換不能性こそ、私の体験形式の不可欠な構成要素と考えられるにもかかわらず、その可能性を精神病理学から放逐してしまうことは、他者の体験形式の中にも自分のそれと同一の類型のみを前提することに通じる。このような先入見に立つ方法は、臨床に役立つ理論であるための条件を最初から逸しているのではあるまいか。主観・客観の対立にいくら多数の意味を区別してみせたところで、二元論的分離がただちに患者を常に主観の側へ、医師を客観の側へと固定化するようでは、何の意味もないではないか。

その歪みは「意味ある客観的事実」の章に現れる［上巻394頁］。個々の事実に関する客観的心理学の対象は，意味のないもの（第3章　身体心理学）か，意味のあるものである。意味のあるものは，作業として測定されるか（第2章　作業心理学），あるいは意味ある客観的事実（第4章）として了解される。後者は，表現であり，自己の世界における生活態度であり，精神的所産（作品）である，という［同396頁］。計測する行為と表現を了解する行為とを一緒に客観的意味把握という言葉でくくることにも無理が感じられるが，ふつうの用語法では，後者に（間）主観的な意味をみるからこそ，Jaspersも（これらの表現を）了解するという言葉を使うのだろう［同39，400頁"表現了解"］。しかし，表現了解を客観的意味の了解とみなすこと［同395頁］は，同じ表現物を（不完全な）客観的材料とみなして了解から排除した（＝解釈とした）中巻冒頭における姿勢とは，明らかに矛盾している。表現や作品を（意味ある）客観的事実として主観から分離する試みは，彼流の主観―客観二項対立の破綻を表しているように思われる（Jaspers自身「一つの"世界"という事実は，主観的―客観的現象である」と記しているではないか［同439頁］）。

　Spitzerの表現を借りれば[12]，客観的な経験とは経験主体の度外視であるが，それもまた経験主体の働きによっている。客観性というものは，経験主体の極限の（もっとも外的な）働きであり，客体の客体性を生み出す主体がある限りにおいてのみ，客体もまた存在する。Jaspersのように，両者のパラドキシカルな関係に目をつぶり，意味の対立を複数羅列することで済ませたのでは，有効な議論に役立つ概念とはなり得ないであろう。

　Jaspersの理念や客観概念は，つまるところプラトン的な同一性（イデア）の原理によって支えられている。感覚も個別も現実も，イデアに基づいて作られた同じものの反復とみることが，学問においては固定した概念による再認が可能とする前提となって現れる。この思想を，誤りと言うことはできまい。筆者はただ，臨床に役立つ理論としては不適切と思うばかりである。理論が抽象物ではなくて，生きた具体的なものであるためには，理念的な同一性を前提しない経験論的な思考[1]こそ，理論化に際して求められるものではあるまいか。

　Jaspersが初期の論文を立て続けに著して以来，すでに80年以上が過ぎた。その間の精神病理学の歴史は，Jaspersの主張の多く——実体的意識性や偽幻覚概念の厳密な適用，記述の概念，了解の明証性，精神分析批判，Klagesへの高い評価など——が省みられなくなってゆく過程であった。彼も後年，それを意識してか，Freudの『トーテムとタブー』を「経験的な実在性の価値に乏しい，現代の虚飾的無信仰者の作成物」と断じつつ，「フロイトは，法外に貧弱で合理的で浅薄な内容

を，古代の神話を喚び出すことによって，何か思わせぶりの模糊としたものでまとっている」と激しい言葉で非難した後で，「信仰のなくなった時代には，こうした考え方は相当の人々にとって魅力を与えるかもしれない」と，認めてしまっている［中巻95頁］。

時代は確かに，Jaspersがここで認めたとおりに推移したのである。その中でニーチェはフロイトとともに現代の先駆的思想家として評価され，Jaspersは旧時代の信仰者として忘却されつつある。哲学や思想の領域に生じたものと同じ変化が精神病理学の領域にも生じたのであろう。

Jaspersの忘却は，確かに現代の精神科医が信仰をもたず，哲学を勉強しなくなったことによる部分があるかもしれないが，Jaspersにおける濃厚なイデア性＝非臨床性に起因するところも大きいのである。

筆者は，特に哲学を学んだ者ではないので，ここで展開した批判には，あるいは的外れや誤読に由来する部分があるかもしれない（それにしても，哲学に不案内な精神科医をしてそのような誤読に導く要因の一つが，Jaspersの叙述の仕方自体の中にある，という気がしてならない）。気がつかれた読者諸賢に御教示頂ければ幸いである。

総論は，若書きの書物に対して，実践から身を引いた後の老人が繰り返し手を入れることにより出来上がった抽象的な書物である。それには，中壮年期の現場経験に裏打ちされた臨床的思考が，根本的に欠けている。

文献

［1］Deleuze G : Différence et Répétition. Presses Universitaires de France, 1968（財津理訳：差異と反復．河出書房新社，1992）
［2］Jaspers K : Zur Analyse der Trugwahrnehmungen (Leibhaftigkeit und Realitätsurteil). Zs. f. d. ges. Neurol. u. Psychiat. 6 : 460-535, 1911.
［3］Jaspers K : Die phänomenologische Forschungsrichtung in der Psychopathologie. Zs. f. d. ges. Neurol. u. Psychiat. 9 : 391-408, 1912.
［4］Jaspers K : Kausale und "verständliche" Zusammenhänge zwischen Schicksal und Psychose bei der Dementia Praecox (Schizophrenie). Zs. f. d. ges. Neurol. u. Psychiat. 14 : 158-263, 1913.
［5］Jaspers K : Über leibhaftige Bewußtheiten (Bewußtheitstäuschungen). Ein psychopathologisches Elementarsymptom. Zs. f. Psychopathologie 2 : 151-161, 1913.
［2〜4］は，藤森英之訳：精神病理学研究2．みすず書房，1971．所収）
［6］Jaspers K : Allgemeine Psychopathologie. 1 Aufl. Springer, 1913（西丸四方訳：精神病理学原論．みすず書房，1971）
［7］Jaspers K : Allgemeine Psychopathologie. 8 Aufl. Springer, 1965（内村祐之他訳：精神病理学総論上・中・下．岩波書店，1953）
［8］宮本忠雄：実体的意識性について．精神経誌61 : 1316-1339, 1959.
［9］中安信夫：記述現象学の方法としての「病識欠如」．精神科治療学3 : 33-42, 1988.

[10] 中安信夫：精神病理学における「記述」とは何か．臨床精神病理 14：1531, 1993.
[11] 島崎敏樹，宮本忠雄：人間学．(島崎敏樹他編) 精神分裂病．医学書院，1966.
[12] Spitzer M : Erfahrung—Aspekte einer Begriffsklärung. Nervenarzt 57 : 342-348, 1986.
[13] 鈴木國文：「欲望」の精神病理に向けて ―― 精神病理学固有の困難とLacan理論の可能性．臨床精神病理 14：7-14, 1993.
[14] 鈴木茂：表出症状としての分裂病性言語表現．(村上靖彦編) 分裂病の精神病理と治療6「分裂病症状をめぐって」．星和書店，1995.
[15] 内沼幸雄：妄想世界の二重構造性．精神経誌 69：707-734, 1967.
[16] 渡辺哲夫：記述学派．(土居健郎他編) 異常心理学講座1　学派と方法．みすず書房，1988.
[17] 安永浩：精神医学の方法論．現代精神医学大系1巻C．中山書店，1978.

13. 幻覚の記述現象学

はじめに

　前章までの著者たちに与えられたテーマは「各論的疾患における幻覚」という限局されたものであり，原稿用紙20枚は適当な分量であっただろう。それに対して，「幻覚の記述現象学」という壮大なテーマに関して，この枚数でいったい何が書けるであろうか。

　参考のために，精神科医たちが従来このテーマをどのように扱ってきたかを瞥見してみよう。まずEyのTraité des hallucinations[2]であるが，これは原著で1,500頁を超える本格的な大著なので，およそ本稿で著者が叙述のスタイルを決めるための参考にはならない。安永浩の「分裂病の症状論」[9]は，統合失調症性の幻覚に限定した叙述だが，150枚のうちの3分の1を幻覚の項目に割いて，幻覚の多様性や概念上の問題点を明らかにしている。具体例を豊富に引いて懇切丁寧に論じた，教えられるところの多い叙述だが，小論はその半分以下の枚数で統合失調症以外の幻覚をも扱うのだから，このスタイルも踏襲できない。

　枚数の点だけから言うと，濱田秀伯の『精神症候学』[3]における記述が最も参考になりそうである。これは，濱田自身が「通読する事典あるいは考える用語集」と称しているように，精神科症候学におけるほとんどすべての用語を然るべき位置に配列しつつそれに簡潔な説明を与えた手頃な大きさの書物であって，個々の症状の位置づけや整理・分類の仕方に著者の学問的姿勢や幻覚観が反映されている。また，「19世紀以後の記述精神病理学」という副題をもったBerriosの近著『精神症状の歴史』[1]が，幻覚にまつわる諸概念の歴史的変遷をたどりながら，反復的に生起してくる本質的な諸論点を要領よく浮き彫りにしている。小論ではこれらを参考に，幻覚と呼ばれる諸現象を個別症状として記述的に取り出す際に不可避的に伴う困難や一般的な問題点を明示することに的を絞って論じてみたい。

I　実際の幻覚症例

後の議論の参考のために，幻覚を呈した三つの自験例を最初に提示しておこう．

【症例A】　71歳　男性

某年10月21日，急性心筋梗塞を起こして入院し，すぐに手術を受けた直後から，「天井や壁に動物が見えて，それに奇麗な色がついている」，「窓ガラスや壁を見ると，そこに竹林があって，ヒトの姿が浮き出してきたり，竹の葉が紫や桃色など総天然色で動いて見える」ようになった．視線を上げると「壁も上方へ動いて，像は壁紙ごと巻き取られてゆく」が，視線を外せば消えてしまう．おかしいとは思ったが，人に話したら笑われるという分別が働いて黙っていた．しかし，3週間経っても一向に消えないため，「薬の副作用ではないか」と循環器科の主治医に話したところ，精神科を紹介された．医者がカルテに記載しているのを見ていると，黒のペンで書かれた現実の文字にだぶって，黄色の字が波打って見える．指の爪をジッと見ていると，サッカーをしている小人の姿が見えてくると言う．

【症例B】　67歳　女性

某年8月末から「目がクラクラして柱が斜めに見える」と訴えて，総合病院の眼科・神経内科・耳鼻科を受診．異常なしと言われたが治らないので，1週間後に別の総合病院の脳外科を受診した．脳血管拡張薬と抗不安薬を服用したところ，「目覚めたとき，白い障子が金色に輝いて見える」，「夜トイレへ行くとき，壁の白いタイルが銀色やブルーに変化したり，廊下の幅が狭まったり広まったりする」と言ってビクビクした歩き方になった．「目がどんどん見えなくなる」と述べる一方で，「白い着物を来た人がこっちへ来る．怖いから戸を全部閉めてくれ」などと訴えて怯えている．10月半ば精神科を受診した場面では，辛そうな表情から一変して笑い出し，愉しげに唄を歌い始めた．知能や意識の障害および不随意運動や眼科的な異常は認められず，とりあえずヒステリー反応(？)という診断で精神科病棟へ入院となった．

【症例C】　53歳，男性

身体に電気が走る．電波がかかる．電波に男や女のいろんな声が載っていて，喉に一番多く来る．喉から腹を通って，ペニスから出ていく．喉にかかると，脳から何かを引き抜かれてギャフンとなる（そう言って，診察場面で実際に「大きな咳払

いとクシャミの合いの子」のような大音声を発する)。食物を飲み込むときに，喉にズシーンとかゴクッという音がする。胸にかかると，息がつまる。首にかかると，声をうまく出せない。電波がかかった身体の部位は，冷たく感じて力が入らない。神経を抜かれて，字が下手になる。性格が引き抜かれると，自分でないような，苦しい気持ちになる。時には他人の性格が入ってくる。でも，しばらくすると自分が戻ってきて，楽になる。自分の左後や右横に，影のようにつきまとっている分身がいて，それに引き抜かれる。それにそのように操られている，と述べて診察中も独語が多い。

　症例Aは，自分の「知覚がおかしい」ことを明瞭に自覚した精神的に正常な人で，幻覚以外の精神症状は認められない。人や動植物が奇麗な総天然色つきで活発に動き回るという，感覚性の強い幻視が不安を伴わずに出現する点は・昼夜逆転の傾向と合わせて"(おそらくは脳血管性の) 脳脚幻覚症を思わせる，症例Bは，入院後3日目から急速に痴呆化し，不随意運動を伴う無言無動状態に陥った脳波に周期性同期性放電が確認され，Creutzfeldt-Jakob病と診断されて，1カ月後にはすでに除脳硬直・失外套症候群の状態にある。症例Cは23歳のときに初発した統合失調症症例で，上記のような言語性精神運動幻覚 (Séglas) を中核とする体験を10年以上前から訴え続けている。
　このように，幻覚という同一の用語で一括されてはいても，基礎疾患は異なるし，名指されている現象自体が，詳細な目で眺めるなら種々の点で特徴の違いを含んでいる。幻覚以外の症状との境界も，常に明確というわけではない。

II 「概念としての幻覚」と「現象としての幻覚」

　幻覚 (hallucination) とは，Esquirolの造語 (1817) で，「外的対象からの刺激がないにもかかわらず，それを知覚しているとする私的な確信的体験」と定義される。また，記述現象学とは，Jaspersの定義に従えば，「患者が現実に体験する精神状態をまざまざとわれわれの心に描き出し，近縁の関係に従って考察し，できるだけ鋭く限定し，区別し，厳格な術語で命名する」ための方法である。「一定の心的現象の分離・境界設定・区別および記述を通して現象は明瞭にありありと心に描き出され，一定の表現で規則的に命名される」，「心的現象を孤立させ，特徴づけて概念的に確定する」こと，端的に言って，共体験の仕方を伝達するための術語の作成こそ，Jaspersが考えた現象学的記述という方法なのである。

Jaspersは初期の長大な論文『妄覚の分析』(1911)の中で，幻覚を，意識の外部で成立する知覚と同様の客観性性格ないし実体性をそなえた「偽りの知覚 (Trugwahrnehmung)」とみなし，表象や仮性幻覚の主観性・イメージ性と対比させる一方で意識の内部で動機から了解される実在判断の過程から分離する試みを展開している。この分析的な手続きこそ彼の言う現象学的記述の範例なのであって，真性幻覚や仮性幻覚は，知覚現象を純粋化するこの分析の途上で「記述を通じて孤立させられ，概念的に確定した心的現象の究極的な体験形式」として，表象・判断作用・感情・自我意識・実体的意識性・真性妄想などの現象と並んで，区別され取り出されたのであった[7]。

しかし，実際の臨床で見られる幻覚という現象は，必ずしも純粋に個別的な体験形式として他の現象から分離できるわけではない。たとえば統合失調症患者の幻聴一つをとってみても，症例Bに見られたように，妄想や自我障害（作為体験）や身体的被影響体験や運動性の言語表出（独語）と密接に融合していて容易に分離できない場合が少なくない。あるいは「背景思考が幻聴化する」（中安）[4]とすれば，移行期にはそれらの中間形態が当然現出するわけである。むしろ統合失調症性体験の特性は，このような複合的現象にこそよく表現されているのではないだろうか。とすれば，諸現象の融合した形は，Jaspersとは違った意味で「現象に忠実な記述」の対象と考えられる。幻覚という言葉を作成してひとまとめに括ったところで，その名称で呼ばれた諸事象が，それだけで実体としての内部的な同一性やそれ以外の事象との一義的な境界を保証されるわけではないのである。

そうは言っても，幻覚という名称はやはり必要であろう。ただそれを使用する際に，どのようなレベルでこの概念（による同一性の想定）を使っているのかが，そのつど問題になるのである。症候学レベルでの使用が妥当でも，それをそのまま診断学や発生機構論のレベルで使用することは同一性の不当な前提に当たる，といったことが考慮されなくてはならない。

III 幻覚の概観

冒頭で言及した濱田とBerriosの論述に戻ろう。彼らは，いずれも幻覚を「知覚の障害」と位置づけている。安永[9]が指摘したように，この位置づけは決して自明な分類とは言えず，一種の方便にすぎないのだが，まずは濱田の記述によって，幻覚という用語で括られた多様な現象の大略を網羅的に概観し，全体の見通しをつけておこう。ここに列挙した症状用語や病名の具体的な解説については，濱田の書

や精神医学事典にあたっていただきたい。

濱田は異常体験の全体を，A）意識の障害，B）自我の障害，C）知覚の障害，D）思考の障害，E）記憶の障害，F）知能の障害，G）感情の障害，H）意志・欲動の障害の八つに分類し，幻覚をC）知覚の障害の中に位置づけている。C）知覚の障害は，①量的な障害，②質的な障害，③幻覚，④失認という項目立てからなっていて，③幻覚はさらに，a. 感覚領域の幻覚，b. 仮性幻覚，c. 特殊な幻覚，d. 幻覚症の四つに分類されている [3]。

- a. 感覚領域の幻覚は，感覚の様態（modality）に従って叙述され，幻聴，考想化声，慢性幻覚精神病，幻視，幻味，幻嗅，自己臭恐怖，幻触，臓器幻覚，運動幻覚，慢性幻触症，皮膚寄生虫妄想，体感幻覚，体感異常型統合失調症などが列挙・解説されている。
- b. 仮性幻覚の叙述は，Kandinskyの感覚性病的表象，Jaspersの知覚属性を帯びた表象，Goldsteinの実在性認識を欠く幻覚，Baillargerの精神幻覚，Petitの知覚性自動表象，Clérambaultの精神自動症，Berriosの音楽幻覚，Séglasの言語性精神運動幻覚などからなっている。濱田はここで，真性幻聴が抗精神病薬治療によって次第に感覚性や客観性を失い，仮性幻覚の段階を経て消失する臨床経験から，Jaspersの見解とは反対に「仮性幻覚から真性幻覚への進展はありそう」だとし，「きれいな幻覚はむしろ脳器質疾患や中毒にみられ，統合失調症の幻覚は本質的に仮性幻覚である」と述べている。
- c. 特殊な幻覚として挙げられている項目は，機能性幻覚，片側性幻覚（Magnan），域外幻覚（Bleuler），経験幻覚（Penfield），入眠時幻覚，自己像幻視，陰性幻覚，実体的意識性，幻影肢，幻覚性半盲などである。
- d. 幻覚症の叙述は，Wernickeによる飲酒者の急性幻覚症，Schröderによる躁うつ病患者の周期性幻覚症，Kleistによる統合失調症患者の進行性幻覚症，Eyによる意識統合の部分的・神経学的解体に属する幻覚症性エイドリー，Lhermitteによる脳脚（中脳）幻覚症からなっている。

IV　幻覚発生のメカニズム（末梢起源説vs.中枢起源説）

一方，Berriosは精神障害の全体を，①認知と意識の障害，②気分と感情の障害，③意志と行動の障害，④その他［これはパーソナリティ障害と自傷の2項目だけか

らなる]に大分類し，①の中にA）知覚の障害，B）思考障害，C）妄想，D）強迫，E）精神遅滞，F）認知障害，G）記憶の障害，H）意識の障害を含めている。幻覚はA）知覚の障害の中に含まれる。というよりもむしろ，この二つはほぼ同一視されている。

　Berrios[1]によると，幻覚に相当する体験の発祥は人類の歴史とともに古い。それは，18世紀の「医学化（medicalization）」によって独立した「病気（diseases）」として概念化され，19世紀半ば以降は種々の病気に共通する「症状（symptoms）」とみなされるようになったのだが，それ以前は宗教的な幻視者に典型的なように，意味論的に豊穣な内容をもって文化の内部に組み込まれ，個人や世界にメッセージを伝えるものとみなされていたのである。18世紀以後の重要な歴史的変化は，この体験が意味論的な含蓄を失って単なる症状（病気のマーカー）となったことと，「幻覚（hallucinations）」という総称的用語の発明によって，本来は異質な諸現象が（視覚と聴覚という遠隔感覚（distance senses）をモデルに）不用意にひとからげにされたことであった。そのような考えから彼は，触覚性幻覚と仮性幻覚については特に別個に取り扱って，その歴史を論じている。

　病因論に関しては，幻覚の発生を感覚器官における興奮の過剰ないし歪みが中枢へ伝達されたものと考える末梢起源説と，幻覚を非感覚的な，精神的次元に原発する現象とみなす中枢起源説とが昔から対立している。19世紀初頭に病因論の趨勢を前者から後者へと転換させたのがEsquirolであった[1,6]。「幻覚は偽りの感覚でも錯覚でも誤った知覚でもなく，感覚とは独立に生じる脳の現象あるいは心理学的現象である」，「それは記憶によって再生され，想像によって改変され，習癖によって人格化されるイメージとアイデアである」，「幻覚の発生現場は，末梢の感覚器官ではなくて，感受性の中枢器官そのものにある」と彼は書いている。錯覚が末梢感覚器官の感受性の変化による感覚錯誤であり，健常者ならば理性によって訂正し得るものであるのに対して，幻覚は妄想の一形式として人格的なものに接している。

　末梢起源説による説明は，おのずと諸幻覚の脳局在という機械論的ドグマに傾く。それは，症例Aのような「理性と共存し得る幻覚」には適合するように見えるが，症例Cのような「精神病性の幻覚」では中枢起源説に利があるだろう。いずれに加担するのか判然としない症例Bのような幻覚も，また存在する。いずれにせよ，諸幻覚を明確な局在価値をもった巣症状とみなすことには無理があるし[5]，発生した器質的障害に対する人格全体からの反応という要因も，決して軽視してはならないだろう[8]。

　1855年2月から翌年5月にかけて，フランス医学心理学会で「正常体験と考えられる幻覚はあり得るか」，「感覚やイメージと幻覚の間に連続性はあるか」，「夢やト

ランスは幻覚と同様の状態か」,「幻覚は心理学的な起源をもつか」などをテーマにした有名な討論が起こった。討論そのものは大した成果はもたらさなかったが,このような機運を熟成させた基盤に, 1840年代に2度の賞を受けたBaillargerの幻覚論があった。

彼は,末梢感覚器の興奮と中枢性の心的表象をともに備えた「精神感覚幻覚」を本来の幻覚とみなす一方で,感覚的要因を欠いた不完全な幻覚の存在も認めてこれを「精神幻覚」と名づけた。たとえば「神秘主義者たちは,彼らの考えを五感を通さずに心の中で聴く。その声は知的なものである」。その後,精神幻覚の概念は仮性幻覚と同一視されるようになり,自動症の概念へとつながってゆく。

Baillargerによって先鞭をつけられた末梢起源説への回帰は, Tamburini (1881) の「神経学的パラフレーズ」によってその機械論的アトミズムを完成させる。つまり,幻覚は「精神病の症状であることを止めて,メカニカルなプロセスとなった」のである。彼は「幻覚は精神医学の問題ではない」と主張して,神経学的見地から統一的に幻覚を説明することに成功した。それは「諸幻覚を脳の灰白質の諸部分の興奮に関連づける局在論」であり, Eyによれば「感覚性てんかんのように,幻覚をイメージ諸中枢の興奮の結果と考えた,最初のもっとも完全な幻覚理論」であった。晩年の彼は,観念作用 (ideation) の諸中枢を想定するような行き過ぎた脳局在論に走ったために,反動としてJanetやFreudに至る幻覚の力動的な意味解釈の流れを復活させることにもなったが,検証可能な仮説によって幻覚発生のメカニズムを問うという姿勢は,その後の脳手術や皮質の電気刺激実験による知見の集積を通じて,確実にPenfield以降のイメージ中枢の同定やLhermitteの「中脳精神医学 (mesencephalic psychiatry)」へとつながってゆく。

しかし,たとえば症例AとBの主要な病変がともに中脳の近辺にあることが確実だとしても,そのこと自体は病像の展開や予後の相違について,必ずしも重要な情報をもたらすものではないだろう[5]。これは,幻覚の原因をもっぱら脳神経の内部に求めて,環境や身体行動との連関から切り離す思考の限界ではないだろうか。

V 「理性と共存し得る幻覚」と「精神病性の幻覚」

幻覚という現象全体に対するもっとも包括的な分割は,昔からある「理性と共存し得る幻覚」と「精神病性の幻覚」の二大別であろう。Eyが,幻覚をテーマとした前述の大著の中で幻覚一般に与えた次の四つの公準は,著者にも概ね妥当なものと思われる[2]。

1) 錯覚が（至るところに出現する）想像力の正常な活動であるのに対して，幻覚は「異質的」で「無秩序的」な構造をもった病理的な現象である。
2) 幻覚現象は，それを神経・感覚的興奮の結果とみる要素主義的な機械論に還元できない。
3) 幻覚の出現は情動の単なる投影ではなく（反心因論），欲望とは別の次元を必要とする。
4) 幻覚は，階層的な構成をもつ心的有機体の組織解体によってのみ出現する。そこで幻覚群は，この組織解体の水準に従って，幻覚症性エイドリー群（éidolies hallucinosiques）（＝理性と両立する幻覚）と妄想性幻覚群（hallucinations délirantes）（＝自己批判を欠く幻覚）とに区分される。病因となっているのは無意識ではなくて，意識存在の統合解体なのである。

　Eyの言う幻覚症性エイドリー群とは，「きわめて短いが，奇妙な知覚属性を伴って異常に体験される心像」を意味する新しい用語で，『意識』の部分的解体である神経学的障害に属する幻覚である。他方，妄想性幻覚群とは，全体的解体である精神医学的障害に属する幻覚であって，せん妄や仮性幻覚をも含んでいる。かつて前者に与えられていた幻覚症（hallucinoe）という術語は，せん妄状態も含んで妄想性幻覚との分離が十分ではないために退けられたのである。

　エイドリー体験を特徴づける性格は，幻覚者が，あたかも真実であるかのように直観された心像を「知覚する」と同時に，場違いな感覚的「体験」という事実そのものからこれを「非現実」のものとして認識する二重性にある。それらの形態は，体験され，客観性の文脈なしに出現するという様態が内包する主観性のために，事物の世界に入れられることがない。この点でエイドリー現象は，人格の歴史的連続性の中にも，体験された状況の中心にも位置しない「末梢」の事象しか構成していない。それは異質な事物として常に「囊胞化」され，比較的孤立した，「知覚の自動症の水準」における障害であって，発展がない。この現象を実在性（réalité）の領域外に保持することが可能である程度の意識の統合が，常に保たれている。要するにエイドリーは，上位水準の機能系によって統御されていて，「偽の知覚」として知覚野の全体や時間的な連続性から分離され，知覚の対象として出現するにもかかわらず主観的な空間における「心像」体験であり続けている。

　エイドリーの内容の強い感覚性と，その実在に関する薄弱な信念との間のコントラストは特に著しい。エイドリーに関する陳述の中で下される判断は，実在判断とは異なった「断定の判断」なのであり，この断定が，想像の正常な形態を知覚の枠組みの中に固定しているのである。要するに，妄想性幻覚群が病的過程から分離不

可能であり，意識や人格の一般的障害から生じる症状であるのに対して，幻覚症性エイドリー群は感覚器官あるいは精神感覚器官の機能的な部分的病理とみなされる。精神医学は統合の上位神経機能の解体を対象とし，神経学のほうは道具的神経機能，特に知覚分析器の部分的な統合解体をその対象としている。エイドリー性幻影が出現するのは，末梢性もしくは中枢性の機能解体の最中なのである。

VI 触覚性幻覚（Tactile hallucinations）の特殊な位置

　幻覚を知覚に類比的とみなし，侵される感覚様態（視覚・聴覚・嗅覚・味覚・触覚など）に従って幻視・幻聴・幻触などと種類分けすることは，果たして当を得たことだろうか。幻視と幻聴をパラレルに見ることでさえ，たとえばZuttが「話しかけられる」幻聴に対応するものは幻視ではなくて「まなざされる」注察妄想であるとしたように，疑問の余地を含んでいる。触覚や内的感覚に至っては，それ自身が公共的な対象を必要としないという意味で私秘的な「対象なき知覚」なのだから，「現実の」痛みと痛みの「幻覚」とを区別する根本的規準がもともと不確実なのである。この論点は，Wittgensteinを始めとするイギリス現代哲学が得意とする領域であって，幻視や幻聴をモデルとして幻触や体感異常を考察することの根本的な欠陥を示唆している。すでにアリストテレスは，触覚を視覚や聴覚のような遠隔感覚とは根本的に異なった原始的な知覚システムとみなしつつ，「視覚や聴覚の対象は（光や空気のような）媒体の作用を通じて知覚されるのに対して，触覚の対象は（媒体を通じてではなく）媒体もろともに知覚される」という相違を重視していた。

　またLockeは，Descartesに抗して，延長（extension）のみならず固さ（solidity）こそあらゆる物体（身体）の本質を構成する基本的性質であると主張している。「固さの観念を，われわれは触覚によって受け取っている。触覚は，われわれの身体が占めている場所へ他の物体が入ってくる際に身体の中に見出される抵抗から生じる」。こうして，触覚が与える情報として抵抗感や運動感覚が同定され，次いで「感じる」という一般動詞でカバーされる知覚が，触覚による知覚と身体感覚とに大別される。これはWeberによって（温覚・圧覚・位置覚などを含んだ）触覚（Tastsinn）と一般感情（Gemeingefühl）の区別として心理学に導入され，触覚性幻覚・体感異常症・神経衰弱・離人症などを別種のものとして分類することを可能にしていったのである。

　体感幻覚は，幻覚の中でも他の感覚様態や「思い」とは異質な立ち現れ方をする。たとえば渡辺が示したように[10]，慢性統合失調症では外部知覚が「思い」に

よる充塡を受けることなく断片化し空虚化するのとは反対に，身体知覚だけは体感によって過剰に充塡され，奇妙な充実感をもって知覚現場の中心に立ち現れ続ける。それらは「知覚の障害」というよりも，外的・内的な知覚を超えた時空領域全体にかかわる実体的 (leibhaftig) な変質とみなされている。

VII 仮性幻覚 (Pseudohallucinations) の問題圏

仮性幻覚という言葉は，歴史上安定した意味で使用されておらず，衆目の同意を得た診断基準が作成されたこともない。それはたとえば，①unreal として知覚される real な知覚を，②都合のよい診断に適合しない孤立性の幻覚を，③薬物の副作用を，④離脱性の幻覚を，⑤糖尿病性の幻覚を，⑥正常者に生じた幻覚を，⑦精神病からの回復過程にある患者の偽りの知覚を，⑧仮病患者の虚偽の幻覚を，⑨入れ歯のアマルガムや頭蓋内に銃弾破片を抱えた人の無線電信知覚のような，「当初は幻覚のように思われた」正常な知覚などを意味してきた。仮性幻覚概念の守備範囲は幻覚概念自体のそれに依存していて，19世紀前半までの西欧や現代アメリカのように幻覚概念が広範囲に使用される世界では，仮性幻覚という言葉はほとんど聞かれない。この概念の曖昧さは，次のような一連の二分法的な疑問の組み合せから発している，と Berrios はみなしている[1]。

a) 仮性幻覚は知覚の形式なのか，それとも心像の形式なのか？
b) 仮性幻覚は随意的な現象なのか，それとも不随意的な現象なのか？
c) 仮性幻覚は「内的な」主観的空間にのみ見出されるのか？
d) 仮性幻覚はどんな感覚様態にも起こり得るのか？ それとも，限られた感覚様態にしか起こり得ないのか？
e) 仮性幻覚は幻覚および正常の知覚と連続しているのか？ それとも，不連続なのか？
f) 仮性幻覚は色褪せて生気がないのか？ それとも，強烈なものなのか？
g) 患者は洞察をもっているのか？ それとも彼らは仮性幻覚を「実在するもの」として体験しているのだろうか？
h) 仮性幻覚に亜型はあるのか？ あるとすれば，いくつあるのか？

従来の研究者たちがこれらの二分法を種々異なった仕方で結合させたところから，仮性幻覚という用語の多義性が発生した。「知覚や幻覚における客観性は，実

在判断によってではなく，感覚素材・時間空間直観・作用体験という知覚を構成する要素によって与えられるのだ」というJaspersの主張[7]は，ついに大方の理解を得られなかった。Taylor（1981）が指摘するように，f）「内的な心像」というサブカテゴリーと，g）「洞察をもった幻覚」というサブカテゴリーとを区別することなどは容易であるにもかかわらず，それがいまだに行われないまま，用語の使用だけがますます拡大しているのである。

　仮性幻覚の概念がいつ始まったのかは，はっきりしない。Jaspersは，術語の創始者をHagen（1837, 1868），概念の創始者をKandinsky（1885）とする神話を後世に残したが，HagenやKandinsky自身が自分の論文の中でEsquirol, Baillarger, Michéaなどの先駆的業緒を引用し，謝辞を述べているのだから，この説は当てにならない。Berriosによると，Hagenの1837年の論文の存在は1868年の論文の中で言及されているのみで入手できず，Jaspersの引用もすべて1868年の論文に依っている。仮性幻覚に相当する概念や体験記述がそれ以前から存在していたことは明らかであり，Jaspersも「Hagenの仮性幻覚の定義は，真の幻覚ではないあらゆる現象の総称というもので，記憶錯誤なども含めているから，採用しないほうがよい」と忠告している。誰を創始者とみなすかに関する細かい詮索は無用であろう。要は，幻覚という医学的概念がEsquirol（1817）によって作られて以来，この概念の意味論的な広がりを確定し，幻覚者が抱く「確信」の意味と起源を追求し，理性的洞察や実在判断との両立可能性を問い，夢現象との類似性などを検討する幻覚研究の過程で，「幻覚に似るが，真の幻覚ではないもの」として仮性幻覚の概念が現れてきたわけである。

　19世紀の半ば，幻覚を感覚的な事象とみなす末梢起源説が隆盛するにつれて，精神性の幻覚は仮性幻覚として扱われるようになった。Baillarger（1846）の精神幻覚に続いて，Kahlbaum（1866）は「中枢から末梢へと向かう幻覚体験を生み出す統覚の器官というものがあり，記憶の自発的な活性化に関係する」統覚的幻覚を記述した。これは，当時の哲学界で流行した統覚（apperception）の概念を援用したものである。さらにKandinsky（1885）の偽幻覚，Séglas（1903）の言語性精神運動幻覚，Clérambault（1909）の精神自動症，Petit（1913）の統覚的自動表象といった重要な類型も，すべてこの時代に提唱された仮性幻覚である。仮性幻覚の概念を重視しない人々も少なくない。たとえばEyは，仮性幻覚と呼ばれる症状のほとんどを単なる強迫的行動の諸形式とみなしている。またBerriosは，もはや取り返しがつかないほどファジーな用語となった仮性幻覚を廃棄して，そこに含まれた諸論点はあくまで幻覚内部の問題として検討することを提唱している。しかし，現

代の臨床家たちは，それなりに根拠のあるこの便利な言葉を完全に捨て去ることが，果たしてできるであろうか。

おわりに

20世紀の初めに未解決のまま残されていた幻覚に関する諸問題を，Berriosは次のように整理している[1]。

1) 精神病の幻覚は，薬物による幻覚や神経学的幻覚と同一のタイプなのか？
2) 洞察という因子は，幻覚の分類に有効性をもっているだろうか？
3) 真に健康な人間にも，幻覚が生じることがあるのだろうか？
4) 視覚性幻覚は，器質的状態においてより一般的であるのか？
5) 老人のほうが，幻覚を生じやすい傾向をもっているのだろうか？
6) 聴覚性幻覚は，妄想性の狂気つまり統合失調症においてより高頻度に出現するのだろうか？
7) 多かれ少なかれ鑑別診断的な意味を担うものとして提出された仮性幻覚・小人幻覚・脳脚幻覚症・片側性幻覚・陰性幻覚といった亜型が，本当に診断学的な価値をもっているのだろうか？ 幻覚のさまざまな亜型は単に言語的な構成概念であって，生物学的に不変なものと関連した現実の相違を反映していないのではないだろうか？

これらの問題は，20世紀の終わりでもまだ完全に解決されているとは言い難いのである。

文献

[1] Berrios GE : The History of Mental Symptoms – Descriptive Psychopathology since the 19th Century. pp.35-70, Cambridge University Press, Cambridge, 1996.
[2] Ey H : Traité des hallucinations. Masson, Paris, 1973（宮本忠雄，小見山実監訳：幻覚I　幻覚総論．金剛出版，1995）
[3] 濱田秀伯：精神症候学．pp.180-202, 弘文堂，1994.
[4] 中安信夫：背景思考の聴覚化——幻覚とその周辺症状をめぐって．分裂病症候学——記述現象学的記載から神経心理学的理解へ．pp.63-103, 星和書店，1991.
[5] 大橋博司：臨床脳病理学．pp.406-436, 医学書院，1965.
[6] 大橋博司：19世紀以降における幻覚概念．幻覚・妄想の臨床．pp.1-12, 医学書院，1992.
[7] 鈴木茂：臨床的方法としてみた記述と了解概念——Karl Jaspers批判．臨床精神病理14：

225-241, 1993. ［本書 第12章］
[8] 鈴木祐一郎，濱中淑彦：器質性疾患と幻覚・妄想．老年精神医学 2：1445-1451, 1991.
[9] 安永浩：症状．現代精神医学大系 10A1　精神分裂病 Ia．pp.131-178，中山書店，1978.（安永浩著作集 4　症状論と精神療法．金則出版，1992 に再録）
[10] 渡辺哲夫：慢性分裂病態における局外性と中心性について．精神医学 22：43-51, 1980.

14. 境界性パーソナリティ障害などの パーソナリティ障害
時代による精神疾患の病像変化

はじめに

　精神疾患の病像には，万古不変のように見える側面もあれば，景気のように循環し反復的に出没する側面も存在する。パーソナリティ障害の領域で言えば，「他者に対する同情や良心の呵責を欠いて，しばしば犯罪を繰り返す」タイプは，その名称が情性欠如型精神病質，社会病質，サイコパス，反社会性パーソナリティ障害といった具合に変化しようとも，時と場所を超えてつねに存在したであろうし，歴史上いったんは下火になったヒステリーや解離性健忘といった病態が，近年再び増加していることも周知の事実である。

　ヒステリーや解離現象の今日における回帰は，一面で20世紀初頭ないし大正時代に類似した社会状況の再来をうかがわせるものである[14]。しかし，そこには1990年代以降に歴史上初めて出現したグローバル化やネット情報化社会の発展といった新事態がオーバーラップし，病像の更新に大きくかかわっていることも看過できないだろう。表面的な病像は同じであっても，それを意味づけ評価する規準は時代とともに変化する。変化は，患者からのみならず，精神科医の視点を含む社会構造からも生じてくる。「ポスト近代」の消費文化に適応するためのパーソナリティ像は，近代社会の「自立した個人」像や高度成長・大量生産社会で求められた「規格化された個」としての人間像とはおのずと異なっている。本稿は，近年におけるパーソナリティ障害への関心の増大とIT社会におけるパーソナリティ形成の問題との関連を探る下準備である。

I　パーソナリティ障害患者一般の増加現象

　パーソナリティ障害の「診断」が今日増加した最大の理由に挙げられるのは，DSM-III（1980）において「パーソナリティ」が「病気」から区別され，独立に第II軸で「診断」されるという多軸診断システムが導入されたことだろう。それ以前のパーソナリティ「診断」は，疾患診断の付録のような地位にしかなかったのに，DSM-III以降のパーソナリティ障害は，「見落としがないように，すべての患者についてパーソナリティ診断を要求することを考慮する」までに常態化した[9]。I軸に病名を持つ患者の多くに，comorbidityと称してさまざまなパーソナリティ障害「診断」が付加されるようになって，「パーソナリティ障害」患者の頻度が爆発的に高まったのである。そのうえ，疾患概念や正常／異常の境界は，時間の経過とともに曖昧化して，軽症化の形で汎化するものである。パーソナリティ障害の今日の累増は，このような一般的プロセスにのったものでもあるだろう。

　パーソナリティ障害患者の増加の理由は，決してこれだけではない。統一的な規範を失って常識の共有が困難になった社会では，多くの人々に理解困難な行動が，（精神病によるものと思われない場合には）即「パーソナリティ障害」のレッテルを貼られがちなのである。この傾向に拍車をかけるのが手軽なマニュアルに頼った操作的診断やプラグマティックな実証主義の隆盛であって，何事も表面的に処理しようとする習性は，時代のスピードに後れをとらないための現代人の防衛的努力の産物として，現代社会に固有の問題を形成している。

　けれども，パーソナリティ障害とみなされる者の頻度が著しく高まった暁には，「障害」という言葉はかえってその意味内実を失うのではないだろうか。おおかたのメンバーが何らかのパーソナリティ障害に属するような社会では，それを敢えて「平均からの逸脱」とみなして障害視する根拠が薄弱になって，この概念は差別用のレッテルとしての意味さえ持ち得なくなってしまうだろう。今日のアメリカ社会は，すでにそうなりつつあるように見える。

II　統合失調症→境界例→パーソナリティ障害→？

　かつて，統合失調症は「近代の病」であり，境界例は「ポスト近代の病」であるかのように論じられた。たとえば安永は1980年の論文で，「文明」の推移を，闘争の優先形態と主導的な価値規範に従って，次の3段階に区分した[16]。a) 文字通り

の生存競争が第一義で、集団保障のカサに隠れるために「集団の倫理」に従うことが最重要な規範であった第1段階、b）経済闘争・所有闘争の調停のために権利・契約・法治社会の理念が必要となり、自由・平等・責任を伴う「個人の絶対的価値」を教条とする合理主義的な自我の確立が自覚的な価値規範となった第2段階、c）快感や心理的満足を求めての闘争で、「個人」の古典的モラルよりも本能的満足が優先されるようになった第3段階。この3段階は、おのおの「前近代」「近代」「ポスト近代」に対応するであろう。歴史を下るに従って、科学技術の進歩によって生命は、より安全になり、権利もますます平等になったが、cに至って闘争目標や闘争前線がつかみにくくなり、規範は希薄化し散乱的になった。ここでa→bの過渡期における価値葛藤のテーマは「支配的呪縛から個人の独立へ」となるから、古典的な統合失調症がこのテーマに「適合」した病態である。それに対して、b→cの過渡期における価値葛藤に失調を来しやすい病態こそ境界例なのである。さらに安永は言う。従来の境界例は、「生まれはb型で、それがc型文明に臨んだ」形なのに対して、1980年の今日では、b→c型葛藤者がそれ（価値、アイデンティティの拡散、虚無への分解）に臨んで悩んだところの「自我」さえ形成し得ていない「骨の髄からのc世代」、つまり「生まれとしてのb型教条（自由、自律）すらすでになく、c型葛藤そのものに弱い性格」が出現している。安永はそれを「中心気質」と名づけて、「子どもの天真爛漫」を中核とし、その周辺に類てんかん気質やヒステリーや嗜癖に陥りやすいタイプを含むものとした。

　安永のこの見解は、四半世紀後の今日から見ても説得力を持っている。ただし、その後の日本社会は、バブル経済の発展とともにオタク的なサブカルチャーの全盛時代を迎え、1990年代に入るとバブルは崩壊し共産主義が終焉して、全世界的なグローバル化とネット社会が到来する。社会のこのような急進的変化が、そのなかで育つ人間の主体形成のあり方に影響を与えないはずがない。今日の社会では、年齢が10歳違っただけで自然環境・物（道具）環境・対人環境などを含めた生育環境が大きく異なっている。たとえば団塊の世代である筆者には、サブカルチャーやインターネットに通暁していない分だけオタク世代の心性をよく理解できないが、東（1971年生）は[1]、オタク系文化の担い手を、1960年前後生まれの第1世代、1970年前後生まれの第2世代、1980年前後生まれの第3世代に区分して、各世代が10代のときに享受したサブカルチャーの違いに基づく3グループの趣味志向の相違に注目している。特に第3世代は10代半ばにインターネットの普及を迎えており、先行世代とは流通経路も表現形式も大きく変わっているという（p.13）。筆者の少年期とはまったく異なった情報環境のなかで育つ今日の子どもの脳は、今の大人の脳とは違った神経回路を形成している可能性もある。脳の介在はともかくとして、

われわれが他人や道具といった環境にかかわるとき，われわれの思考は，相手方の持つ構造パターンを取り込んで発達・変化するに違いない。いまやインターネットや携帯電話の持つ構造が，われわれの思考パターンや行動パターンの一部になってしまっていることだろう。現代人に生じたこのような変化が，パーソナリティ障害の病像変化に反映していることは間違いないと思われる。

III 「近代」と「ポスト近代」

われわれは安永[16]（1929年生）が描いたc型文明ないし「ポスト近代」のその後を，今日の観点からより積極的な形で規定し直す必要がある。パーソナリティの中核をなす価値観や現実感覚は，青少年時代と修業時代を送った環境体験によって大きく規定されるので，1980年以前にパーソナリティ形成を成し遂げた論者たちは，近代の基準から見てポスト近代を否定的に評価しがちである。他方で，今日では1980年代以降の文化の中で育った論者たちが登場して，ポストモダンの積極的な将来性を語り始めている。そこで本稿では，パーソナリティ障害の今日的な特徴を考察するにあたって，各論者の見解を彼の生年とともに提示することにした。

西垣（1948年生）によると[10]，ソ連が崩壊して世界全体が市場経済に組み込まれた1991年頃から，インターネットが急速な勢いで世界中に広まり，アメリカ主導のグローバル経済を支えるものとなった。インターネットやグローバルな流通は独自の環境を形成して，われわれの購買生活や食生活を大きく変えてしまった。「IT革命」がわれわれの生き方や価値観に文明史的な影響をもたらし，家族や個人というもののあり方を根本的に変えたのである。西垣は，情報の共有を実現するためのメディアの歴史的発展を4段階に区別して，その第3段階である「マスメディアからの情報ルート」が，約500年前に印刷技術の出現によって近代国家への道を開いたという。大規模に発信されるマスメディア情報流の特徴は，中央から末端へ向かう「一対多」の公共的なコミュニケーションであるにもかかわらず，私的な個人に向けて，あたかも「一対一」コミュニケーションのように作用する点にある。学校教育からアイドル情報まで，マスメディア情報の共有が，国民の意識・モラル・価値観をまとめあげ，国家・企業・地域・家族を多層的な共同体とし，大量生産と大量消費活動に基づく近代工業社会の形成に寄与した。しかし，約50年前に誕生したITとデジタルメディアの驚異的な発達によって，工業社会を支えていた基本的な枠組みが双方向性と地方分権性を持つものへ変わり，ひとまず安定していた多層的な共同体は激しく揺らいでいるという[10] (p.14, 30, 108)。

Giddens（1938年生）はポスト近代を，むしろ「モダニティの徹底化」が遂行される「再帰的現代化」（reflexive modernization）の時代とみなしている（p.183）[5]。名前が変わったわけでもないのに，中身がすっかり変わってしまった制度が，今日至るところに散見される[6]。国家・家族・仕事・伝統・自然などの中身が変質したのだ。自然と伝統が終焉した社会では，日々の生活においてすら個人に意思決定が求められるようになる。伝統が廃れて各自が自由にライフスタイルを選択するようになると，人々はこれまで以上に能動的に，アイデンティティの構築に励まなければならなくなる。たとえば「伝統的家族」と思われていた家父長制家族や1950年代の核家族は，実は家族の過渡的発展形態にすぎず，いまや少数派となった。結婚することの意味や子どもを作る理由が昔とはすっかり変わってしまい，それらはカップル自身が自ら下さねばならない意思決定の対象となった。性的関係や親子関係や親友関係が，伝統的な人間関係とはまったく異質の「純粋な関係」になったわけで，これは民主主義に合致する喜ばしい事態である，とGiddensは言う[6]（p.44, 97, 118, 126）。

技術の進歩は止められないし，われわれは歴史的段階を遡って「伝統的な近代社会」に戻ることもできない。Giddensによれば[6]，そもそも「伝統的」と呼ばれるものの多くは，近代において作られたものであった（p.79）。とすれば，われわれは伝統的な近代市民社会の合理主義的な価値をいまだに超歴史的に妥当するものとみなして，それを基準にパーソナリティ障害の病理性を論じることはできない。それは保守的であるばかりか，「退行」的態度ですらある。

ポスト伝統社会を生きるわれわれの課題は，グローバル化，脱中央集権化，脱規範化，脱身体化，匿名化，断片化，高速化，不確実化，リスクの増大，多様性の許容と一元的な管理の共存といった時代の特性にいかに「適応」するかということなのである。

ポスト近代で育った東は，古い世代とは逆に，ポスト近代の現在から20世紀を振り返って次のように述べている。ポストモダンとは，1970年代以降の文化的世界を意味する[1]（p.16, 27, 31）。しかし，複製技術の登場にせよ情報理論の起源にせよ人間観の変容にせよ，ポストモダンの萌芽の多くは1920年代にまで遡ることができる。啓蒙や理性のような「大きな物語」が最初に凋落し始めたのは第一次大戦でのことである。そして，その凋落が完全に表面化したのは，共産主義という最後の大きな物語が崩壊した1989年のことだととらえることもできる。近代からポストモダンへの移行とは，1970年代を一つの中心として，1914年から1989年までの75年間をかけて緩やかに行われたものと考えてよいかもしれない[1]（p.104）。

大澤（1958年生）は[12]，戦後日本のイデオロギー状況を，1945〜1970年の「理

想の時代」と，1970〜1995年の「虚構の時代」に区分した。1972年の連合赤軍事件が「理想の時代」の終焉を代表しているとするならば，1995年のオウム真理教事件は「虚構の時代」の終焉を代表する位置を担ったのだ（p.40）。東は大澤のこの議論を援用して，「理想の時代」とは，大きな物語がそのまま機能していた時代，「虚構の時代」とは，大きな物語がフェイクとしてしか機能しない時代のことであるという。

東と大澤は最近の対談で[2]，一般にポストモダンと呼ばれている「虚構の時代」は，実際にはいまだモダンのロジック内にある「古典的な消費社会」（p.91, 139）であって，私たちはもはやその時代を生きてはおらず，1995年以降の「さらなるポスト」こそ，もはやモダンの言葉では語れない真のポストモダン，つまり「動物の時代」（p.94, 100）なのだという。それは，生物としての身体に対する徹底した情報管理による秩序維持の時代の到来を意味している。東はこれをFoucaultとDeleuzeにならって「環境管理型権力」と呼んで，「大きな物語」の共有に基礎を置く従来の「規律訓練型権力」と対置した（p.32）。Foucaultは近代社会における権力の特徴を，メンバーに規律訓練を施し内面を育成することによって自発的に規範を守り国家や社会の目的に適った行動をとるような主体を生み出す点に見ていた。Deleuzeはこれを受けて，Foucaultの言う「内面の育成による規律型社会」から「外面的なデータ管理によるコントロール型社会」への移行を示唆したが，東はその移行がこの10年間で急速に強まった，と論じている。

「規律訓練型社会」が価値観の共有を基礎原理に一人ひとりの内面に規範を植えつけるのに対して，「環境管理型社会」は多様な価値観の共存を容認しながらメンバーの行動を物理的に制限する。現代社会はもはや，個人のイデオロギーや反省能力に関心を抱かず，自己規制し得る主体の育成といった手間のかかる仕事は放棄して，メンバーを単なる動物とみなし，IT技術を活用した外面的なデータによってその行動を直接制御する方向へ変わってきている，というのである。このような社会への適応は，パーソナリティにどのような変化をもたらすだろうか。

IV　パーソナリティ障害の近年の病像変化

ポスト伝統社会自体が持つ前述のような特性に従って，今日のパーソナリティの病理は，生理との間の境界を曖昧にしながら，さまざまな現象のなかに微小的形態をとって散乱している。そのなかで比較的共通に認められるいくつかの太い線を，以下に抽出しておこう。

1. 自己愛の肥大とその傷つき

今日のパーソナリティ障害の多くは,類型のいかんにかかわらず,また自己愛性パーソナリティ障害(Narcissistic Personality Disorder ; NPD)の診断基準を充たすか否かにかかわらず,肥大した自己愛とその傷つきから派生しているように思われる。周囲の人々に過度の称賛と特別扱いを求めることで誇大的・万能的な自己像を維持しようとし,他者からの評価には過敏だが共感性に乏しく利己的・搾取的である,といった人々(NPD)が今日増えている。自己愛型のパーソナリティは,歪んだ形であっても他者との関係を願望しているので,ときには宗教がかった集団を作り,その内部で自己愛的な欲求の充足を図ろうとする。他者へのそのような欲求は,通常十分に充たされることがないから,他者関係に傷ついたある者はますます自己完結的な完全性を求め(Obsessive-Compulsive Personality Disorder ; OCPD),ある者は自己愛を死守するためにひきこもる(Avoidant Personality Disorder ; APD)。場合によっては他者に対して依存的になったり(Dependent Personality Disorder ; DPD),妄想を抱いたり(Paranoid Personality Disorder),自分なりの理屈で犯罪に走ったりする者(Antisocial Personality Disorder)もいるだろう。自己愛を毀損されて怒りと不信感を募らせ,相手の注意を引くために操作的な行動パターンをとるようになれば,演技性(Histrionic Personality Disorder)や境界性パーソナリティ障害(Borderline Personality Disorder ; BPD)への道が開かれる。

岡田(1960年生)によると[11],パーソナリティ障害は,しっかりとした枠組みのある環境においては安定化し,周囲に対する悪影響も抑えられる。逆に,統制力の乏しい,自由度の高い環境に置かれるほど,もともとパーソナリティ障害的でなかった者まで,パーソナリティ障害のように振舞い始める。わが国では1960年代の政治的・社会的な関心が後退した後,政治理想に敗れた者たちにとって1970年代は自己愛だけが信じられるものとなった。現代社会は,自我理想の達成による社会化を放棄し,「操作性」「幻想性」を発達させることによって幼児的な自己愛をそのまま満たす仕組みを作り上げた。この自己愛的な精神構造や社会構造が,パーソナリティ障害を生み出す格好の培養装置として働いている。自己愛を温存しようとして生み出されるのがNPDやOCPDであり,その失敗によって生み出されるのがBPDやDPDやAPDである。1980年代になってBPDのような負の自己愛性もナルシシズムの枠内で扱われるようになったことは,現実社会がもはや「自己愛社会」として機能せず,多くのドロップアウツを生んでいる事態に対応している。時代は,「自己愛の時代」から「自己愛障害の時代」へと移り変わろうとしている。それは「パーソナリティ障害の時代」の幕開けに他ならないと岡田は言う[11] (p.170)。

高岡(1953年生)によると[15],あらゆるパーソナリティ障害に共通する特徴は,

「①主要対象が安定して存在するときには抑うつの水準にとどまり，②それが失われる恐れが生じた場合には暴力や価値の切り下げといった対人関係の不安定が加わり，③それが不在になったなら自殺企図や小精神病が生じる」ことである。BPDとは，あらゆるパーソナリティ障害が陥り得る③の状態像に他ならず，いかなるパーソナリティ障害であってもコミュニケーションの崩壊状況では「境界例化」し，コミュニケーションの再建とともにそれぞれもとのパーソナリティ障害へと「脱境界例化」される。そしてパーソナリティ障害は，メンタルヘルス的な「かかわり」の対象であって治療の対象ではなく，ただ状態像としてのBPDのみが医学的な治療の対象となる，とする。ここで自己愛的な人々に対する「メンタルヘルス的なかかわり」とされるものの中身が問題なのである。

1980年代に精神科医になった香山（1960年生）の体験によると[8]，人々が「私」とか「こころ」に関心を持つようになったのは1980年代末のことである。「明るい同一性拡散シンドローム」（同一性拡散への肯定感）がわずか二〜三年の間に急激に失われて，「自分の"私"とか"こころ"が一つのはっきりしたまとまりとして存在していないと思う人は，一刻も早くそれを見つけなければならない」という世相になり，「いまの自分は本当の自分ではない。いまの自分を超える素晴らしい自分がどこかに眠っているかもしれない」といった思い込みから「私探し」や「かわいそうな私の物語」や「癒し」が流行するようになった。それと同時に，多重人格やACやストーカーが増加してきたという[8]（p.24, 28）。

池田（1947年生）は[7]，さまざまな考えと個人的規範を持つ人々が共存する社会で「正しく生きるための公準」として，「人は他人の恣意性の権利（＝自分の欲望を解放する自由）を侵害しない限り，何をしても自由である。ただし，恣意性の権利は能動的なものに限られる」（太字は引用者）という規定を掲げる。したがって，「人は誰でも他人を愛したりシカトしたりする権利を有する一方で，他人に愛される権利とかシカトされない権利（といった受動的な権利）などはない」と明言している（p.7, 118, 143）。この公準は，他者からの，心理的支えの提供を当然の権利のように考える自己愛社会にとって，反時代的な皮肉に聞こえるだろう。

下手をすればパーソナリティ障害に陥ったかもしれないような著名人は，数多くいる。たとえばビートたけし（1947年生）は[3]，「社会的に無力で家庭内では暴力をふるう」アルコール依存症の父親と，「子どもを専制的に支配する」母親という，まさにACを生むとされる典型的な家庭で育っており，彼の制作する映画は，過剰なまでの暴力と死の臭いに満ちている。実生活でも，雑誌社への「殴り込み事件」なるものがあった。それでも彼は，芸能界で大きな称賛を受け，社会人としても真っ当に生きているではないか。彼をACないしパーソナリティ障害者と呼べない

こともまた，自己愛社会に対する皮肉というべきだろう。

2. 解離現象の普遍化

　ネット社会の到来によって，現代人は「操作性」と「幻想性」が作り出すヴァーチャルな世界に住むようになった。岡田の文章を借りれば[11]，「ボタン一つ，クリック一つによって環境を調節し，必要なものを調達し，世界中とつながることができる。また，不必要なものを消去し，関係を切断することも思いのままだ。そうした環境で暮らすことは，必然的に，人間のあり方自体に変容を及ぼす」「仮想体験することのできる装置やソフトウェアは，幼い自己愛が抱く誇大な幻想を，自室にいながら満たしてくれる」(p.175)。

　Dreyfus（1929年生）は[4]，オンラインの友情，つまり対面的な接触を欠いた遠隔での結びつきは，身体的な接近に支えられた結びつきに比べて弱く限定されていて，ある大学の調査によれば「孤独感と抑うつ感を生み出しさえする」という。もっぱらネットを通じて世界や他者と関係を持つようになることは，状況に埋め込まれた身体を捨てて，どこにでも存在するようになる道を進むことである。

　身体的自己を捨て去ったサイバースペース内での生活は，次のような能力に欠落をもたらす。i) 特定の状況にとって重要なものを重要でないものから区別する関連性（relevance）の認識能力［身体の形と運動は，世界の理解にとって決定的な役割を担っているから］，ii) 学習に不可欠な，成功と失敗を真剣に受け止める当事者能力［かかわり合いと現前なしに技能を修得することは不可能だから］，iii) 人々と事物に対するリアリティの感覚［テレプレゼンスは，本質的に背景的対処を欠いているから］。そして，iv) オンラインでの仮想的なコミットメントの匿名性と安全性は，意味を欠いた，ニヒリスティックな生活をもたらすことになる［意味のある生活は真剣なコミットメントを必要とし，現実のコミットメントは現実のリスクを必要とするから］，と主張する[4] (p.3, 9, 68)。

　要するに，解離現象の増加の背景には，自己の脱身体化と断片化・遍在化・匿名化という事態が，時間における連続性の断絶，空間における適正な距離の喪失などと結びついて存在しているのである。

　ただし，ここでいう「解離」とは複数の意識状態の共存のことであって，それらを複数のパーソナリティとみなしたり，いわんや自ら別々の名前を名乗ることで個々の意識状態や行動パターンのモジュール的独立性を維持しようとする試みまでを含めるものではない。「解離」というと「解離性同一性障害」（DID）をモデルに思い浮かべる人が少なくないが，DIDの本質は「解離」にあるのではなくて，複数の小さな物語に自分から別々の名前を与え，自分だけの手で名前による同一性

を確保しようとする点にある。名前とは、そもそも他者から付与され、他者たちの間で使用されることによって初めて成立するものだから、DID患者によるこの名づけ行為はもともと無理な試みなのである。おのおのの名前が担う小さな物語は自己愛的な欲求と結びついているのだが、他者たちに流通しない限りそれらの名前は存立しがたく自然消滅に向かうだろう。DIDはメディアが煽った過渡期の現象にすぎず、私見によれば、解離という現象の本質はむしろ、DIDなどよりもはるかに一般的な、健忘や心的自動症にある。

Dreyfusに代表される古い世代の悲観的な見解とは対照的に、東は、「解離」の概念について興味深い肯定的な考え方を提示している [1] (p.123)。ポストモダンの人々は、ある作品（小さな物語）に深く感情的に動かされたとしても、それを世界観（大きな物語）に結びつけないで「解離的」に生きていく術を学ぶ。①近代の人々は、小さな物語から大きな物語に遡行していた。②近代からポストモダンへの移行期の人々（1914～1989、日本では～1995）は、その両者をつなげるためのスノビズムやシニシズムを必要とした。20世紀とは、超越的な大きな物語がすでに失われたことを誰もが知りながら、そのフェイクを捏造し、大きな物語の見かけを信じなければならなかった「中途半端にポストモダン的だった時代」だったのである。そこで1960年前後生まれの第1世代は、まだ「大きな物語」の喪失を補填する虚構（大小の物語）を必要としていた。しかし、第2世代はもはやそれを必要としない、と東は明言する [1] (p.57)。

③ポストモダン、つまり「動物の時代」の人々は、作品というシミュラークルの水準（表層）で生じる小さな物語（ドラマ）への欲求と、設定というデータベースの水準（深層）で生じる大きな非物語（システム）への欲望を、特につなげることなく、バラバラに共存させていく。解離はここでは、表層の多様なドラマ同士の間にではなくて、表層（ドラマ）と深層（システム）という二層構造の間にある。彼らにあっては、小さな物語への欲求とデータベース消費への欲望が、互いに切り離されて共存している。ここに、データベース・モデルが優勢となった「情報管理型」(p.99) 時代の主体形成のあり方が示されている、と東は言う [2]。

人々がもはや「物語」を必要としなくなれば、自己愛への固着に基づくパーソナリティ障害の増加は解消に向かうだろう。自己愛に代わって、今度は解離が、パーソナリティを構造化するための必須の成分とみなされ、今後ますます「障害」視されることが少なくなってくるのではあるまいか。

3. 不当性意識の広まりと怒りの突出

近年しばしば遭遇するようになった「唐突な怒りの突出」と「不当性の意識の増大」は[13]，解離が日常的現象となって人々が自己愛への固執から解放されるに至る過渡期の現象とも考えられる。

ポスト伝統社会では，統一的な規範や参照すべき標準が失われている結果，絶対的に正しいと言えるようなものがない。各人の「小さな物語」は対立し，お互いに自分のことはさておき相手の「善悪」を問題視しがちである。また，従来は「運命」として受容してきた偶然性の領域が今日では統計的な計算の対象となってしまったこと (p.200) も[2]，怒りの感情や不当性の感覚を持ちやすくするだろう。家族を含む人間同士の関係は，表面的・主観的には疎遠化して「ひきこもり」や「無視」(＝関係を一方的に遮断したつもりの意識) を可能にしている反面，携帯電話による仲間同士のつながりや満員電車の車内に見るように，物理的・客観的にはむしろ適正な距離を失って相互依存性が増しているようにも見える。車を運転しているときは快適であっても，ひとたび交通事故が起きれば，それまで無視してきた他人との間で，共通の規準が必ずしも明確でない不慣れな賠償交渉に入らなければならない。現代人はふだん相手の体験世界に考えをめぐらせていない分だけ，他者との関係は「あるとき突然外から強いられる，計算外の侵襲」といった様相を呈しやすく，怒りや不当性の意識に拍車をかけるのである。

おわりに

ポスト近代がいかなる社会であるのか，その評価は論者によって異なり，いまだ決着をみていない。とりわけ世代間での見解の相違が大きく，その散乱ぶりはそれ自体が統一的規範を失ったポスト近代的な現象のように思われる。かつての境界例概念は，「共同体とその外部」を画する境界線 (ボーダーライン) や「中心と辺縁」の二分法に基づく境界領域の消滅 (ボーダレス化) とともに解体したが，その内容は今もなおBPDとして，NPDを核に構成されたパーソナリティ障害という枠組みのなかで生き続けている。しかし，いかに客観的な体裁を装ったところで，健常者とパーソナリティ障害者の二分は虚構にすぎず，パーソナリティ障害の特徴とされる諸要素は健常者の中にも広く見いだされる。それは，今日民主主義社会とテロ社会とを明確に二分できず，テロの危険性を含まないような民主主義社会など実在しないことと同断であろう。現時点ではとりあえず，1980年代以降の社会文化に連動したパーソナリティ変化の大筋を，「自己愛の肥大」から「その挫折による怒り

と不当性の意識」を経て,「解離の普遍化」へと進んできた,と総括してみた。

諸々のパーソナリティ障害を形成する核となった自己愛的なアイデンティティは,解離現象が一般化したときもはや必要とされなくなるだろうか。もちろん,パーソナリティの病理に関連しつつもこのような概括のなかに回収できない諸現象は少なくない。統合失調症が「近代人の失調形態」であるならば,パーソナリティ障害の増加は「ポスト伝統社会を生きる人間の失調形態」を反映したものであって,境界例の出現はその嚆矢ないし過渡形態であった。パーソナリティ障害の概念と病像の変遷が今後どのような展開をたどるのか,予断を許さない。

文献

[1] 東浩紀:動物化するポストモダン——オタクから見た日本社会. 講談社現代新書, 講談社, 2001.
[2] 東浩紀, 大澤真幸:自由を考える——9.11以降の現代思想. NHKブックス, 日本放送出版協会, 2003.
[3] ビートたけし:菊次郎とさき. 新潮社, 2001.
[4] Dreyfus H : On the Internet. Routledge, London/New York, 2001 (石原孝二訳:インターネットについて——哲学的考察. 産業図書, 2002)
[5] Giddens A, Pierson C : Conversations with Anthony Giddens : Making Sense of Modernity. Polity, Cambridge, 1998 (松尾精文訳:ギデンズとの対話. 而立書房, 2001)
[6] Giddens A : Run Away World. Profile Books, London, 1999 (佐和隆光訳:暴走する世界. ダイヤモンド社, 2001)
[7] 池田清彦:正しく生きるとはどういうことか. 新潮社, 1998.
[8] 香山リカ:〈じぶん〉を愛するということ——私探しと自己愛. 講談社, 1999.
[9] 中谷陽二:人格障害の90年. 精神医学46:674-684, 2004.
[10] 西垣通:IT革命——ネット社会のゆくえ. 岩波書店, 2001.
[11] 岡田尊司:人格障害の時代. 平凡社新書, 平凡社, 2004.
[12] 大澤真幸:虚構の時代の果て. 筑摩書房, 1996.
[13] 鈴木茂:人格障害とは何か. 岩波書店, 2001.
[14] 鈴木茂:人格の臨床精神病理学. 金剛出版, 2003.
[15] 高岡健:人格障害のカルテ [理論編]. 批評社, 2004.
[16] 安永浩:境界例と社会病理. 岩井寛, 他編:現代臨床社会病理学. 岩崎学術出版社, 1980.

V
絶筆と追悼

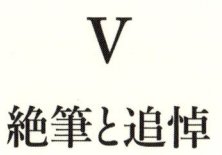

15. 精神病理学は精神療法に寄与しうるか？
境界例との関わりを通して

I 「精神病理学」と「精神療法」という術語をめぐって

　最初にお断わりしておくと，ここで述べる事柄は今日DSM-IVに従って境界性パーソナリティ障害（BPD）と診断されている患者群には適切に当てはまらないかもしれない。なぜかというと，この領域に関する私の臨床経験が，1970年代から80年代にかけて「境界例」と呼び慣らわされた比較的高水準の成人患者を主な対象としているからである。当時の成人境界例患者は，現在のBPD患者と異なって，①怒りの突発や激しい行動化への自制力，②葛藤をある程度認知できる能力，③言葉による陳述能力，などをある程度備えていた。最近20～30年間における境界例概念の変質については，かつて論じたことがある[19, 22]。

　私が精神科医になったのは1973年のことだから，今年で37年目を迎えたことになる。この間，私が境界例患者との間にもった関わりを「精神療法」，そこから得られた認識を「精神病理学」と呼ぶことが果たしてできるだろうか。これは，自分で判断するに難しく，基本的には他者の評価に委ねられて然るべきことがらだろう。しかし，かりにひとからその点を問われたならば，私はきっと口ごもって回答を留保するに違いない。

　「精神療法」とか「精神病理学」といった用語を前にすると，われわれが思わず身構えてしまうのは，いったいなぜなのだろうか。それらが，ふだんは目立たない精神科医の日常的な臨床行為にことさら立派な衣装を着せて表舞台に引き出すかのような機能を果たすからであろうか。いずれにしても，これらの言葉の使用に気恥ずかしさやアンビバレントな感情を抱く精神科医は少なくない。また，どちらか一方の言葉の使用を強く忌避する精神科医のなかには，他方の言葉をいたく愛用する傾向が認められるようにも思われる。

　筆者の場合，そもそも「治療」という言葉ですらあまり自信を持って使うことが

できないのだが[15, 18]，とりわけ「精神療法」という言葉の使用には抵抗を覚えてしまう。なるほど私は何か特定の流派の精神療法を系統立てて学んだ経験をもつ者ではないから，躊躇する理由をその点に求めることもできる。しかし，それはやはり表面的な理由にすぎず，この言葉に対する私の苦手意識の根底には，次のような事情があると思われる。

　〇〇療法とか〇〇治療という場合，ふつう〇〇は，患者の状態に改善をもたらすための手段・方法を意味している。薬物療法とは薬物による治療のことだし，放射線療法・運動療法・手術治療などはもちろんのこと，心理面を対象としたものでも遊戯療法・内観療法などはこの原則に従っている。しかし，「精神療法」という場合，「精神」という言葉は治療の手段ではなくて，治療の対象を意味しているのではないだろうか。「精神」を治療するのだけれども，どのような方法で治療するのかは明示されていない。かりに「精神によって」「（医者の？）精神を通じて」患者の心の状態の改善を図るという意味だとするなら，その行為は「人格的な感化」に類したものになってしまうのではあるまいか。私はもちろん，ひとが他人の存在に接するだけで変化を被る可能性や非言語的な手段による治療の価値を否定するものではない。むしろ，そういった現象が稀ならず起こり得るからこそ，「精神療法」という言葉は胡散臭さを内包してしまい，始末に悪いのである。術語が抱えるこのような含蓄は，たんに表現上の問題にとどまらず，実はこれに相当する現象自体が無批判のままに許容され，精神科医の治療行為を支配している可能性を示唆している。そのような現象や不快な含意と手を切るために，私は「精神療法」という言葉を避けて，手段を明記した用語を選びたいのである。

　「精神病理学」という言葉への抵抗は，筆者の場合「精神療法」に対するほど強くはないものの，やはり積極的な使用を躊躇して，「記述精神医学」といった表現に言い換える場合が少なくない。木村敏が京大精神科に入局した当日，村上仁教授から将来の方針を尋ねられて「精神病理学の研究がしたい」と答えたところ，「精神病理学などという特別な研究分野はないのだ。精神病理学というのは要するに臨床のことなのだ」と諭されたそうで，木村はこれを肝に銘じたと述べている[3]。村上や木村でさえ「精神病理学」という分野の存在を認めないとしたら，この術語を使える人間などわが国には存在し得なくなってしまうだろう。このエピソードは，「精神病理学」という言葉を独立させて狭く厳格な定義のもとに用いようとするなら，そのような学問は「臨床」から遊離し，記述される内容も痩せてくる可能性を物語っているのだろう。この二つの言葉を積極的に使用することへの私のためらいは，以上のような事情に関係しているように思われる。

II　境界例における「精神病理学」と「精神療法」の関係

　前述のような語感を前提としたうえで、あらためて精神病理学と精神療法の関係はどのようなものである（べきな）のか？　一般的に言えば、「精神病理学」とは患者の精神病理に関する知識の集積であるのに対して、「精神療法」とは患者・治療者間で交わされる行為の実践を意味している。治療行為がもたらす認識とそれを体系化した理論までも「精神療法」に含める用語法が慣用的だが、私はその考え方に同意できない。「精神療法」に知識や理論を含めるとなると、患者に現在起こっている事態を過去の出来事の再現とみるような後向きの（retrospective）見方に陥りがちだし、そのとき「精神病理学」に残された領分は、臨床から遊離した、単なる机上の空論のごとき認識のみになりかねないからである。私は「精神療法」の本領を、現在から未来へと展開する、未知なるものへの飛躍を含んだ行為と見たいので、知識や理論に関する思考のほうは「精神病理学」に属するものとみなしたい。治療行為の拠り所となる認識が必要というなら、「精神療法」はそれを「精神病理学」に求めればよいのである。

　精神病理学や精神分析学という言葉はあっても、「精神療法学」という表現はしない。「学」とは知識の体系を意味する言葉だから、精神療法はそもそも学問ではないのである。このことは精神療法家にとって何ら不名誉なことではなくて、むしろ彼らの仕事の真骨頂に属している。学や理論は、経験による知識を後方視的な観点から事後的に秩序立ててまとめた体系であるのに対して、治療とは、症例に既存の理論をあてはめてその再現性を確認するような後方視的作業ではなく、臨床の場で患者との対話から未知の新たなものを引き出すための、仮説的要素を含んだ前方視的な行為である。それは理論的知識に備わった客観性・普遍妥当性の体裁や、完成済みの図式に備わった固定性・不動性を、むしろ先入見として排除するものだろう[11]。中安[6]は「臨床診断とは一例に対する前向的な仮説設定でなければならない」として、DSMの疾患概念は「多数例からの帰納による遡行的な事実認定（静的完了態）」であるかぎり、統計用や研究用にはなりえても、臨床用の診断基準にはなりえない、と結論づけている。筆者による治療行為と認識理論との対比は、中安による臨床診断と疾患概念との対比に類似しているが、筆者の主張は両者を切り離すことにはなく、臨床において両者を繋ぐ点に「精神病理（学）」の可能性をみているのである[注1]。

　境界例の臨床において、「精神病理学」は「精神療法」にどのような寄与をなし得るだろうか。筆者が第一に指摘しておきたいことは、両者の関係の表裏一体性であ

る。一般に精神病理に関する理解はそのひとが取った治療的アプローチの性質と関係している。したがって「精神病理学」と「精神療法」の関係は、いかなる疾患でもそれなりに認められることだが、境界例では両者の関係がとりわけ緊密で、いわばコインの裏表のようにけっして切り離せない。すなわち多少とも精神療法的な接近は、即座に患者から精神病理を引き出すと同時に、接近する者にもおのれの内部に潜在していた精神病理を露見させずにおかない[13]。たとえば境界例患者を入院させた病棟では、しばしば多くの治療スタッフがみずからの精神病理を露わにしてしまう。このような体験は、集団力動や二者関係の精神病理を学ぶための「教材」として役立つとも言えるが、それは安全で客観的な立場から余裕をもってなされる「勉強」ではなく、患者との関係に否応なく巻き込まれた者が苦し紛れに身をもって知るような主観的認識なのである。したがって境界例に関する精神療法は、おのずから精神病理学を内包せざるを得ないことになる。また逆に、境界例の精神病理学を語る言葉は、そのまま治療行為のなかで患者に使用できる言葉でなければならない。次章で例示するように、それらの認識を語る言葉は、主観的・個別的な色彩を帯びつつも、他者との対話や将来に向かって開かれた柔軟性と未完結性を残している。

　第二に、対話的な要素が両者を緊密に結びつけている。境界例の領域では精神科医間の意見の相違や患者との間のコミュニケーションの食い違いがことのほか目立っている。対立的な要素が強いため、一見対話が成り立たないように見えるのだが、実はこの不一致の体験こそ、精神療法にせよ精神病理学にせよ各人がおのれの特性を自覚し、自分の思考を推し進めるための原動力になり得るのである。そもそもコミュニケーションの本質は、諸々の意見の間に表面的な一致を見たり、妥協によって単純な結論に到達したりする点にあるのではなくて、お互いの考え方や感じ方の違いを十分に浮かび上がらせる中から、自他の間で同一の言葉や観念に与えて

[注1] 精神療法が理論に後ろ盾を求めるのは、みずからを原則的にはだれにでも習得可能なマニュアルないし標準的な規準として広く認めさせたいがためであろう。理論においてはevidenceに立脚した客観性・普遍性・統計性・再現可能性などが重視される一方で、主観的・個別的・偶発的・一回的な経験に基づく認識は軽視される傾向にある。しかし、人間の交わりには本来つねに後者の性格が備わっている以上、治療の場で生じる一回的な出来事のエッセンスが一般的なマニュアルのなかに何の摩擦も剰余もなく回収できるとは到底考えられない。豊富なevidenceによって普遍妥当性を保障されたかに見える理論でも、その繁栄は一時的で、やがて次の理論に取って代わられていく歴史をみていると、理論の隆盛はかならずしも客観的evidenceに基づくわけではない。また研究の真の価値は、客観的に正しいにすぎない凡庸な結論を再確認することにあるのではなく、むしろ同時代や次世代の研究者を鼓舞する刺激の大きさによっている。誤りであることが後に判明するにしても、その出現が仲間内に大きなインパクトを与えた研究は、その分野の歴史的な発展に寄与するのである。

いる意味にズレがあることを思い知る点にある。さらに対話を通じてお互いの間で意味の境界が曖昧化し，相手方のそれに影響されて自分自身の言葉の理解に変容が生じるようなら，それこそ対話から得られる最大のメリットであると同時に，境界例の精神病理に対する最良の「精神療法」になっているのではないだろうか。

　第三に，境界例の精神療法では主観性の要素がつねに大きな役割を演じている。しかし治療者は，おのれの精神療法が主観的であることに甘んじてよいものだろうか？　この点に関して精神病理学は，みずからが主観性を本質的な契機とする学問であることによって，「精神療法の主観性」に正当な根拠を与えることができるように思われる。そもそも「精神病理」という述語に「学」の一文字を付けたり付けなかったりする事実が，この学問に基づく成果の客観性や再現可能性への疑いを物語っている。しかし，境界例の領域で重要なことは，第三者的な立場から見て議論に十分な客観性が認められないという限界の存在ではなくて，むしろ精神科医個人の関心の在り処や人生観，持ち味・得手不得手といった主観的な要素が多様な精神病理観と治療観の展開を可能にする最前線になっているという点なのである。「精神療法」にしても，客観的な普遍妥当性を主張する理論よりもむしろ，「治療技法」と呼ばれるような，治療者の主観的な経験から導き出された具体的な対処法（手引き）のほうが信頼に値するのではないだろうか。後者は，治療者個人の持ち味による実践的な知恵の集積であって，抽象度が低く，そのやり方に向かない治療者もいるかぎりで射程は短いかもしれないが，無益だったり誤解を与えたりする余地は少ないように思われる。
　ここで「主観的」ということは，「個人の恣意による」という意味ではないし，経験的に認識できない超感性的なものをアプリオリに認識しようとする形而上学の誤りを踏襲するものでもない。もともと人間の認識は決して単なる悟性的認識に満足するものではなく，さらに進んで多様な悟性的認識に統一を与えようとする理性の働きを伴っている。臨床経験のように，与えられているものが普遍ではなく，多種多様な経験的法則のみである場合，われわれは反省的判断力の働きによって理性を統整的に使用しつつ，悟性をある目標に向かわせようとする。反省的判断力とは，普遍が与えられずにただ特殊のみが与えられている場合に，この特殊に対する普遍を求めていく能力であって，Kantは「自然の合目的性」をこの判断力のアプリオリな原理とみなした。要するに，自然界の根底には超感性的なものが存在し，その目的に従って自然が作られていると考えたのである[18]。美しい対象がわれわれに快の感情を与えるのは，その対象の形式が主観的な認識能力に対して合目的的であることによっている。美的判断が万人に同意を要求しうる権限をもつのも，そ

こには概念を媒介としない「主観的な普遍性」が備わっているからなのである。

　主観性から出発する精神病理学は，境界例の精神療法をめぐって乱立する主観的な認識の多様を，反省的判断力が求める普遍の下に包摂していく。その過程で，主観的な普遍性をもった精神療法の成立する可能性が開かれるのではないだろうか。「主観的な精神療法」とは，理性の統整的使用によって接近しうる目的論的な治療理念であって，「構成的理念」ではない。それは，統整的理念であるかぎり（超越論的な）仮象であって，けっして実現されることはないにしても，精神科医がそれに近づこうと努める指標としてあり続ける[注2]。

III　境界例患者の基礎に想定される精神病理

　境界例患者に対する私のアプローチは，「精神」や「心理」による療法ではなく，また患者の「精神」を直接の治療対象としたものでもなかった。彼らの気持ちや感情を直接的に汲み取るかのような発言をすることには慎重でありたいので[20]，適切な距離を維持するためにも，私は彼らとの間に「言葉遣いをめぐる対話」を介在させようとする。対話が非言語的な「人格的交わり」を基盤にしているとしても，患者に誤解を与える余地を減らすためには，非言語的なものをできるかぎり言語化しようとする努力が必要である。また「対話」とか「人格的交わり」と言ってもかならずしも友好的なものとは限らず，治療経過はむしろお互いの意見の衝突による差異の露呈とその修復をめぐる過程の繰り返しから成り立っている。中井[5]は最近の著作で，日本語の使用に潜む特性，とりわけ間投詞「あのー」が担う潤滑油的な機能と読点によるその代用・文末作りに現れる対話性・接続詞に拠らない接続の妙・複合動詞の活用・「漢字ひらがなカタカナ混じり文」表記による中国語の同化（膠着語化）といった日本語の特性を鮮やかに取り出している。筆者もまた，かつ

[注2]　理性によって対象を構成しようとする構成的使用に対して，統整的使用とは悟性による認識をさらに総合し統一していくための「推理の能力」である。理性は統整的にのみ使用し得る一方で，構成的原理は悟性にのみ帰属している。形而上学の陥った誤りは，本来統整的に使用すべき理性を構成的に使用しようとしたところにあった。柄谷[1]によれば，Kantは構成的理念と統整的理念の区別，または理性の構成的使用と統整的使用の区別を，「数学における比例」と「哲学における類推」の違いによって説明している。数学の比例では，三つの項が与えられれば，第四項は確定される。これが「構成的」である。一方，類推においては，第四項をアプリオリに導き出すことができない。しかし，類推によって，第四項に当たるものを経験中に探索するための指標（index）が与えられる。これまで歴史的にこうであったからといって，今後もそうだとはいえない。しかし，そうであろうと仮定して対処することが，統整的理性の使用である。それはあくまで仮定であるが，指標をもって進むことは，ただ恣意的に進むのとは大違いであろう。

て統合失調症患者の発話において語尾の不明瞭や画一化に現れる主体の脆弱性，和歌や擬古文のような定型的エクリチュールによる主体の補完，境界例患者の文末作りにみられる接尾辞の多彩さや時制の頻繁な切り替えなどに言及しつつ，語る主体の総括機能が文末に集中する日本語の特質と，その主体を文全体のなかに再び拡散させる装置としての漢字仮名交じり表記について論じたことがある[17]。木村もまた近年[2]，近代の西洋諸国語では廃れてしまった動詞の中動態的使用が日本語では現在でも広く行われている点に注目して，中動態的自己に対する自意識の病的な亢進に統合失調症患者の自己の病理を関係づけている。自分が使用している言葉の特性に自覚的であることは，文章を書く場合のみならず他者との対話においてもきわめて重要な課題であろう。自己の内面が言葉遣いや言文一致というエクリチュールとの密接な関係によって形作られることに注目して，私は患者の発言と言語理解に認められる形式上の特徴を面接場面で取り上げ，言語使用の面から患者の自己に自覚と変化を促す方法をとったわけである。

　次項に具体的なやり方の端緒を例示するが，それに先立って境界例患者の精神病理に関する私の基本的な見解について述べておきたい。

　言葉は，その一つひとつが「具象的で積極的な価値と結びついた個物的な即自的存在として，ほかの言葉から独立している」かのように見えながら，実際には文化的なネットワーク内に，「抽象的で消極的な価値しかもたない記号的な存在として，ほかの言葉との示差的な関係性のうちに置かれている」。この二重性は，思考や知覚に関しても言えることで，社会人になるということは，彼の体験形式が「個物の次元」の優位から「関係性の次元」の優位へと価値転換を果たすことにほかならない。ところが境界例患者の世界は，思考・知覚・対人関係のすべてにわたって，自然界の事物がもつのと同様の個別的・具象的・積極的な価値に満ちあふれており，関係的・抽象的・消極的な価値体系への転換が果たされていない。

　外部世界のなかに指示対象をもった「犬」や「猫」のような名詞は，一見「具象的で積極的な価値（属性）を担って，ほかの言葉から独立している」ように見えるかもしれない。しかし，たとえば「狼」に相当する言葉をもたないラング体系では「犬」に相当する言葉が「狼」の領域をもカバーして指示や意味の範囲を広げるだろうし，「虹」のなかにいくつの色を切り分けるかはラングごとの恣意にほぼ任されている。だから，指示対象をもった名詞といえども，実は同じラング体系のなかに共存するほかの言葉たちとの対立関係から（「それでないもの」として）消極的に規定される示差的・関係的な価値しか担っていないのである。観念的な言葉ともなれば，外部世界に指示対象をもたないから，言葉による意味の切り分けは個人の

パロルごとに違いを帯びてくる。「責任」「友情」「自由」といった抽象的な観念語は，ラングとしてたんにほかの言葉との対立関係から消極的に規定される示差的な価値しか担っていないのみならず，パロルとして使用する段階でも意味内容の個人差に晒されることは否めない。そして，観念的で抽象的な意味内容を多少とも含まないような言葉など，ほとんど考えられないのである。そこで言語観を「個物の次元」から「関係性の次元」へと転換すること，つまり「形相的な次元におけるラング化」の達成が，ひとの思考や知覚や対人関係の発達にとって不可欠の課題になってくる。それにもかかわらず，境界例患者の言語使用は，言葉を自然界に存する事物のような即自的・積極的な価値をもつものとして扱う段階に固執して，示差的・消極的な言語理解への形相的な転換を果たしていない。

　言語面においてこの価値転換が達成されたときには，その影響が思考や知覚面にも及んで，同様の形相的な変化を引き起こすことになるだろう。たとえば思考面において，それは「表象的・前概念的な思考から操作段階の思考への発達」（Piaget J）を可能にする。知覚面における体験形式も，個物に備わった具象的な諸属性自体に関する相貌的な知覚の優勢から，その背後にあって相貌に意味を与えているものに対する関心へと重点が移るだろう。境界例患者は，たとえば「すき焼きの肉に，人の顔が見えた」とか「兄嫁の手が刃物に見えてこわかった」といった類の，相貌知覚の過剰をしばしば訴える。この「過相貌化知覚」は自然的事物に対する原始的アニミズムと同様の相貌感受様式に従ったもので，統合失調症患者の妄想知覚とは次元を異にしている。それは個物がもつ具象的な諸属性に関わる知覚であって，関係的・文化的な次元の相貌性に対する彼らの気づきはかえって鈍感なのである。自然的事物はそれ自体が多彩な相貌をもった個物として存在し，健常者はそれに対する感受能力を減らすことによって社会生活を円滑に営んでいる。健常者や妄想知覚の患者が事物や他人の相貌に感じ取る不気味さは，境界例の場合のように個物のもつ具象的で積極的な諸属性自体から由来するのではなく，それが指示しているであろう「何ものか」，つまり個物の相貌の背後にあってそれを意味ある記号にしている文化的なネットワーク，あるいはそのネットワーク内で消極的な価値しかもたない記号が示唆している関係性のほうにある。こうして知覚面においても，言語面や思考面と同様に，境界例患者は「個物の次元」にとどまって「関係性の次元」への転換を果たしてはいない。そこで私は，この転換を言語使用の側面から促すために患者の言葉遣いを取り上げ，それに揺さぶりをかけることによって患者の感じ方や考え方の修正を図ろうと試みたのであった。

IV 境界例患者の「言葉遣いをめぐる対話技法」の実際

境界例患者の用いる言葉にはいくつかの際立った特徴があって，それがそのまま彼らの精神病理を反映している．自己の内面や他者との関係は，そのひとの言葉の使い方との関係によって形成される部分が少なくないからである．彼らの陳述の特徴として私がかつて取り出したのは，①感覚的・表出的用法の多用，②比喩的・伴示的な意味拡張，③範列成分（＝陳述の一面性）の交代的出現，④ラング化の乏しさ，の四つであった[9]．近年の論文[23]では，さらに，⑤Piagetのいう前操作的思考に基づく陳述，を重視している．

①は，患者の言語能力が，ものごとを客観的に叙述することによって聞き手を知的に説得する論理的な展開ではなくて，ものごとの一面を感覚的に鋭く捉え，自分の意識や感情や判断を前面に押し出すことによって聞き手を情緒的に動かす「表出機能」に偏っている傾向を指摘したもので，具体的には「いつも」「すごく」「いっぺんに」「一だけ」といった極端化を意味する修飾語の多用，「だから」「けれども」「ので」「のに」といった接続詞や接続助詞の強引な使い方，断定や好悪の頻繁な表明，直接話法や含みをもたせた婉曲な言い回しなどがこれに相当している．患者のその種の発言に接するたびに私は「待った」をかけて，「ホントに『いつも』のことなの？」，「その二つが，どうして『ので』で繋がるのかな？」などと呟くことにしていた．②は，たとえば芸術作品のもつイメージを借りて自己の内面の表現に当てようとする患者に対して，その作品への別の解釈を提示することによって，安易な同一化に水を注すこと，③は，過去の同一の出来事に関する患者の陳述が，治療経過のなかで反復されるたびに大きな変異を示す現象のことで，これは患者の陳述が出来事のもつ多様な側面のうちからそのつど一面だけを切り取って強調したものであることを物語っている．そのような場面では，「その件は，以前こんなふうに言ってたのじゃなかったっけ」と反応することによって，以前の陳述との間の相違に焦点を当てていた．④はさしあたり，社会的な慣習に根ざした言語理解，つまりは共同体の成員による平均的な言語使用が沈殿して生じる「社会制度としてのラング」の使用に境界例患者が習熟していないことを意味している．彼らの言葉遣いは，ラングの「中心」的な意味合いを外して，「周縁」的な意味のニュアンスを強く帯びている点に特徴があるから，それを共同体の慣習的・平均的な意味方向へと十分に関連づけるのである．それにも増して④が重要なのは，「形相的次元におけるラング化の未達成」という前述の基本病理を反映しているからで，私は，観念的な言葉に即自的な価値を付与するかのような患者の言葉遣いに対抗して，「その言

葉は，ふつうそういう意味で使うかなぁ」「それでは，○○という言葉とどこが違うの？」「言葉はもっと無機的で，そんなに濃い色はついていないんじゃないか」などと，しきりに呟いていた。

⑤は，McCullough[4]の提唱した慢性うつ病に対する認知行動分析（CBASP）に類似したもので，境界例患者の日常言語を特徴づけている前操作的思考――個別の問題をすぐに全体的な現象へと拡散してしまう「過度の抽象的一般化」，情報もないのに他人の考えを推測・判断する「読心術的解釈」，「因果論的な短絡」傾向，固有名詞で呼び合うことを求めて普通名詞や代名詞の使用を回避する傾向，一般概念を嫌う個物信仰，「個」と「類」，可能性と現実性と必然性といった諸様態の混同など――を話題に取り上げ，そのような世界観と結びついた言語使用の問題点について気づきを促すのである[23]。

こういった問題点を突かれると，患者は当初意味がわからず，私の指摘を無視しようとする。患者がその話題に反応を示さない場合，無理強いはしないが，このような指摘を繰り返し続けているうちに，彼らも私が問題にしている点を少しずつ理解するようになって，表現に変化が生じてくる。言葉に対する主治医の姿勢を取り入れた結果だろうか，「この言い方はおかしいですかね」などと自分から言ってくることもある。一つの言葉に生じる変化は，彼らの言語体系の全体にリゾーム（地下茎）的に浸透して，やがて個々の言葉を積極的・具象的な意味の薄れた，示差的・消極的な関係を表示するものへと転換し始めるだろう。自己の内面が言語によって構成されているかぎり，まずは言語表現に生じた成長促進的な変化が，やがて患者の自己の諸部分の発達に繋がることを期待するわけである[注3]。

患者との対話に相応しい治療者の態度と言語使用には，疾患に応じた特性があるように思われる。わが身に起こった稀有な変化を語ろうとする患者の言葉の使用（パロル）が，言語の一般的・ラング的な意味との間にズレを生じてしまうことは

[注3] 治療の場で現実に起こっていると私が想定する事態は，言葉に関する上述の変化に連動している。私のイメージでそれを語るなら，個々の出来事を治療者が患者との間で問題にする反復作業のなかで，いつかあるとき，ある問題に関して患者が幸運にもこれまでとは違った（これも部分的な）視点をとって別の感情を体験したとき，この一点における突破が一時的にもたらす局所的な変化が，われわれには不可知のリゾーム的な網の目を通して患者の自己の諸部分に芋づる式に浸透していき，それらの布置全体に形相的な次元の変化をもたらす，といったものである。この過程が，言葉に関する上述の変化に対応していることは一目瞭然だろう。そこには，たとえば「善と悪の部分対象表象の統合」といった言葉でイメージされるような最終的解決像は，かならずしも存在していないように思われる。

通例であって，統合失調症の場合，そのズレはとくに大きく，これを埋めようとする努力はしばしば奇異な文章表現や新作言語を作り出してしまう[7,17]。他方，境界例患者のパロルの使用は，統合失調症患者のようにラングの範囲を大きく逸脱してしまうことはなく，つねにラングの「境界」内にとどまっている。それは，ときに美的機能や発見的機能を帯びた言葉の創造的使用に繋がることさえある。ズレを埋めようとする境界例患者の努力は一時的なものであって，一点に固執して深まることはなく，パロルはラングの周縁を横滑りしていく。

　メランコリー親和型の患者に対しては生真面目で固い言語使用がふさわしく，過度の冗談や茶化すかのような軽い言葉のノリは慎むべきだが，境界例患者との対話では逆に後者の要素が有効性を発揮する。それによって診察場面の緊張が和らぎ，笑いが湧きおこると，患者の態度は生き生きとし，また素直になってくる。彼らは自分の滑稽さに気づいて，それを言語化できる能力をもっている[19]。軽さと笑いをともなう自己の喜劇化は，彼らの美点の一つであり，「お互いの理解には相違があって当然で，それでよいのだ」[20]と思えるようになったときには，すでに成長の一歩を踏み出している。患者と治療者間に生じた雰囲気は，家族や周囲の人々との間にも伝染するものらしい。私がある学会で彼らとの問答をそのまま提示したとき，フロアの精神科医たちから繰り返し笑い声が巻き起こった[23]。第三者に「掛け合い漫才」のように聴こえる面接の雰囲気は，密室内で悲劇的なドラマを合作してしまう面接よりも，はるかに治療的だろう。

　境界例に関する私の症例提示は，一問一答形式による部分が多い。それは，彼らの発言における言葉の使い方や私の質問に対する彼らの理解の仕方に独特の「精神病理」が現れるからであり，それに対して当方が適切に反応できた場合には，その発言がそのまま「精神療法」の具体例になり得る，と考えるからである。このやり取り自体が治療の中核であって，その外部に境界例の精神療法など存在しないとさえ，私は思っている。もちろん症例提示は書字による再現である以上，声や表情に表出される面接場面の細かなニュアンスを十分には伝えない。しかし，疾患の特異性は発話を文章に書き留めようとする試みのなかで明瞭に見えてくるものであり[17]，そのように記載された症例は，たとえ匿名であっても個性的な人格として読み手に印象づけられることだろう。今日では詳細な症例報告が「患者の匿名性を保つ」といった一種の「倫理的」理由から行われなくなったが，そのことは精神病理学が衰退する理由の一つになっている[2,25]。精神療法的スキルの伝達に際しても，詳細な症例報告とりわけ一問一答形式による記述が不可欠なのではあるまいか。考察をもはや必要としないような記述の達成こそ精神病理学の真髄であり，ま

た治療的関与のすぐれた表現にもなり得る，と私は考えている[注4]。

V　私の仕事は，境界例の「精神病理学」と言えるのだろうか？

　筆者は境界例に関して，少なからぬ数の論文を発表してきた。最初の論文[8]は，境界例患者の自己表出と対人関係の特徴を「表面性」と「多義性」の概念に関係づけて論じたものであり，次に著した学位論文[9]では，当時流行していた言語学や記号学の諸概念を援用しつつ患者の陳述と生活史や対人行動の変遷に詳細な分析を加えて，境界例の基本病理を「即自的・具象的・積極的な意味世界から示差的・抽象的・消極的な価値体系への転換の未達成」に見るに到り，これを記号学的観点からantisyntagmatismとして統一的に把握した。ついで最初の著書[10]では，健常者や日常社会に対する彼らの存在と彼らを取り巻く環境を，文化人類学でいうところの「中心」に対立してそこに活性化をもたらす「境界」領域に相当するものとみなし，彼らの反構造的なありかたにコミュニタス的関係様式への帰依をみるとともに，「境界事象」の構造解体的な力が，社会環境の変化と連動しながら既成の精神医学を硬直化から解放していく可能性をみてとったのであった。境界例の出現が精神医学にもたらした変革——疾病分類学の組み換え，診断と治療の一体視，健常者／病人ないし正常／異常といった二項対立思考への批判など——は，人間の文化や歴史全般に通底している「境界事象」の精神医学領域における立ち現れなのである。さらに，伝統的な記述精神医学の枠内に立ち戻り，その精神病像と経過特徴を検討することによって非定型精神病との近縁性を明らかにし[12]，患者の文章表現の「文末作り」に着目して，時制のめまぐるしい切り替えや接尾辞の多彩をもってしても語る主体の安定に繋がらない現象を，統合失調症患者の「語尾の消失や画一

[注4]　筆者が親近感を抱くのは，境界例の専門的研究者として名を馳せている人たちよりも，むしろ境界例とかBPDというタイトルにまとめられる歴史の表舞台とは無縁のところで，境界例的な患者の治療に携わることによって独自の精神病理学を構築してきた精神科医たちである。念頭に浮かぶのはBalint, Kohut, Erickson, Winnicotといった人々であり，Binswangerはエレン・ウェストを，Freudは狼男を通して境界例の精神病理学に大きく寄与したとも言えるだろう。それらはかならずしも治療理論として成功したとは言い難いけれど，彼らの症例提示に窺われる精神病理学的な認識と精神療法的な知恵は，相互に絡み合って独自の個性的な展開を示している。彼らの記述は逆説性や即興性に富んでおり，ときに未完成な断片ではあっても主観的な真理に充ちている。不合理や不整合な部分でさえ，研究を推進するための原動力として働いているように見える。他方で彼らの経験は，一義的な決定や均質化された言葉による客観的なマニュアル化を容易に受けつけない。そして，その仕事の陰には，特定の名前をもった個別的な症例との交わりがつねに存在していた。

化」に表現された主体の脆弱性と比較し，日本語の文末における「主体の総括機能」の問題を論じている[17]。また，境界例患者の家族について，血縁としての家族・社会制度としての家族・居住共同体としての家族・内在化された家族像といったさまざまな角度から検討し，その特徴と問題点を審らかにしている[14]。ついで，境界例パーソナリティにおける他者構成の問題を論じ[16]，2冊目の著書[21]では，境界例をパーソナリティ障害とみなすようになった精神医学界の趨勢に異を唱えて，パーソナリティとその障害概念を基礎から批判的に検討し直し，その安易な使用に警鐘を鳴らした。近年に至っては，彼らを特徴づける外傷記憶と前操作的思考に対して治療的に有効な接近法を提示している[23]。また，こういった私個人の性癖を如実に反映した仕事とは別に，だれにでも実践可能と思われる一般性をもった現実志向的な接近法についても論じている[19,24]。境界例に関する筆者の諸論文はこのように多岐にわたっているが，それらに一貫しているのは，つねに症例を提出し，治療の場で現実に起こった出来事に即して議論を展開している点にある。

　これら一連の試みを概観して，私の仕事は果たして「精神病理学」の名に値するものなのだろうか。それらは境界例患者に関する私の臨床経験を，当時流行していた丸山圭三郎の言語学や山口昌男の文化人類学，柄谷行人やDeleuzeの哲学といった「現代思想」の成果に照らして解釈したものであるが，それを可能にしたのは，これらの思想内容および当時の文化状況・社会構造と境界例患者のありかたとの間にみられる同型性であった。この同型性や同時代性を精神医学の領域で浮き立たせた点こそ，私の仕事をたんに「ほかの領域の著作に依存した解釈」にとどまらないものにしているのではないかと思う。

　私の境界例論は，客観的に確立した成果という体裁をとって語られてはおらず，むしろ臨床の現場に新たに出現してきた現象に対する私個人の主観的な解釈の実践であった。記述の仕方や依拠する道具立ての採用は，論文ごとに異なっていて，かなりの幅がある。客観的にみてこのように不統一で未完成な部分の多い仕事が，果たして「学問的な」成果と言えるだろうか。ただ確実に言えることは，かりに境界例患者にかかわる臨床経験に乏しかったならば，精神病理学に関する私の思考もきっと展開しなかったに違いない。また，論ずる者の主観性があちこちに残存していて，客観的な概念による一般的な認識にまで十分に到達していないということは，逆に言うと，時代による変化を免れ得ない境界例という現象に即した，活きた言葉の適用によるアプローチであることを物語っている。そして，その点にこそ私の仕事と境界例患者のあり方との同型性が，ひいては境界的な文化事象一般との繋がりが存在するように思われる。私が本来主張したかったのは，まさにそのようなことであった。だから，私の文章は，境界例患者の特徴を静態的に叙述したもので

はなくて,彼らとの関わりを行為遂行的に表現したものにほかならない,ということになるのだろう。

文献

[1] 柄谷行人:世界史の構造.岩波書店,2010.
[2] 木村敏:臨床哲学の知.洋泉社,2008.
[3] 木村敏:精神医学から臨床哲学へ.ミネルヴァ書房,2010.
[4] McCullough JP : Treatment for Chronic Depression : Cognitive Behavioral Analysis System of Psychotherapy (CBASP). Guilford, New York London, 2000(古川壽亮,他訳:慢性うつ病の精神療法——CBASPの理論と技法.医学書院,2005)
[5] 中井久夫:私の日本語雑記.岩波書店,2010.
[6] 中安信夫:臨床診断基準に求められるもの.精神医学36(5):179-486,1994.
[7] 鈴木茂:軽症非妄想型分裂病者の成長と言語変遷——単純型分裂病への言語・現象学的アプローチ.精神神経誌84(1):1-19,1982.
[8] 鈴木茂:境界例における多義性と表面性の意義——境界例成人の自己表出と対人関係をめぐって.吉松和哉編:分裂病の精神病理11.pp.167-203,東京大学出版会,1982.
[9] 鈴木茂:成人境界例の記述精神病理学的研究.精神神経誌86(3):167-203,1984.
[10] 鈴木茂:境界事象と精神医学.岩波書店,1986,[新版]1999.
[11] 鈴木茂:臨床単位と分裂病.臨床精神病理9(2):187-202,1988.
[12] 鈴木茂:急性精神病を反復する境界例患者の精神病像と経過特徴について.村上靖彦編:境界例の精神病理.pp.155-185,弘文堂,1988.
[13] 鈴木茂:青年期境界例.清水将之編:青年期の精神科臨床.pp.115-132,金剛出版,1989.
[14] 鈴木茂:現代社会の中の境界例家族.精神医学31(6):623-632,1989.
[15] 鈴木茂:人間学的方法に基づく境界例治療の技法.精神療法16(1):25-39,1990.
[16] 鈴木茂:人格(障害)概念における主観性の契機——境界例人格における他者構成の問題を中心に.臨床精神病理11(1):19-30,1990.
[17] 鈴木茂:表出症状としての分裂病性言語表現——患者の書字表現と医師の書字記録に表出されるもの.村上靖彦編:分裂病の精神病理と治療6.pp.177-207,星和書店,1994.
[18] 鈴木茂:治療とは何だろうか.星野弘,五味渕隆志,伊集院清一他:治療のテルモピュライ——中井久夫の仕事を考え直す.pp.185-217,星和書店,1998.
[19] 鈴木茂:境界例患者の二定点観測.なだいなだ編著:〈こころ〉の定点観測.pp.119-140,岩波新書,岩波書店,2001.
[20] 鈴木茂:精神科臨床における話し言葉の具体例——「それでいい」.精神科治療学16(9):889-891,2001.
[21] 鈴木茂:人格障害とは何か.岩波書店,2001.
[22] 鈴木茂:時代による精神疾患の病像変化——境界性人格障害などの人格障害.精神医学47(2):157-164,2005. [本書 第14章]
[23] 鈴木茂:青年期の外傷的記憶を想起する境界例成人に対する形式操作的アプローチ.臨床精神病理28(2):159-174,2007. [本書 第3章]
[24] 鈴木茂:シンポジウム「境界性パーソナリティ障害治療のガイドライン作成をめぐって」指定討論.精神神経誌109(6):585-591,2007.
[25] 鈴木茂,深尾憲二朗:日本の精神病理学・回顧と展望13.木村敏先生をお訪ねして.臨床精神病理30(3):233-263,2009.

16. 追悼・鈴木茂先生

生田 孝

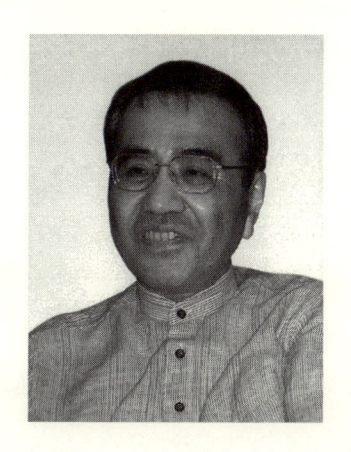

写真（2007年8月5日，安永浩先生ご自宅訪問時に撮影）

◉鈴木茂先生のご略歴

1948年5月27日	東京の品川にて出生
1964年3月	麻布学園中学校卒業
1967年3月	麻布学園高等学校卒業
1973年3月	東北大学医学部卒業
1973年6月	岩手県立南光病院勤務
1975年4月	名古屋市立大学医学部精神科臨床研究医
1977年4月	資生会八事病院勤務
1980年4月	名古屋市立大学医学部精神科助手（病棟医長）
1983年4月	資生堂八事病院勤務（医局長）
1985年7月	西ドイツ，マールブルク大学医学部精神科客員研究員（アレキサンダー・フォン・フンボルト財団給費）
1986年12月	県西部浜松医療センター精神科科長
2007年4月	楽メンタルクリニックを開業（浜松）
2012年12月	同院長を退く
2013年7月18日	逝去（65歳）

鈴木茂先生は，平成25年7月18日に浜松のご自宅で急性心不全のために急逝された。享年65歳。先生は，日本における境界性人格障害の臨床家として名を成し，またそれ以外の分野に対しても独自の視点から興味深い考察を行った第一級の臨床精神病理学者であった。

　本学会との関係において，先生は学会発足以前の「精神病理懇話会」時代からのメンバーであり，またその後は学会の評議員や学会誌「臨床精神病理」の編集委員を務め，長らく査読者としてその編集に携わっていた。先生の，豊かな学識と的確な見識，そして投稿者に査読意見を回付して投稿論文をより豊かなものとする手腕については，定評があるところであった。

　先生は，21年にわたる無床総合病院精神科勤務を経て，みずから充実した「楽しい」生き方と臨床実践の実現を目指し，その理念を「楽（らく）」と号した「楽メンタルクリニック」を2007年に浜松駅の近くで開業された。それから間もなくして，以前から漠然と自覚していた歩き方の不自然さなどから神経内科を受診したところ，パーキンソン病と診断された。その時にPETで黒質や線条体の活動低下がすでに指摘されていたので，症状が早晩顕在化することはある程度事前には予想されていたようである。しかし，初期には自覚症状も比較的に乏しく，だから精神科開業医として自由に活動できることを心から楽しんでおられていた。しかし，慢性進行性変性疾患の性質からして病状は先生の予想を超えて徐々に進行してゆき，ついに帰らぬ人となられた。

　先生は，1948年に東京の品川で生を受けて，地元で中学高校を卒業後，東北大学医学部に進学された。学生時代からビンスワンガーやミンコフスキーの著作に親しんでいた先生は，みずからは「消去法で精神科が残った」と謙虚に語っておられたが，おのずと選択に迷うことなく精神科を一生の仕事に決められた。同期には，渡辺哲夫氏，昼田源四郎氏らがいる。しかし当時は学生運動が真っ盛りであり，東北大学精神科も例外なく紛争に巻き込まれていたため，駆け出し医師の研修の場としては不適切であった。その頃から当時，名古屋市立大学精神科におられた木村敏先生のもとに行く志を懐いていた。しかし，その前に臨床経験が必要であると考えた先生は，そのために東北大を卒業と同時に，修練の場として岩手県の県立精神科病院である南光病院に赴任された。先生の現場重視・臨床重視で，空理空論を遠ざける姿勢はこの頃から育まれていたようである。そこで2年弱の勤務中にさらに精神病理学へと志向を定められ，名市大精神科の門を叩くことになった。ちょうど鈴木先生が移られた1975年は，教授になってまもない木村先生のもとに中井久夫先生が，助教授として赴任された年でもあった。しかも二人は正式赴任の前に偶然同じ日に初めて教室に顔を出し，その夜は二人の歓迎の宴が催されたと聞いている。

その時から現在にまで語り継がれる名市大の黄金時代が始まったのである。鈴木先生は，木村教授，中井助教授の薫陶のもとに，同期の中里均氏，滝川一廣氏，向井功氏ら，一年下で夭逝された長井真理氏などと切磋琢磨しながら，新進気鋭の臨床家としてスタートされた。その後中井先生は，名市大に5年間いたのちに神戸大教授として転出された。

　上にも述べたように，鈴木先生は，名市大精神科で初めてアカデミックな精神科医としての研修を受けたが，初診のシュライバーとしても1年目は中井先生に，2年目は木村先生について二人の対照的な精神科医としての在り方と豊かさを身近に体験され，それらを骨肉として自らに吸収していった。そのような中で，先生は臨床に入られて9年目の1982年，精神神経誌に処女論文「軽症非妄想型分裂病者の成長と言語変遷──単純型分裂病への言語・現象学的アプローチ──」(84：1-19，1982) を書かれた。それは，いわゆる単純型統合失調症者を描き出した画期的なものであった。また『分裂病の精神病理』(東京大学出版会) のワークショップから生まれた「境界例における多義性と表面性の意義」の論文が，同年そのシリーズの第11巻の1章として世に出た。さらに，境界例研究はその2年後の1984年に「成人境界例の記述精神病理学的研究」として精神神経誌 (86：167-203, 1984) に掲載され，これが学位論文となった。これにより先生の以後の二つの大きなテーマ，境界性人格障害と寡症状性統合失調症の研究が姿をあらわしたのである。以後，先生はこの方面の研究を精力的に展開されるとともに，さらに関心を自己愛性人格障害，躁うつ病，晩年には解離性障害にも拡げられ魅力的な独自の見解を深められたが，DSM-III以降のそれを用いた皮相な臨床には強い違和感をもっておられた。

　先生は，当時はまだ西ドイツのマールブルク大学精神科のブランケンブルク教授のもとで1985から86年にわたって在外研究 (フンボルト財団給費) されたが，その時に書かれたのが名著『境界事象と精神医学』(岩波書店，1986) である。その後，その続編とも言うべき『人格障害とは何か』(岩波書店，2001) も書かれている。

　先生の論文は，緻密な思考によって構成化されており，論文だけ読んでいるといかにも謹厳実直で堅い人柄のように思われるかもしれない。活字から知識として知る (wissen) ことと，身近に知る (kennen) こととの間で，結構乖離がある良い例が鈴木先生であろう。これは師の木村先生にも言えることで，遠くから見ると木村先生に畏怖の念を懐かれる方も多いようであるが，身近に接している者はそう気にもせずに思ったことをズケズケと臆することなく言っているし，また言えるのである。木村先生も鈴木先生も，形式主義を嫌い前例にはこだわらず，実質・内容こそが大切であることを自らの言動で示されていた。

　鈴木先生は書き物には抜群の才能を示されたが，それ以上に座談の名手であっ

た。そのせいか私自身，鈴木先生の書いたものからよりも，耳を通して受け取ったものの方がはるかに多い。身近に接している人は，その声の音調，抑揚やリズムなどが耳に残っているため，その人が書いたものを読んでいると，文章が声となって読み込まれてゆく。木村先生のものを読んでも，鈴木先生のものを読んでも，そのそれぞれの声があたかも彷彿と再現されてくるのである。これこそが，知っている人の文章を読むときと，文字でしか知らない人の文章を読むときとの最大の相違であろうか。後者はかなり客観的ではあるが情感がこもらない読み方になってしまう。そういうこともあってか，実際よりもはるかに鈴木先生から耳学問したという印象が，私には強く残っているのであろう。

　先生は，西ドイツから1986年に帰国し12月に静岡県にある県西部浜松医療センターに縁あって精神科科長として赴任された。そこは市医師会立の総合病院であり，精神科入院病床がないため，外来診療とリエゾン精神医療が主な仕事であった。当時はまだ隔日外来・土日休みであったので時間的にもゆとりがあり，そこにいた約20年間に多くの著作がなされた。
　この間の活動として特筆すべきは，浜松市内の精神科医・臨床心理士を中心にほぼ隔週で聖隷三方原病院精神科において行われていたケース・カンファランスであった。鈴木先生が，スーパーヴァイザーであり，また一番多い症例呈示者でもあった。先生は，症例検討を好まれ，各自に症例を出すことを推奨された。その場で初めて発表者の報告を聞くため，事前知識は誰も持っていないのであるが，そこでは皆には思いつかないような先生独自の洞察に満ちた見解が述べられることも多く，これを聞くこともその場に集まる楽しみであった。先生に言われてみれば，すぐにそれが当り前のことのように思われて，何でそれまでそのように思いつかなかったのかが不思議になるほどの明察力と説得力があった。しかも先生は，精神療法において特定の流派にはよらず，みずからを「折衷派」と形容されていたが，しごく至適な表現であった。これら症例検討の記録は，雑誌「精神科治療学」（星和書店）に分量的にはかなり省略されているが，いくつか採録されている。

　鈴木先生の口は，アルコールが入るとさらに滑らかとなり，先生がいるのといないのとでは座談のふくらみに雲泥の差が生じた。くだけた席でも知的な話題を好み，しかも論争やディベイトのような白熱した対立をもたらすのではなく，包容力をもちながら核心を押さえつつ内容をふくらませる柔軟さを持っていた。若い頃は酒に酔っても最後まで思考回路はしっかりしていたが，晩年は酒のピッチが上がったのか，弱くなられたのか，話が時に迷路に入ってしまうこともあったが，その存

在自体が場を和ませていた。

　先に述べたように先生は木村先生の高弟の一人である。そのため弟子の中でも一番の企画力・実行力を買われたのであろうか，2001年に弘文堂から刊行された『木村敏著作集』(全8巻)の実質的な編集者となった。各巻の構成，巻末の「解説」の執筆者の選定なども行ってかなり苦労されたと聞いているが，自身も第2，6，8巻の解説を書いている。このように実務家としても先生の能力は秀でていた。現在は毎年12月に東京で開催されている木村先生を中心とした「河合臨床哲学シンポジウム」も当初は名古屋で開かれていたが，そのオルガナイザーも務めていた。

　個人的なことになるが，私が名市大精神科に入局したのは1982年であった。その年に処女論文を出した鈴木先生は，元気溌剌に病棟医長を務めておられた。当時，新入医局員は「フレッシュ」と呼ばれていたが，私は先生とはわずか1歳だけ年下でとても新鮮とは言えない薹の立ったフレッシュであった。その私を「茂先生」(当時も今も，このように皆は呼ぶことが多かった)は，7名の新入医局員のなかでは一番厳しく指導してくれたように記憶している。たぶん，年を取った私がモノになるかどうかを危惧してくれていたのであろう。当初の1年目は，当然のことながら完全に新米あつかいで指南されていたが，私が入局2年目の時に，木村先生が，資生会八事病院(名古屋)の医局長として鈴木先生を赴任させる人事に私も一緒について行くように指示された頃には，先輩後輩の違いはあるにせよ，基本的には対等な同僚として付き合ってくれるようになっていた。茂先生は，そこに2年間務められたあとブランケンブルク教授のもとへ行くことになった。この頃その準備としてドイツ語のレッスンを受けるために一緒に行こうと誘われて，ドイツ人宅へ毎週1年弱お邪魔したこともある。

　今思えば結果的には，私の精神科医としての人生は，鈴木先生の後を追ってきたようなものである。茂先生の師が，木村先生と中井先生であるとしたなら，私の師は木村先生と鈴木先生であろうか。ただ鈴木先生は，師というよりも私の兄貴分といった存在であった。

　茂先生の留学準備を傍らで見ていた私は，6年遅れて1991年からやはり同じようにフンボルト財団の給費でブランケンブルク教授のもとに行くことになった。そして私が帰国した後に，やはり浜松へ来るように誘ってくれたのも茂先生であった。私も同じ浜松の地で1995年以来総合病院の臨床を続けており，引き続き先生の謦咳に接してきた。ただ先生は，2007年に開業医としてご活躍されるようになってからは，上記症例検討会も先生の多忙のために自然消滅してしまい，またお互い酒を飲む機会もかなり減ってしまった。

私が以前に近著を送った際に，茂先生からいただいた返礼の手紙（2011年4月4日付）が，（もちろん以後もメール交換はしていたが）最後の手紙となった。その中には以下のような文章がある。「現在の私はパーキンソン病が進行して，読書活動が思うに任せません……根をつめた知的活動が長続きしないのです。……日常のカルテを書くのにも不自由しているため先日口述筆記をしてくれるソフトを購入して，この文章もこれで書いています」，「どんな病気でも，その患者にならなければ決してわからないような側面というものがあるのでしょう。……要するに，本来の「病の現象学」といったものは，患者でなければ記述できないように思われるのです。私の場合なら「パーキンソン病の現象学」に関するヒントがときどき身に染みて思い浮かびますが，そのような仕事に右腕の残った力を消費してしまうわけにはいきませんので，残された自分の書字能力はカルテ書きのみに制限して専心することにしています」，「……日常診療に支障をきたす結果に直結しますから，今後はもう論文を書くこともないと思います。最近書いたものをお送りしますが，ご覧いただければわかるように，来し方を回顧して，みずから「店じまい」を宣言したような内容になっています。クリニックのほうは，あと5年は続けたいと思っているのですが，果たして可能かどうか，神のみぞ知る，といったところです」。しかし，残念ながら先生が望んでいたその「あと5年」は無情にもかなわず，この手紙が書かれた2年後には（開業して6年後に）旅立たれてしまったのである。この絶筆ともいえる論文は「精神病理学とは精神療法に寄与しうるか？——境界例との関わりを通して」（精神療法，36(6)：745-754, 2010, 本書第15章）である。

　今回遺されていた先生の論文リストを見ると，共著も含めて論文は56，著作で単著は4，共著は26にのぼる。単著のみ文末に記したが，上にあげた処女論文や学位論文，2000年頃までの論文の多くは，第一論文集(2)と第二論文集(4)に収められている。今回，先生の遺稿の中から「幻の第三著作集」として題名も『自己愛性人格／解離性障害／躁うつ病の拡散——精神医学における症状記述の復権のために』と付けられた本の構想案が発見された。多くはすでに発表されたものや講演されたものからなり，すべてではないが多くは収載可能であると思われる。故人の願いをそして故人を「知る」者として，何とか刊行に漕ぎ着けたいものと考えている（本書）。

　なお先生の1990年頃までの人生の軌跡については，第一論文集(2)の序章「昭和50年代の名市大精神科と境界例文化について」に述べられているので，一読をお勧めする。

　茂先生，どうも長いことありがとうございました。どうか安らかに楽しく「楽」

して，あの世でもご活躍ください。

◆ **鈴木茂先生の著作（単著のみ）**
［1］境界事象と精神医学．岩波書店，1986／（新装改訂版）1999.
［2］境界例vs.分裂病——言語と主観性の臨床精神病理学．金剛出版，1991.
［3］人格障害とは何か．岩波書店，2001.
［4］人格の臨床精神病理学——多重人格／PTSD／境界例／統合失調症．金剛出版，2003.

あとがき

　この度,故・鈴木茂先生の学問の師である木村敏先生から「序言——鈴木茂君の霊前に」をいただいて,茂先生のいわば「第三著作集」をここに出版することができましたのは,ひとえに関係者皆様のおかげであり,心から深く感謝する次第です。
　茂先生の人生を後輩である私の眼からみて書いた追悼文(第16章)を収載するかどうかを迷いましたが,当時の私の思いがそのままに込められており,茂先生の人となりを皆さまに紹介する意味もあると考えて,あえてそのままの形でここに掲載することにいたしました。この追悼文にも書きましたように本書は,茂先生の遺稿の中から『幻の第三著作集』と題された一枚の紙が,奥さまによって発見されたことに由来します。そこには本の書名と副題および章立ての題目が記載されており,さらに収載希望の論文と講演の題目一覧が書かれておりました。それらは,そのまま本書に採用いたしました。これまで何とかこの著作集を出版して生前の意志を実現させたいと,茂先生を知る人たちの思いが本書になってようやく結実いたしました。
　茂先生の全体の構想は,ほぼ本書の通りであるのですが,「Ⅲ パーソナリティに問題のある(躁)うつ病の症例」の章立ての中には,ここに収載した以外に,

- うつ病のパーソナリティ障害化という今日的問題について. 季刊 麻本呂婆 第五号, pp.3-34, 2010.

もありましたが,これは本書の第9,10章とほとんど重複する内容なので,割愛いたしました。それ以外にも,

- うつ病のpersonality障害化——自己愛・回避・解離性の露呈. 第7回 帝京大学精神科治療研究会(東京). 2007.6.19.
- 働く人のメンタルヘルスケア——BPD,双極Ⅱ型,単極型うつ病の鑑別について. 第9回 静岡職域メンタルヘルス研究会(浜松). 2008.12.5.

- 解離性障害患者に関する私の経験と対処法．東大精神神経科研究会．2009.1.22．
- うつ病概念の拡散とパーソナリティ障害概念の妥当性．平成21年度 第3回産業医研修会（広島）．2009.11.29．

の項目も記されておりました．これらについては，講演用のパワーポイントやレジュメ，草稿の一部などは残ってはいたのですが，完成稿は探しても見当たらず，また編者の一存で勝手に補筆するわけにもいかないので，本書に収録することはできませんでした．

　本書に収載した茂先生の論文は，計15篇となります．本書の副題が「精神医学における記述症例の復権のために」とあるように，多くの症例がここに詳しく記載されています．数えてみると，全体で茂先生の自験例が29，引用例が3，症例検討会事例が1で，計33にもなります．本書の中で繰り返し述べられているように，茂先生は「論より証拠」というか，「理論より症例」に根ざすことを，すべてを臨床の現場から考えることを持論としていましたが，まさに正論と言えましょう．しかしながら症例を詳しく書こうとすると，しばしば紙数制限の枠にぶつかってしまいます．この点で，字数の制約なしで自由に書くことを許された産業医向けの講演をまとめた第9章と第10章の「職場に見られるパーソナリティ障害①，②」は，茂先生の真骨頂が現れて本書の約三分の一（百頁弱）を占めており，その醍醐味が一番味わえるところとなっています．ここでは21症例について言及されており，それらのいくつかは他の論文でも用いられています．しかしここにおける記載は，それ以外の論文の同一症例よりもやや詳しく書かれていました．このため，本書の中で症例が重複するものは，それを避ける意味でも第10章の症例記載を優先して，他論文でそれに該当する症例は第10章の症例を参照するように編集いたしました．このため読者は，本書の前後を行ったり戻ったりすることになり，いささか読みづらくなったかもしれませんが，その意図をご理解ください．オリジナルを知りたい方は，初出一覧によって容易に原論文にあたることができます．

　なお茂先生の草案には，第15章への言及はありませんでした．おそらくは，それが書かれる以前に本書が構想されたものと思われます．茂先生は，私信でこの論文をもって「店じまい」と私に書いてきており，これ以後の学術的な執筆は見当たらず，内容自体からも絶筆と判断いたしました．

　繰り返しになりますが，本書の出版にあたっては，われわれの恩師である木村敏先生の，そして茂先生にも私たちにも兄弟子にあたる岡本進先生の，さらには名古屋市立大学精神医学教室に以前あった精神病理グループの皆さま方のご協力が，ま

たとりわけ金剛出版社長立石正信様の力強いご支援があったことを，ここに記して心より感謝申し上げます。

　最後に，茂先生が命をかけた楽メンタルクリニックを継承してくれた同門の大神いづみ先生，そして本書の刊行にあたり数々の原稿や資料の取り出しにご協力をたまわり，出版にもご賛同いただいた茂先生の奥さまである鈴木静子様に，心よりお礼申し上げます。

　2015年1月

浜松にて　生田　孝

◆初出一覧

1. 解離をどう理解しどう治療するか．臨床精神医学38：1941-1499, 2009.
2. 解離現象・解離性障害への懐疑．こころの科学136：77-85, 2007.
3. 青年期の外傷的記憶を想起する境界例成人に対する形式操作的アプローチ．臨床精神病理28：159-174, 2007.
4. PTSD概念の整理・再検討．熊精協会誌No.120, pp.1-22, 2004.
5. 鈴木茂，武井陽一，斎藤孝和，新居昭紀：子どもの強迫症状と分裂病．精神科治療学6：81-92, 1991.
6. 人格からみた病の意味．精神療法30（4）：387-396, 2004.
7. パーソナリティ概念の生活史的・環境的基礎．精神科治療学23：679-683, 2008.
8. セキュリティ・システムとしての家族変貌する家族 第3巻——システムとしての家族．上野千鶴子（編）．pp.41-58, 岩波書店，1991.
9. 職場に見られるパーソナリティ障害——躁うつ病に関連したパーソナリティ障害似について．第56回産業医研修会 研修会レポート（サンユー会）12（2）：4-30, 2006.
10. 職場に見られるパーソナリティ障害②——境界性・自己愛性パーソナリティ障害と解離性障害について．第57回産業医研修会 研修会レポート（サンユー会）13（1）：4-34, 2007.
11. 精神病理学的に内因をどうとらえるのか．精神神経誌102：247-255, 2000.
12. 臨床的方法としてみた記述と了解概念——Kar. Jaspers批判．臨床精神病理14：225-241, 1993.
13. 幻覚の記述現象学．精神医学レビュー31 保崎秀夫編集 幻覚．pp.101-110．ライフ・サイエンス，1999.
14. 境界性人格障害などの精神障害——時代による精神疾患の病像変化．精神医学47：157-164, 2005.
15. 精神病理学は精神療法に寄与しうるか？——境界例との関わりを通して．精神療法36（6）：745-754, 2010.
16. 生田孝：追悼・鈴木茂先生．臨床精神病理34：327-330, 2013.

◆編者略歴

生田 孝 [いくた たかし]

医学博士，理学博士

1949年	北海道小樽市生まれ
1972年	大阪大学理学部物理学科卒業
1977年	名古屋大学大学院理学研究科博士課程（理論物理学専攻）修了
1981年	大阪大学医学部医学科卒業
1982年	名古屋市立大学医学部精神医学教室に入局 木村敏，清水將之両先生に師事
1991〜92年	ドイツ・マールブルク大学医学部精神医学教室ブランケンブルク教授のもとに留学（アレクサンダー・フォン・フンボルト財団給費）
1995年〜	総合病院聖隷浜松病院精神科部長，2015年〜同病院顧問

現在――名古屋市立大学医学部臨床教授，日本精神病理学会評議員，日本病跡学会理事，日本精神医学史学会評議員

専攻――精神病理学，リエゾン精神医学，青年期精神医学

主要著訳書――『臨床精神医学講座第23巻　脳と行動』(共著) 中山書店 (1999)，『青年期心性の臨床――精神病理学の視点から』金剛出版 (2000)，『講座　生命』Vol.6（共著）河合出版 (2002)，『新世紀の精神科治療第7巻　語りと聴取』(共著) 中山書店 (2003)，松下・加藤・神庭編『精神医学対話』(共著) 弘文堂 (2008)，『新版増補　生命倫理事典』(共著) 太陽出版 (2010)，『現代精神医学事典』(共著) 弘文堂 (2011)，『脳とこころのプライマリケア　4　幻覚と妄想』(共著) シナジー (2011)，『語り・妄想・スキゾフレニア――精神病理学的観点から』金剛出版 (2011)，W.ブランケンブルク『目立たぬものの精神病理』(共監訳) みすず書房 (2012)，『精神医学と哲学の出会い――脳と心の精神病理』(共著) 玉川大学出版局 (2013) 他。

自己愛性人格／解離性障害／
躁うつ病の拡散
精神医学における症例記述の復権のために

2015年7月10日　印刷
2015年7月18日　発行

著者―――鈴木 茂
編集者―――生田 孝
発行者―――立石正信
発行所―――株式会社 金剛出版
〒112-0005 東京都文京区水道1-5-16
電話 03-3815-6661
振替 00120-6-34848

装丁◉白井新太郎
装画◉福室みずほ
印刷◉平河工業社
製本◉誠製本

©2015 Printed in Japan
ISBN978-4-7724-1433-3 C3047

人格の臨床精神病理学
多重人格・PTSD・境界例・統合失調症

［著］=鈴木 茂

●A5判 ●上製 ●284頁 ●本体 **4,500**円+税
●ISBN978-4-7724-0798-4 C3011

広い見識と独創的な発想を基盤に人格障害一般と
多重人格・PTSD・境界例・統合失調症等について論じた，
刺激的論考集。

語り・妄想・スキゾフレニア
精神病理学的観点から

［著］=生田 孝

●A5判 ●上製 ●314頁 ●本体 **4,500**円+税
●ISBN978-4-7724-1186-8 C3011

統合失調症の妄想論，幻聴の臨床研究，
ワイツゼッカーの主体概念の考察など，
臨床精神病理学によるスリリングな知的冒険の書。

ファントム空間論
分裂病の論理学的精神病理

［著］=安永 浩

●A5判 ●並製 ●346頁 ●本体 **8,000**円+税
●ISBN978-4-7724-9017-7 C3011

著者は，日本を代表する精神病理学者。
本書はその主著であり，
統合失調症に関する独創的なファントム空間論が壮大に展開される。